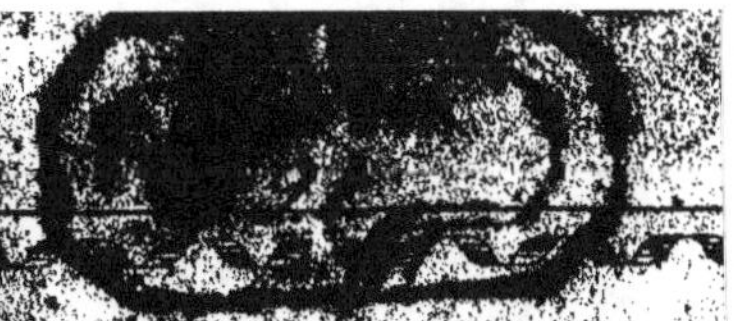

MANUEL PRATIQUE

DE

MÉDECINE VÉTÉRINAIRE

DOMESTIQUE

MISE A LA PORTÉE DES CULTIVATEURS,

OUVRAGE UTILE A TOUS CEUX QUI SE LIVRENT A L'ÉLÈVE ET AU COMMERCE
DES BESTIAUX,

PAR M. MEUNIER,

Médecin-Vétérinaire et Membre de plusieurs Sociétés savantes.

DIVISION DE L'OUVRAGE EN CINQ PARTIES :

La 1re PARTIE renferme la maladie des Chevaux.
La 2e PARTIE celle des Bêtes à cornes.
La 3e PARTIE celle des Bêtes à laine.
La 4e PARTIE celle des Chiens.
La 5e PARTIE contient un Dictionnaire, — un Vocabulaire, —
la loi sur les Vices rédhibitoires; — celle relative aux
Mauvais Traitements des Animaux domestiques, — des
Formules d'Actes.

PARIS,   DIJON,
F. SAVY, LIBRAIRE-ÉDITEUR,   SAUVIN-GÉRARD, ÉDITEUR,
rue Bonaparte, 20.   rue Verrerie, 37.

1861

MANUEL PRATIQUE

DE

MÉDECINE VÉTÉRINAIRE

DOMESTIQUE.

Imprimé sur cliché par

J.-E. RABUTOT, IMPRIMEUR A DIJON,

place Saint-Jean, 1 et 3.

MANUEL PRATIQUE

DE

MÉDECINE VÉTÉRINAIRE

DOMESTIQUE

MISE A LA PORTÉE DES CULTIVATEURS,

OUVRAGE UTILE A TOUS CEUX QUI SE LIVRENT A L'ÉLÈVE ET AU COMMERCE
DES BESTIAUX,

PAR M. MEUNIER,

Médecin-Vétérinaire et Membre de plusieurs Sociétés savantes.

DIVISION DE L'OUVRAGE EN CINQ PARTIES :

La 1re PARTIE renferme la maladie des Chevaux.
La 2e PARTIE celle des Bêtes à cornes.
La 3e PARTIE celle des Bêtes à laine.
La 4e PARTIE celle des Chiens.
La 5e PARTIE contient un Dictionnaire, — un Vocabulaire, —
la loi sur les Vices rédhibitoires, — celle relative aux
mauvais Traitements des Animaux domestiques, — des
Formules d'actes.

PARIS,	DIJON,
F. SAVY, LIBRAIRE-ÉDITEUR,	SAUVIN-GÉRARD, ÉDITEUR,
rue Bonaparte, 20.	rue Verrerie, 37.

1861

MANUEL PRATIQUE

DE

MÉDECINE VÉTÉRINAIRE

DOMESTIQUE.

* * *

PREMIÈRE PARTIE.

INTRODUCTION.

CHOIX DES JUMENTS.

Une des conditions les plus essentielles pour réussir dans l'entreprise d'un haras, c'est de choisir les juments conformément au but qu'on se propose.

Ceux qui sont chargés de ce choix ont besoin de certaines connaissances préalables. Voici ce qu'ils doivent nécessairement savoir :

1° Quelle est dans un cheval parfaitement sain la conformation régulière de chaque partie du corps.

2° Quels sont les défauts qui peuvent influer plus ou moins défavorablement sur la progéniture.

3° Quelles sont les proportions des différentes parties

du corps entre elles pour former un ensemble parfaitement harmonique.

En soumettant les juments à un examen rigoureux sur ces trois points, d'abord dans l'état de repos, puis en les mettant en action, les propriétaires ne connaîtront pas seulement celles qui sont le plus propres à remplir leurs vues, mais ils en verront encore les défauts, et pourront chercher à les corriger par un accouplement convenable, et duquel puissent résulter des sujets bien conformés, légers, vigoureux et d'une santé à l'épreuve.

Afin d'acquérir les connaissances nécessaires, nous proposons au cultivateur de s'aider de la gravure ci-jointe, pour passer en revue exactement et fréquemment toutes les parties du corps de chevaux vivants d'après l'ordre qu'on va voir :

On examinera I. La tête.
II. L'épine qui s'étend jusqu'à la croupe et comprend le col, le garrot, le dos et les reins.
III. La coupe.
IV. Le poitrail et les côtes.
V. Le ventre et ses parties.
VI. Les extrémités antérieures et postérieures.

I. DE LA TÊTE.

La tête doit être maigre et proportionnée au reste du corps. Une tête lourde, couverte de beaucoup de chair et de graisse, charge trop l'avant-main et rend les mouvements du corps moins libres sans en augmenter la force. Il n'est pas rare de trouver jointe à ce défaut une disposition aux maux d'yeux, au vertigo et à plusieurs autres maladies auxquelles les beaux chevaux dont la tête est maigre, sont beaucoup moins sujets.

Ce défaut et ces maladies se rencontrent le plus souvent dans les races molles et lâches, surtout dans celles qui ont été élevées dans des lieux marécageux, bas et humides, ou sur des pâturages trop gras.

Voici ce qu'il est utile d'observer à l'égard de chacune des parties de la tête en particulier : les oreilles doivent être bien proportionnées et placées à une distance convenable l'une de l'autre. Les chevaux intelligents et vifs les portent droites et les remuent avec vivacité. Des oreilles larges peu pointues, formées de gros cartilages et d'une peau épaisse, couvertes de beaucoup de poils, comme aussi celles qui sont pendantes et se remuent lentement, outre qu'elles ne sont pas belles, font mal augurer des qualités de l'animal.

Le front, par lequel on entend la partie de la tête qui se trouve entre le toupet et une ligne qu'on se représenterait tirée d'un des grands angles d'un œil à l'autre, doit être long et large; les os pariétaux doivent former une saillie arrondie au-dessous de l'origine des oreilles.

Les yeux méritent d'être examinés avec la plus grande attention. Chez les chevaux de noble race, ils sont grands, brillants et pleins de feu; les sourcils, comme toutes les parties environnantes, paraissent maigres et sont couverts d'une peau mince, de couleur foncée, peu chargée de poils.

On voit dans les yeux des chevaux de noble race qu'ils sont plus intelligents que ceux d'une espèce inférieure, et ils sont en effet beaucoup plus faciles à instruire.

Les yeux petits et entourés de beaucoup de chair sont disposés à la cécité. Ce défaut, comme la plupart des maladies des yeux qui proviennent de causes internes, est ordinairement héréditaire. — Du nombre de ces maladies sont nommément :

1° La fluxion lunatique, qui est une inflammation de l'œil, laquelle revient de temps en temps jusqu'à ce que la vue soit entièrement perdue.

2° La cataracte, maladie dans laquelle le cristallin devient opaque jusqu'au point d'empêcher entièrement les rayons lumineux d'agir sur la rétine ; elle est souvent la suite des fluxions lunatiques.

3° La goutte screine ; dans ce cas l'œil n'est point trouble, mais le nerf optique est paralysé et par conséquent incapable de recevoir l'impression des rayons lumineux. Un des symptômes auxquels on reconnaît le mieux cette maladie est l'immobilité de la pupille, qui a perdu la faculté de se contracter et de se dilater, lorsque le cheval passe d'un endroit obscur dans un plus clair, ou du grand jour dans l'obscurité.

Pour pouvoir bien examiner les yeux d'un cheval, il faut placer sa tête dans la porte d'une écurie, le corps tourné en dedans : de cette manière, on peut faire tomber à volonté plus ou moins le jour dans l'œil.

La bouche ne doit être ni trop ni trop peu fendue ; les lèvres doivent être fines. Les chevaux de race grossière ont ordinairement la bouche et le nez gros, épais et chargé de poils.

Les naseaux bien ouverts ne sont pas seulement une beauté, mais ils font encore présumer que le cheval a une longue haleine. C'est ordinairement un caractère distinctif des chevaux les plus vigoureux. Mais il faut que cette grande ouverture des naseaux soit l'effet naturel de leur conformation, et on doit la distinguer soigneusement de cette dilatation considérable occasionnée par la pousse et d'autres maladies des poumons, ainsi que par certains genres de fièvres. — La membrane pituitaire ou muqueuse qui tapisse les fosses nasales, doit être d'un rouge vif et égal; elle doit surtout être exempte de tout écoulement occasionné par des maladies.

La mâchoire inférieure ou la ganache, doit être assez ouverte pour qu'il y ait un espace suffisant entre ses deux branches; lorsqu'elle est trop resserrée, elle ne laisse pas assez de place au larynx : ce qui est un défaut essentiel héréditaire.

On doit aussi examiner avec la plus grande attention si les glandes de la ganache sont parfaitement saines : toute espèce de dureté et d'engorgement qui pourraient s'y rencontrer exigent des précautions, et l'on ne doit laisser saillir aucune cavale avant qu'elles soient entièrement dissipées.

Avant de passer à l'examen des autres parties du corps, nous devons encore faire mention d'une maladie qui a son siége dans la tête et spécialement dans le cerveau; c'est le vertigo, qui se reconnaît aux symptômes suivants : le sens du toucher est émoussé; le cheval ne se montre plus attentif; ses mouvements ne s'exécutent qu'avec paresse. Les chevaux malades ont le regard fixe, hébêté, la pupille dilatée et les yeux ternes. Ils baissent la tête sans prendre garde à ce qui se passe autour d'eux. C'est lorsqu'ils mangent que l'on s'en aperçoit le mieux; lorsqu'on leur donne du grain, ils le remuent longtemps avec les lèvres sans en prendre dans la bouche; ensuite tout d'un coup ils le prennent avec les dents; ils mangent plus volontiers le foin par terre que dans le ratelier, et restent souvent un certain temps la bouche pleine sans mâcher. Plusieurs chevaux attaqués de cette maladie montrent l'hébètement qui en est un symptôme, en plongeant les naseaux dans l'eau et en la mâchant comme si c'était de la nourriture. Lorsqu'on les met dans une position qui n'est pas naturelle, en leur croisant par exemple les pieds de devant, ils restent souvent très-longtemps dans cette position. En marchant, ils lèvent beaucoup les pieds, comme s'ils étaient dans l'eau, et avancent fort peu ; ils pèsent sur la bride et assez ordinairement pressent d'un côté : il est presque impossible de les faire reculer. Ils sont très-peu sensibles aux coups et à tout ce qui pourrait d'ailleurs leur causer de la douleur, même lorsqu'on leur marche sur le pâturon. Cette maladie est facile à reconnaître aux signes que nous venons d'indiquer, et à beaucoup d'autres plus ou moins apparents, suivant le degré d'insensibilité dont les sens de l'animal sont frappés.

C'est de toutes les maladies des chevaux celle que l'on peut envisager avec le plus de certitude comme héréditaire. Les juments et les étalons chez lesquels on en remarque le moindre symptôme, doivent donc être exclus des haras.

L'idée de ceux qui croient que l'on peut guérir les juments qui sont atteintes de cette maladie en les faisant saillir, est tout à fait dénuée de fondement, et peut influer d'une manière d'autant plus nuisible sur les établissements de haras, que l'expérience a démontré que loin que la propagation y remédie, les élèves y sont encore plus sujets que les chevaux qui les ont engendrés,

II. DES PARTIES QUI FORMENT L'ÉPINE.

L'épine est composée d'une suite d'os différemment conformés, appelés vertèbres; elle s'étend de la tête jusqu'à la croupe. Elle renferme la moëlle épinière et sert de base au col, au dos et aux reins : trois parties du corps qu'il importe d'examiner attentivement pour bien juger des défauts et des qualités d'un cheval. Le col, de la bonne conformation duquel dépendent la beauté du cheval et son aptitude à plusieurs genres de services, a les caractères des plus belles et des meilleures formes, lorsque :

1° Sous le rapport de sa longueur, de sa largeur et de son épaisseur, il est dans la proportion la plus parfaite avec les autres parties du corps.

2° Lorsqu'il s'élève en se détachant de la poitrine librement et avec grâce.

3° Lorsqu'il est pourvu de muscles durs et fermes.

4° Lorsque la trachée-artère qui parcourt sa partie antérieure, est libre, forte et difficile à comprimer.

5° Lorsque la crinière est forte et dure sans être trop épaisse, et que le ligament cervical qui est au-dessous, est vide et élastique.

6° Lorsque sa connexion avec la tête et la poitrine a lieu de manière que ses mouvements puissent s'exécuter avec toute la liberté convenable.

Les défauts de conformation du cou les plus nuisibles sont : d'être trop court, trop épais et trop gras, comme aussi de se prolonger trop en ligne directe avec l'épine du dos. Ces défauts ne privent pas seulement le cheval de cette belle encolure qui le distingue si avantageusement de tant d'autres animaux, mais ils diminuent encore l'intensité de sa force, en tant que le poids du corps tombe trop sur les extrémités antérieures et les affaiblit promptement.

Le dos est soutenu par dix-huit vertèbres, qui correspondent à celles du cou sur le devant, et en arrière aux vertèbres lombaires.

La première chose à observer dans la construction du dos est le garrot, qui est la partie située le plus près du col au-dessus des omoplates ; il est formé par les longues apophyses épineuses des neuf premières vertèbres du dos. Un beau et bon garrot est médiocrement élevé, un peu décharné, s'appuie sur le cou et se perd insensiblement en arrière et sur les épaules. — Lorsque le garrot est trop charnu, trop arrondi, trop bas ou trop court, il se blesse d'autant plus aisément que ces défauts sont ordinairement joints à une mauvaise encolure, à des épaules chargées et à la faiblesse du dos.

Le dos doit former une ligne droite depuis le garrot jusqu'aux reins, et annoncer la force du cheval par sa structure qui ne présentera, si elle est régulière, ni élévation, ni enfoncement.

L'épine du dos avec les vertèbres lombaires et l'os sacrum, sert de point d'appui aux autres parties du tronc et des extrémités, et c'est de là que partent tous les mouvements, pour tous les genres de service, mais surtout pour celui du haras; il est donc très-essentiel que ces parties soient fortement constituées. Les chevaux qui ont le dos faible et enfoncé, décèlent par là la faiblesse du reste du corps et leur incapacité à rester longtemps en action : plus ces défauts sont saillants, plus il est essentiel d'éliminer du haras les sujets chez lesquels ils existent.

Les reins sont situés entre le dos et la croupe, et ont

pour base les six vertèbres auxquelles il ne s'attache plus de côte. Il est évident par ce qui a été dit plus haut, que cette partie doit, aussi bien que le dos, présenter une construction solide et être pourvue de muscles très-forts.

Lorsque les reins sont trop étroits, ou trop longs ou enfoncés, et que leurs muscles sont faiblement conformés, ils manquent d'élasticité. De ce défaut résulte immanquablement la faiblesse de l'arrière-main et de tout le corps.

Les chevaux qui ont les reins trop longs, ne se nourrissent jamais aussi bien que ceux qui sont ramassés.

III. DE LA CROUPE.

Nous entendons par la croupe, la partie de l'arrière-main qui s'étend de la dernière vertèbre lombaire jusqu'au haut de la queue et d'une hanche jusqu'à l'autre. Les os qui lui servent de base sont le sacrum, une partie des nœuds de la queue et le bassin.

Les qualités qui distinguent une belle et bonne croupe sont les suivantes :

1° Elle doit avoir une largeur convenable. Chez un cheval bien nourri, les hanches ne seront pas saillantes et formeront au contraire une rondeur agréable avec les muscles lombaires et les autres parties environnantes. C'est un défaut que le bassin ainsi que la croupe deviennent trop étroits du côté de la queue ; il en résulte une position trop serrée des jambes de derrière.

2° Elle doit aussi avoir une longueur proportionnée au reste du corps. Lorsqu'un cheval a les parties du train de derrière trop courtes, il a rarement beaucoup d'action. Lorsque le bassin est très-long et que les angles des os ischions sont fort aigus, les tendons, les ligaments et les muscles qui s'y attachent doivent avoir d'autant plus de force , faute de quoi l'arrière - main serait trop peu flexible.

3° Elle doit être bien arrondie dans sa partie supérieure. Plusieurs personnes regardent comme belle et bonne une croupe divisée dans le milieu jusqu'à la queue par une espèce de rainure ; mais cette forme est plutôt une marque de faiblesse que l'on n'observe point chez les chevaux de race, et il n'est pas rare que les chevaux de ce genre aient les hanches trop saillantes et les reins trop longs.

4° La ligne formée par le dos et la croupe doit s'étendre presque horizontalement jusqu'à la queue. Les croupes coupées ou avalées rendent les chevaux moins propres à presque tous les genres de service, et ne se rencontrent guère que chez les races les plus communes.

Les gros et lourds chevaux de charrette, anglais et flamands, ont des croupes de ce genre ; ils sont à la vérité très-utiles pour traîner de fortes charges, ce qu'ils font surtout en appuyant sur les traits la masse de leur corps ; mais on peut admettre avec certitude que des chevaux aussi forts et aussi lourds, rendraient encore de plus grands services si la partie supérieure de leur arrière-main était plus horizontale. Au reste l'expérience nous apprend que les poulains tiennent beaucoup plus de la mère que du père pour la forme de l'arrière-main.

Pour que le train de derrière réunisse la force à la beauté, il faut qu'il ait une forme ronde un peu allongée.

La queue contribue beaucoup à la beauté du cheval. C'est une marque de force qu'elle soit haute, arquée, détachée du corps et se roidisse pendant qu'il est en action.

— Les queues attachées trop bas ne se voient généralement qu'aux chevaux dont la croupe est plate et avalée.

Les chevaux de race noble ont le tronçon de la queue plus maigre, plus court et plus pointu que celui des chevaux ordinaires; les premiers ont aussi les crins de la queue plus fins, — comme ceux de la crinière. Ces crins ne commencent à se montrer qu'à un pouce de la croupe, dont ils sont séparés d'une manière très-distincte par d'autres crins plus courts.

IV. DU THORAX.

Le thorax ou la poitrine est une cavité dont la partie supérieure est formée par les vertèbres du dos; la partie antérieure et inférieure par le sternum, et les parties latérales par les côtes.

Ces parties doivent être examinées avec la plus grande attention, puisque c'est de leur bonne conformation que dépendent particulièrement la force et la longue haleine du cheval. Vu par devant, le poitrail doit être d'une largeur moyenne : lorsqu'il est trop étroit, c'est un indice de faiblesse, et il en résulte une position des pieds trop resserrée. Lorsqu'il est trop large et en même temps trop chargé de chairs, c'est un défaut qui a aussi ses inconvénients, en ce qu'il augmente inutilement le poids qui repose sur les pieds de devant, qui se trouvent trop écartés et par-là même gênés dans leurs mouvements. Il est même rare qu'un cheval dont le poitrail est trop large et trop charnu, ait la respiration bonne et facile. Sous le rapport de la respiration, les côtes seront examinées encore avec plus d'attention que le poitrail : elles doivent descendre de l'épine du dos en formant un beau demi-cercle, afin que la cavité de la poitrine soit assez spacieuse pour loger les viscères nobles qu'elle contient. Ceci soit dit surtout des dernières ou fausses côtes qui sont le plus rapprochées du ventre. Les chevaux qui ont la côte plate ont aussi ordinairement l'haleine courte, parce que leurs poumons n'ont pas assez de place pour se dilater convenablement. Ils sont d'ailleurs disposés aux maladies de poitrine, ont une faible constitution et ne supportent point la fatigue.

Les chevaux à côte plate sont ordinairement chevillés ou serrés sur leur devant. On doit aussi prendre en grande considération la longueur du thorax. Les chevaux faibles, de mauvaise race, l'ont ordinairement très-court : ceux au contraire qui sont pleins de force et de courage, se distinguent assez ordinairement par la longueur de leur poitrine. Il est d'autant plus essentiel de s'assurer que les organes qui servent à la respiration peuvent exercer leurs fonctions librement et sans aucune gêne, que non-seulement ces qualités contribuent éminemment à la force et à la santé du cheval, mais que les défauts contraires se propagent avec beaucoup de facilité. L'on ne peut y faire trop d'attention, surtout lorsqu'il s'agit de chevaux à admettre dans un haras.

Lors donc que l'on aura bien examiné le thorax d'après les règles que nous venons d'indiquer, on s'assurera aussi que les naseaux, la ganache et la trachée-artère sont également conformés comme nous avons dit que ces parties doivent l'être, et l'on choisira pour le haras les juments qui se distingueront le plus avantageusement par ces qualités, si elles ne sont pas balancées par d'autres défauts, et surtout par ceux qui pourraient se transmettre à leur progéniture.

V. DU VENTRE.

Le ventre d'une jument de haras doit avoir une belle rondeur et n'être pas trop long. — Le ventre de vache est un défaut essentiel, qui se rencontre ordinairement chez les chevaux qui ont une constitution relâchée, la côte plate, le dos ensellé et les reins trop allongés.

Les juments vigoureuses et ramassées sont exemptes de ce défaut, même pendant la gestation, ce qui leur donne l'avantage non-seulement de mettre bas avec plus de facilité, mais encore de produire des poulains plus robustes.

Les hernies exomphales, inguinales et celles qui se rencontrent aux flancs, sont des accidents qui ne sont pas rares. Les juments qui en ont été atteintes ne doivent être admises au haras que lorsqu'elles en sont parfaitement guéries.

On ne doit pas manquer d'examiner les mamelles d'une jument dont on veut faire une poulinière. L'enflure, les duretés, les glandes engorgées et les ulcères sont des défauts que l'on ne doit pas tolérer. Ces parties de l'animal doivent au contraire présenter une forme égale, molle et douce au toucher : les deux mamelons seront fermes et bien séparés.

VI. DES EXTRÉMITÉS.

(On comprend sous cette dénomination, les pieds, les jambes et les cuisses.)

Le prix et l'utilité d'un cheval dépendent essentiellement de la force et de la bonne conformation de ses extrémités. On doit faire d'autant plus d'attention à ces parties lorsque l'on veut se procurer des juments poulinières, que la plupart des défauts de conformation et des maladies dont elles peuvent être affectées se transmettent aux poulains.

Voici les principales qualités caractéristiques du bon état de ces parties :

1° Leur longueur doit être proportionnée au corps du cheval. Les chevaux hauts sur jambes sont rarement très-forts et ne supportent pas longtemps le travail.

2° Lorsqu'on les regarde de côté, elles doivent présenter sur tous les points une grande largeur.

3° La peau doit en être partout bien étendue et couverte de poils courts et fins. Une grosse touffe de poils attachée à l'articulation du boulet ne peut être envisagée que comme une défectuosité.

4° Les muscles doivent en être fortement marqués, se détacher bien distinctement les uns des autres, et leurs tendons placés en arrière des os doivent en être à une certaine distance. C'est cela qui décide essentiellement du degré de largeur désirable dans les membres. — Une jambe étroite, ronde, trop chargée de graisse et couverte de longs poils, décèle un cheval de race commune, faible et sujet à plusieurs maladies dont ceux qui ont la jambe maigre et sèche sont exempts.

5° Les jambes doivent être bien placées, c'est le fondement sur lequel le corps repose comme sur quatre piliers. Quand elles sont mal placées, comme par exemple lorsqu'elles rentrent trop sous le ventre ou que leurs articulations sont défectueuses, il ne peut qu'en résulter de faux mouvements et une marche mal assurée. Passons maintenant à l'examen des différentes parties dont elles sont composées, en commençant par :

Les extrémités antérieures.

Les omoplates ne doivent pas être trop chargées de chair et de graisse, ce qui rendrait l'avant-main trop pesante et gènerait l'animal, qui nécessairement se fatiguerait plus tôt et userait ses jambes. Il faut encore que les épaules forment un angle convenable avec les os de l'humérus, qu'on nomme aussi os transversaux. Si elles formaient une ligne qui se rapprocherait de la perpendiculaire avec les jambes, ce serait un défaut tout aussi gênant pour la marche que celui d'être trop inclinées contre le cou. L'os du bras en soutient les parties molles, forme un angle avec l'omoplate et se réunit un peu en arrière à l'avant-bras en formant l'articulation du coude. — Lorsque le bras est trop gras ou trop charnu, il en résulte les mêmes inconvénients que pour les épaules. Il faut néanmoins prendre garde que ces parties ne soient point trop maigres ni trop sèches, comme il arrive souvent aux vieux chevaux usés, dans l'atrophie ou à la suite de la paralysie douloureuse.

L'avant-bras s'étend du coude au genou, et a pour soutien le plus long des os des extrémités antérieures, auquel on donne le nom de cubitus. Cette partie des jambes de devant est celle qui contribue le plus à leur force et à leur beauté, aussi doit-on l'examiner avec une grande attention.

Un avant-bras fort et beau se distingue par les caractères suivants :

1° L'apophyse olécrane fait une forte saillie à l'endroit où elle forme avec l'humérus l'articulation du coude. Cette saillie contribue, avec la vigueur de ses muscles, à **lui** donner une grande extension.

2° L'avant-bras doit être maigre dans ce sens, que les intervalles des muscles fortement prononcés dont il est formé soient bien marqués par la tension de la peau qui les recouvre.

3° Il doit être placé de façon que le pied ne soit tourné ni en dedans ni en dehors, et que les mouvements du coude soient parfaitement libres.

4° Sa longueur doit être telle que la force du levier qui met en mouvement les parties inférieures soit aussi considérable que possible. — Un avant-bras mince et dont les muscles sont grêles, est toujours un signe de faiblesse. — Lorsque l'avant-bras est trop court, les genoux se trouvent placés trop haut, d'où il résulte des mouvements plus relevés à la vérité, mais point assez progressifs et qui ont souvent quelque chose de lourd.

Un avant-bras gras et rond, dont les muscles ne sont pas bien prononcés, décèle du relâchement dans les fibres, et s'il est en même temps étroit et court, on est autorisé à croire que l'animal est faible.

Le genou est formé de sept os contigus, de telle sorte qu'il y en a trois qui forment la rangée supérieure et trois la rangée inférieure, derrière laquelle se trouve le septième os, soit l'os crochu. — Pour que le genou soit fort et beau, il doit être d'aplomb avec l'avant-bras ; vu par devant, il paraîtra large, d'une longueur bien proportionnée, d'ailleurs maigre et aplati. L'os crochu sera bien prononcé par derrière.

Voici les défauts de conformation du genou :

1° Que la jambe soit courbée en avant : on dit alors de l'animal qu'il est arqué ou brassicourt.

2° Qu'au contraire la jambe se replie en arrière à l'articulation, ce qui fait dire du cheval qu'il est droit sur son devant.

3° Que les genoux soient trop écartés, c'est-à-dire plus éloignés l'un de l'autre que les pieds.

4° Qu'ils soient trop rapprochés. On les appelle alors genoux de bœufs : il en résulte naturellement que les pieds sont trop éloignés.

5° Que les genoux soient trop minces ou trop courts ; que les os crochus soient trop petits, et qu'en général la conformation de ces membres soit évidemment faible.

6° Qu'il s'y rencontre des suros et des vessigons.

Tous ces défauts de conformation influent sur les mouvements de la jambe en les gênant et les restreignent plus ou moins. Ils sont souvent occasionnés par de trop grands efforts de travail exigés des chevaux dans leur jeunesse : quelquefois ils proviennent de ce qu'on les a attachés trop tôt, ou de ce que leurs pieds n'ont pas été soignés convenablement.

Mais souvent aussi ces défauts résultent d'une disposition héréditaire ; ce qui doit rendre les amateurs circonspects sous ce rapport dans le choix des chevaux destinés aux haras.

L'os dit canon, qui se trouve placé entre le genou et le boulet, doit être d'une force proportionnée à celle de ces deux parties et n'avoir point de suros. — Au reste, la force et la légèreté des mouvements de cette partie, ainsi que de toutes celles qui sont en-dessous du genou, dépendent essentiellement du tendon fléchisseur qui passe derrière, lequel doit avoir toute la force requise et paraître bien écarté de l'os, ce qui augmente la largeur de la jambe dans cet endroit. — Si ce tendon est trop grêle ou trop rapproché de l'os, de telle sorte que la jambe paraisse plutôt ronde que large, d'où résulte une découpure trop forte au-dessous de l'os crochu, on peut en conclure avec certitude que le cheval n'a pas dans cette partie la force désirable et nécessaire.

Le boulet est formé par l'articulation du canon avec l'os du paturon, auquel sont attachés postérieurement les os sésamoïdes : cette articulation est exempte de défauts lorsqu'elle se trouve sur une ligne perpendiculaire avec le canon et le genou, et qu'elle est d'une grosseur proportionnée à celle de ces parties. Elle doit offrir une forme ronde allongée vue par devant, et paraître large et sèche lorsqu'on la regarde de côté. — On la tient pour faible et défectueuse, lorsqu'elle est tournée soit en dehors soit en dedans : ce qui détermine une mauvaise position du paturon et des autres parties inférieures du pied. C'est encore un grand défaut qu'il s'y rencontre des suros, ou qu'elle soit sujette à des écoulements de matières bilieuses, sanieuses et fétides.

Les chevaux lâches et de race commune ont ordinairement cette partie grasse et engorgée, la peau qui la recouvre n'est pas tendue ; elle est chargée d'une grosse touffe de longs poils et souvent garnie de porreaux. De pareils pieds non-seulement sont plus sujets au javart et a différentes espèces d'enflures œdémateuses, mais ils sont aussi plus exposés à la fourbure que les jambes sèches des chevaux de noble race, chez lesquels la contexture de la fibre plus resserrée donne plus d'élasticité à la peau, aux tendons et aux ligaments ; d'où il résulte encore que toutes les parties environnantes sont maintenues plus solidement dans une bonne position.

Le paturon doit être fort et d'une longueur proportionnée à celle de l'extrémité dont il fait partie.

Les chevaux qui plient trop et dont la partie postérieure du boulet porte presqu'à terre quand ils marchent,
décèlent de la faiblesse et du relâchement dans les tendons et les ligaments ; ce qui diminue de beaucoup leur
valeur pour le haras. Si, au contraire, le cheval plie trop
peu et qu'il se roidisse aisément sur ses jambes, sa marche
sera toujours mal assurée. — On doit aussi examiner soigneusement s'il n'y a pas sur l'os du paturon, ou près de
l'articulation de la couronne, une tumeur osseuse que l'on
nomme effort de forme. Lorsqu'elle se trouve près de
l'articulation ou sous le tendon, elle fait boiter le cheval.
Cette maladie est héréditaire, comme l'éparvin.

L'articulation de la couronne est formée par l'assem-
blage de l'os du paturon avec le coronaire, qui entre en
grande partie dans le sabot.

Pour être conformée régulièrement, la couronne doit
suivre à peu près la direction des bords de l'ongle ou du
sabot. Si elle est trop élevée au-dessus de l'ongle, le corps
repose trop sur la pince, ce qui produit très-facilement
la maladie dite *effort de forme*, et plusieurs autres défectuosités qui tiennent au défaut d'équilibre, d'où résulte
l'inégalité de pesanteur des différentes parties de l'animal.
(On donne le nom de *couronne* à ce bord couvert de poils
duquel sort la corne de la muraille.

Pour être belle et bonne, la couronne doit former une
mince et légère élévation, autour du bord de l'ongle
qu'elle dessine exactement au moyen d'une rangée de poils
fort courts. — Les chevaux communs ont ordinairement
une couronne grosse et lourde, dont les poils longs et
grossiers recouvrent une bonne partie de l'ongle.

Les pieds doivent être examinés avec une attention toute
particulière. Tout le poids du corps repose sur eux, et ils

renferment des parties très-sensibles. La plupart des maladies et des nombreux défauts de conformation auxquels ils sont sujets, rendent la marche des chevaux douloureuse et diminuent plus ou moins leur capacité de servir.

Un pied sain et bien fait se reconnaît aux caractères suivants :

1° Le volume en est proportionné à celui du corps et de la jambe. De trop petits sont, comme de trop grands, un défaut dans un cheval.

2° Les parties latérales ou les quartiers, ne sont ni resserrés ni enfoncés sur aucun point ; ils descendent en s'élargissant insensiblement et régulièrement jusqu'à la sole de la corne, de sorte qu'au bord inférieur de cette corne, il se forme un demi-cercle dont les extrémités allongées se réunissent du côté de la pince.

3° La corne des ongles est d'une épaisseur convenable n'étant ni cassante, ni trop tendre, ni sujette à s'écailler.

4° La superficie en est luisante, exempte de fentes, d'aspérités et surtout de ces cordons qui entourent quelquefois les sabots, et que l'on peut toujours supposer être la suite de quelque maladie inflammatoire des parties internes du pied.

5° La sole de la corne est solidement réunie à la muraille par la ligne blanche ; elle a l'épaisseur et la solidité requise, elle est un peu creusée du côté de la fourchette.

6° La fourchette est de moyenne grosseur, d'une consistance élastique et ferme ; elle est exempte de toute espèce d'ulcères et d'écoulements fétides.

Les défauts les plus essentiels de cette partie du corps dans un cheval de haras, sont les pieds plats ou combles.

Le pied plat s'élargit en forme d'assiette ; la corne en est recourbée en dedans ; les talons sont bas et s'élargissent sur le même plan que la fourchette. — Les pieds plats sont en général un défaut héréditaire et se rencontrent le plus souvent chez les chevaux de race grossière, élevés dans des pâturages bas et marécageux.

Le pied plat devient souvent comble : il est tel lorsque la sole, au lieu d'être un peu creusée du côté de la fourchette se trouve courbée en sens inverse, et dépasse même le quartier, de façon que le cheval marche sur la fourchette. — Si les pieds combles ne sont, dans un cheval bien conformé de naissance, que la suite d'une maladie inflammatoire telle que la fourbure, la progéniture de ce cheval en souffrira moins.

Des extrémités postérieures.

Dans les différentes allures du cheval, les cuisses sont chargées de tout le poids du corps, et ce sont leurs forces motrices qui le portent en avant. Il est donc de rigueur pour que les chevaux puissent rendre de bons services, que ces parties soient robustes, saines et bien conformées.

La profonde cavité cotyloïde du bassin, reçoit la tête du fémur, lequel, ainsi que la rotule est assujetti aux os de la jambe.

La régularité de la position du fémur dépend essentiellement de la bonne construction du bassin. Lorsque le train de derrière est trop raccourci, les os des cuisses (les fémurs) se trouvent trop courts ou rentrent trop sous le ventre, ce qui diminue sensiblement la force du cheval.

Lorsque le bassin est trop étroit dans sa partie postérieure, il en résulte que les fémurs se trouvent trop rapprochés l'un de l'autre, ce qui empêche les cuisses de se porter librement en avant. Il est nécessaire, non-seulement que ces os soient bien conformés, mais encore qu'ils soient pourvus de muscles très-forts et bien prononcés.

La jambe, proprement dite, est la partie qui s'étend de la rotule au jarret. — La bonté de la jambe dépend surtout des qualités suivantes :

1° Une longueur proportionnée à celle des autres parties : quand les jambes sont trop longues, les jarrets se trouvent trop en arrière et la position des pieds trop penchée, comme en revanche elle est trop droite lorsque la jambe est trop courte.

2° La force des muscles. Vue par derrière, la jambe doit être ce qu'on appelle bien gigotée.

3° La bonne position du tendon extenseur qui se trouve à la partie postérieure de la jambe. Il doit être éloigné de l'os et bien tendu sur le jarret auquel il est attaché.

Les jambes maigres qu'on appelle mal gigotées annoncent toujours de la faiblesse.

Le jarret exige la plus grande attention, puisque c'est de tous les membres de l'animal celui duquel dépend le plus essentiellement sa vitesse et son utilité pour tous les genres de service. — Le jarret est en général bien conformé :

1° Lorsqu'il est fort, large et plat. — Un jarret petit et mince est toujours une preuve de la faiblesse de l'arrière-main.

2° Lorsque la peau se trouve bien tendue par-dessus, de manière que l'on puisse facilement distinguer les os et les tendons. Non-seulement les jarrets gros, charnus et ronds sont faibles, mais ils sont aussi disposés aux vessigons et autres humeurs de ce genre.

3° Lorsque la jambe forme à l'articulation du jarret un

angle de grandeur convenable. — Quand le pli est trop
resserré, on dit que le cheval a les jarrets coudés, défaut
qui diminue plus ou moins sa force, suivant le degré auquel il est porté.

Lorsqu'au contraire l'angle est trop ouvert, il en résulte
une position trop roide, qui donne au jarret de la disposition à plusieurs maladies et fait perdre au pied une partie
de son ressort.

4° Lorsque les pointes des os des jarrets se trouvent à
une distance convenable. — Ces pointes sont-elles trop
rapprochées, les surfaces des jarrets, au lieu d'être parallèles, se joignent en se croisant; il en résulte une position
défectueuse, et l'on dit alors que le cheval est jarreté. —
Dans le cas contraire, lorsque les pointes des os des jarrets sont trop écartées l'une de l'autre, ou même tournées
en dehors (ce qui porte en dedans la pince du sabot), c'est
un défaut qui aura d'autant plus d'inconvénient que les
tendons et les ligaments qui entourent et consolident les
os de cette articulation, seront moins forts.

5° Lorsqu'il est parfaitement sain.

Les principales maladies que l'on n'observe que trop
souvent aux jarrets, sont les suivantes :

a) L'éparvin, tumeur osseuse qui se manifeste à la partie interne du jarret, sur son articulation avec l'os du canon, ou sur la partie supérieure de ce même os. — L'éparvin occasionne souvent l'ankylose, ou la paralysie de la
jambe. La paralysie est ordinairement la suite de l'irritation des tendons et des ligaments qui recouvrent les
tumeurs osseuses occasionnées par l'éparvin, et qui se
trouvent affectées par le frottement continuel de ces rugosités. Une autre cause de paralysie et même la plus fréquente, c'est lorsque les surfaces des os qui forment l'arti-

culation deviennent rudes, ce qui rend par conséquent le mouvement douloureux.

Quand les os de l'articulation contractent adhérence par l'épanchement de la matière osseuse, l'ankylose s'ensuit nécessairement.

Pour reconnaître l'éparvin, il faut s'être mis au fait par une fréquente observation de l'état naturel des jarrets bien conformés. On aperçoit facilement alors la tuméfaction des os, en se plaçant à côté de la tête du cheval, d'où l'on examine le dedans du jarret à l'endroit où il tient au canon; l'endroit en question se voyant par derrière, la manière dont se meuvent les articulations manifeste la présence ou l'absence de la maladie : attendu que, dans le premier cas; ce mouvement n'a lieu qu'avec précaution ou avec une moindre flexion. Il faut, dans les cas douteux, palper avec la main, et, en général, il est toujours bon de comparer l'un avec l'autre les deux jarrets; car si l'éparvin n'est qu'à une jambe, ou qu'il soit plus fort à l'une qu'à l'autre, on se convaincra d'autant mieux de sa présence par la différence de forme de l'une et l'autre jambe.

Nous avons déjà dit que l'éparvin était une maladie héréditaire.

b) La molette du jarret. Cette maladie a également son siége dans le côté interne du jarret, mais un peu plus haut et plus en avant que l'éparvin. — Elle consiste en une tumeur molle, plus ou moins étendue, résultant du relâchement de la capsule articulaire et de son extension par les humeurs qui s'y amassent.

c) La molette passagère. Son siége est au-dessous du grand tendon extenseur, à l'angle formé par la jonction de l'os de la jambe avec la partie inférieure du fémur.

Les molettes du jarret, de même que celles des autres parties annoncent un relâchement, et se manifestent surtout chez les chevaux de race commune, qui ont les extrémités inférieures garnies d'une grande quantité de poils et les cuisses chargées de graisse. — On observera néanmoins que cette affection a moins d'inconvénients dans les sujets destinés à la propagation quand elle ne se manifeste que dans l'âge mûr, à la suite de grandes fatigues et sans atteindre à un bien haut degré. Mais celle qui, dès le jeune âge, provient de causes intérieures, laisse le plus souvent après elle une disposition héréditaire très-marquée, qui se transmet aux générations suivantes.

Le canon est placé entre l'articulation du jarret et le boulet. Pour qu'il soit d'une structure régulière et forte, il faut :

1° Que l'angle qu'il forme dans l'articulation du jarret avec la jambe, ait l'ouverture convenable ; si cette partie se dirige trop en dessous du corps, il en résulte des jambes arquées.

2° Que le tendon qui se trouve derrière soit bien détaché de l'os, de manière à ce que la jambe ait en cet endroit beaucoup de largeur.

3° Qu'il n'y ait point de tumeurs ni d'indurations, ni aux os ni aux tendons ; mais que ceux-ci, de la pointe de l'os du jarret, à l'articulation du boulet, forment une ligne droite bien prononcée. On donne le nom de courbe à un défaut notable et assez fréquent de cette partie ; elle se trouve du côté extérieur, près et au-dessous de l'articulation du jarret, et consiste en une proéminence de l'os qui s'étend en arrière jusqu'au-dessous des tendons. Il en résulte de la gêne dans les mouvements, et très-souvent une paralysie de ces tendons.

On reconnaît ce vice à ce que les tendons de derrière ne forment pas une ligne droite en descendant, cette ligne étant interrompue par une élevure.

Cette maladie s'observe le plus souvent sur des canons trop tournés contre le dessous du ventre, et cela parce qu'elle tient principalement à l'adhérence défectueuse de ces os avec ceux du jarret, ainsi qu'à la position trop reculée de l'ostiloïde externe.

La courbe se transmet aussi facilement de génération en génération, que la jambe tortue et plusieurs autres conformations vicieuses des articulations.

Les autres parties des jambes de derrière, savoir : le boulet, le paturon, la couronne et le sabot, sont sujettes aux mêmes vices de conformation que celles des jambes de devant, et ces vices se reconnaissent aux mêmes signes.

Appréciation du cheval en état de mouvement.

Après que le cheval en repos a été bien examiné dans toutes ses parties, il faut examiner ses mouvements ; ce n'est qu'ainsi que l'on peut s'assurer qu'il est pourvu de certaines qualités essentielles, et reconnaître exactement les défauts contraires.

1° L'allure doit être régulière. Quand le cheval s'éloigne en ligne directe ou qu'il s'approche de même, aucun mouvement d'aucune partie de son corps ne doit s'écarter de la ligne droite : les extrémités antérieures et postérieures doivent se recouvrir exactement les unes les autres.

L'allure est donc irrégulière quand les pieds de devant se rapprochent trop, ou même se croisent en marchant, quand à mesure qu'ils se lèvent, les genoux se tournent en dehors, ou que les pieds font un mouvement circulaire; quand ceux de derrière se rapprochent trop l'un de l'autre au point de s'entretailler (se couper); quand le cheval les écarte trop en marchant; lorsqu'il fait à chaque pas une espèce de mouvement spasmodique, ce que l'on appelle harper, ou quand tout le corps du cheval chancelle, etc.

Toutes ces anomalies ont une mauvaise influence sur la fermeté de l'allure et sur la durée et le bon état des sabots; il faut d'autant plus les prendre en considération dans le choix des chevaux de haras, que les conformations vicieuses des articulations, d'où ces défauts dérivent, sont pour l'ordinaire héréditaires.

2° L'allure doit être vive et aisée.

Cette qualité témoigne non-seulement de la régularité de la conformation, mais, et en même temps, de la force musculaire et de la vivacité du tempérament.

On voit très-souvent des chevaux dont l'allure, malgré sa régularité et le bon état des jambes, est néanmoins traînante et lourde; ce qui leur manque, c'est la force musculaire; ils sont aussi plus paresseux et ne donnent de signes de vigueur que quand on les presse vivement. Le poids de leur corps repose presque absolument sur les jambes de devant, et ils ménagent trop leur train de derrière. Tout cela donne lieu à cette allure pesante, désagréable, qui fait suffisamment connaître que ce n'est qu'avec effort que le cheval fait usage de ses jambes.

Les chevaux qui ont la tête grosse, charnue, l'encolure courte, la crinière touffue, les épaules chargées, le dos faible, la croupe coupée ou avalée, les hanches fort saillantes, le poitrail court, les reins longs et enfoncés; de même que ceux dont les cuisses sont rondes et chargées de graisse, les pieds chargés de gros poils, et les sabots pesants et volumineux ; en un mot, les chevaux de race commune et grossière, ont en général cette allure pesante, fatigante, qui se manifeste en eux d'autant plus visiblement qu'ils réunissent un plus grand nombre des mauvaises qualités que l'on vient de signaler.

Les chevaux de race vigoureuse se montrent sous un jour plus favorable dans leurs mouvements : leur corps repose davantage sur le train de derrière, tandis que l'avant-main reste haute ; les pieds de devant, peu chargés, marchent plus librement et se relèvent mieux ; tous les mouvements annoncent plus de vivacité, se font avec plus de rapidité et plus en mesure ; enfin la tenue du corps est plus ferme et plus décidée que chez les chevaux de race commune et de complexion lâche.

Si l'on examine attentivement les chevaux qui se distinguent par leur légèreté, leur vivacité et leur vigueur, on verra qu'ils ont ordinairement la tête maigre, le dos fort, la queue haute plantée, les cuisses larges, tandineuses, maigres, la respiration libre, forte : en un mot, qu'ils réunissent toutes les bonnes qualités dont nous avons parlé plus haut.

De l'âge que doivent avoir les juments de haras.

L'expérience a fait voir que de juments trop jeunes ou trop vieilles, il ne naît que de faibles poulains.

Les jeunes juments devant encore croître elles-mêmes, ne peuvent donner à leurs poulains assez de nourriture, ni leur communiquer suffisamment de force ; et leur croissance ainsi que leur conformation intérieure en souffrent.

Dans un âge trop avancé, où la nutrition de leur propre corps s'est affaiblie, elles sont encore moins en état d'avoir une progéniture vigoureuse.

La meilleure période pour la propagation est de la *cinquième* à la *douzième année*. A cet âge le cheval a acquis toute sa force et sa maturité, et on peut plus sûrement s'attendre à une progéniture sans défaut.

Néanmoins cette règle a ses exceptions : la race importe beaucoup, ainsi que l'état de la jument : a-t-elle été ménagée dans son jeune âge? nourrit-elle bien ses poulains? pourra-t-on lui donner tous les soins qu'elle exige? Toutes ces choses doivent être dûment prises en considération, quand on a le choix entre de vieilles et de jeunes juments.

Les cultivateurs qui auraient de jeunes juments provenant de beaux étalons de haras, devront de toute manière les préférer aux juments plus âgées. Ils pourront s'en promettre un grand perfectionnement pour la seconde génération.

De la taille que doivent avoir les juments de haras.

Le cheval, quant à la taille, tient plus de sa mère que de son père : il suffit que celui-ci soit vigoureux et de bonne race pour engendrer de grands et forts chevaux avec des juments grandes, robustes et bien conformées.

Quand on apprécie la taille, il s'agit moins de sa hauteur que de sa longueur. On doit s'assurer exactement si cette longueur tient à celle de la poitrine et à la conformation de la croupe, ou seulement à l'allongement des reins et du ventre, ce qui serait un défaut. La jument doit être d'une conformation resserrée, c'est-à-dire que la dernière des fausses côtes ne doit pas se trouver à une trop grande distance de l'os des hanches. On peut s'attendre que les poulains provenant de juments ainsi conformées seront plus grands et plus forts que leurs mères elles-mêmes.

La taille avantageuse des élèves dépend aussi des conditions suivantes : 1º Que l'on ne prenne pour poulinières que des juments d'un âge convenable; 2º Qu'elles aient beaucoup de lait; 3º Qu'on leur donne la nourriture et les soins qui seront indiqués dans les chapitres suivants

Quant à la question, si l'on doit préférer pour l'usage des laboureurs les étalons, les juments ou les chevaux hongres, on peut dire qu'elle est résolue en faveur des juments; parce que les juments sont non-seulement plus paisibles et par conséquent moins exposées à des lésions extérieures, mais qu'elles sont encore moins sujettes aux maladies internes et plus robustes que les chevaux hongres. C'est encore un grand avantage pour le laboureur que la facilité de choisir les poulinières propres à perfectionner la race.

DE LA MONTE.

Après avoir choisi, d'après les règles que nous venons d'indiquer, les juments les plus propres pour en faire des poulinières, on doit s'occuper ensuite de les faire saillir par un étalon qui soit pourvu, sous tous les rapports, de qualités supérieures et par là même propres à produire des sujets exempts des défauts de leurs mères. — Les haras donnent à cet égard toutes sortes de facilités; il ne s'agit donc ici que de décider les questions suivantes :

1º Quelle est la saison la plus favorable pour la monte?

C'est le printemps, lorsqu'un peu plus tôt ou plus tard, suivant le climat et la température, le besoin de la reproduction se fait sentir chez la plupart des animaux. Les juments bien nourries entrent ordinairement en chaleur vers la mi-février. Mais l'agriculteur doit aussi penser à l'époque à laquelle sa jument devra pouliner, et la combiner autant que possible avec le temps où il peut le mieux se passer de ses services, dont elle sera déchargée trois semaines avant et après avoir mis bas. — Dans la plupart des exploitations rurales, ce temps est le mois qui précède les semailles d'été. Or comme les juments portent ordinairement onze mois, on peut dire en général que c'est depuis le commencement de février jusqu'à la fin de mai qu'il convient le mieux de faire saillir les juments.

Au reste, on ne peut donner à cet égard aucune règle admissible dans tous les cas ; il convient même beaucoup mieux de déterminer le temps de l'accouplement d'après les circonstances particulières de l'économie rurale : par exemple, quand la jument ne travaille point et peut être toujours ménagée, ou être mise pendant quelque temps au pâturage avec son poulain : le mois de juin n'est point défavorable à la monte.

2° Qu'y a-t-il à observer par rapport à la monte ?

Première règle. Ne jamais faire saillir une jument qu'elle ne soit complétement en chaleur, parce que c'est seulement alors qu'elle retiendra facilement. — On reconnaît qu'une jument est en chaleur aux signes suivants : elle hennit souvent ; elle est moins tranquille qu'à l'ordinaire ; lorsqu'elle voit des chevaux étrangers, elle lève la queue et ne les passe pas volontiers ; elle urine souvent, mais peu à la fois : les parties génitales sont rouges ; on y remarque un peu de gonflement et l'émission assez fréquente d'une liqueur gluante : plusieurs juments se soucient peu de nourriture quand elles sont en chaleur.

Ces signes qu'une jument est en chaleur sont plus ou moins caractérisés ; ce qui rend nécessaire l'approche de l'étalon pour s'assurer de son état. — La plupart des juments reprennent l'étalon neuf jours après qu'elles ont mis bas, et c'est alors qu'elles retiennent le plus facilement. Lors donc que le part a été facile, et que la jument n'a été dérangée ni par des maladies ni par d'autres accidents, il ne convient pas de trop différer de la faire saillir.

Lorsque la jument a reçu l'étalon, il est bon de la faire saillir encore quelquefois pendant les neuf jours suivants ; mais dans les cas où cela n'est pas possible, il faut au moins faire un essai le neuvième jour, et lui donner l'étalon, si elle le reçoit. Lorsqu'elle refuse l'accouplement, c'est ordinairement une marque qu'elle a retenu ; mais lorsqu'elle se laisse saillir de nouveau, il faut continuer de la manière que nous avons indiquée, jusqu'à ce qu'elle refuse. — Il n'est cependant pas rare de voir des juments qui redeviennent en chaleur quelque temps après avoir refusé l'étalon. Dans ce cas, on procédera de nouveau comme il a été dit plus haut.

Plusieurs juments ont de·la peine à devenir portantes, parce qu'elles ont été gâtées et affaiblies par des maladies, le manque ou la mauvaise qualité de la nourriture, des travaux forcés ou enfin le défaut de soins. Il est essentiel de bien soigner et de bien nourrir celles qui sont dans ce cas, quelque temps avant la monte.

Les juments trop grasses éprouvent également de la difficulté à retenir. Une saignée faite avant la monte pourra leur être utile. On peut aussi les nourrir moins bien et les faire travailler davantage quelque temps auparavant.

Battre les juments, les faire courir, leur verser de l'eau dessus après qu'elles ont été saillies pour les faire mieux retenir, ce sont là autant de pratiques superstitieuses, que l'ignorance emploie et qui nuisent également à la mère et à son fruit : ce que l'on peut faire de mieux, c'est de les promener lentement.

DES SOINS QUI CONVIENNENT AUX JUMENTS PENDANT LA GESTATION.

Lorsqu'après avoir été couvertes, les juments refusent l'étalon et que plus tard elles ne redeviennent pas en chaleur, on suppose qu'elles sont portantes. — Dans cet état, il est nécessaire de les traiter avec des soins et des ménagements particuliers, pour que l'on puisse se promettre un part heureux et une bonne réussite du poulain. — On empêchera qu'elles ne soient maltraitées ou exposées à trop de fatigues et d'efforts, de peur que le poulain n'en souffre, ou que cela ne la fasse avorter, comme il arrive souvent.

Les règles de précaution les plus essentielles sous ce rapport sont les suivantes :

1° Si l'on se sert de la jument pour la selle, ou pour le bât, on aura soin de ne jamais la sangler trop fortement; de ne pas la charger trop, et de ne jamais laisser tomber tout d'un coup sur son dos le fardeau qu'elle doit porter. On évitera les sauts, le galop forcé, et en général tout mouvement trop violent.

2° Si c'est une jument de trait, on évitera, s'il est possible, de l'atteler à la flèche, surtout pendant les derniers mois de la gestation, parce qu'elle serait exposée à recevoir des coups dangereux au ventre, soit en retenant à la descente, soit en reculant.

3° On tiendra la main à ce que les domestiques soignent les juments portantes avec la plus grande douceur, à ce qu'ils ne les fassent jamais avancer trop subitement lorsqu'elles sont attelées, et à ce qu'ils évitent en général tout ce qui peut les effrayer ou leur faire faire des mouvements trop brusques.

4° On fera en sorte qu'à l'écurie elles aient suffisamment de place pour n'être jamais gênées par d'autres chevaux, ni à proximité de ceux qui sont vicieux ou qui donnent des coups de pieds.

5° Toutes ces précautions deviennent encore plus essentielles dans les derniers mois de la gestation. Il convient même de placer de bonne heure la jument portante dans un endroit où, séparée des autres chevaux, elle puisse rester détachée et se coucher sans être gênée en aucune façon.

Après avoir pris toutes les précautions nécessaires pour préserver les juments portantes des accidents auxquels leur état les rend sujettes, ceux qui s'occupent de l'éducation des chevaux devront encore diriger leur attention sur d'autres soins également nécessaires, et surtout considérer :

6° Qu'une jument portante qui a besoin d'être nourrie, elle et son poulain, et que l'on fait travailler, doit recevoir une nourriture plus abondante que d'autres chevaux. On doit donc, en proportion de sa taille et des travaux qu'on en exige, lui donner une addition de fourrage suffisante pour l'entretenir en bon état, sans cependant l'engraisser, car les juments trop grasses ne produisent ordinairement que des poulains faibles, qui réussissent d'autant plus difficilement que le lait de ces juments est souvent malsain.

7° On doit éviter également de leur donner trop à manger, de peur des indigestions assez fréquentes chez les animaux portants et qui travaillent : vu qu'ils ont alors un fort grand appétit. — Il faut donc donner à manger aux juments portantes fréquemment, par petites portions et à des heures réglées ; la digestion s'en fera beaucoup plus facilement.

8° Il n'est pas moins essentiel de leur donner une nourriture saine et appropriée à leur état.

Parmi les nourritures sèches, les plus saines sont le foin bien conditionné et de bonne odeur, la paille d'orge, d'avoine, de seigle et de froment, l'orge et l'avoine.

La meilleure nourriture verte est celle que la jument peut aller chercher elle-même dans les pâturages élevés, qui ne sont ni marécageux ni trop couverts de mousse ; à l'écurie, on ne peut rien leur donner de mieux que l'herbe douce et fraîche.

Lorsqu'on est obligé d'avoir recours aux herbes artificielles, celles qui peuvent le mieux remplacer le foin ordinaire sont l'esparcette ou l'avoine semée avec les vesces (poisettes) pour donner en vert. Mais il faut avoir la précaution, nécessaire au reste avec tous les fourrages verts, de ne pas les faucher trop tôt ; de les donner frais, d'éviter qu'ils ne s'échauffent en restant trop longtemps en tas, et de n'en donner que peu à la fois. Il est aussi très-convenable de donner un peu de paille d'avoine aux animaux que l'on nourrit au vert. On peut même hacher grossièrement cette paille pour la mêler avec les herbes.

Les nourritures nuisibles dans l'état de gestation sont

celles qui sont échauffantes et mettent le sang trop en mouvement, telles que le seigle et les fèves ; de plus celles qui sont venteuses, telles que le trèfle rouge, surtout lorsqu'il a été fauché avant la fleur et même lorsqu'il est sec, si on ne le donnait pas avec précaution ; enfin toutes les substances même les plus nourrissantes, qui amollissent les muscles, font gonfler le ventre et relâchent les intestins, comme les pommes de terre, le marc des substances oléagineuses, les lies, les résidus des distillations, etc. ; toutes choses qui disposent à l'avortement. Mais de toutes les nourritures, les plus nuisibles sont celles qui, sans être mauvaises de leur nature, seraient avariées ou porteraient un principe de corruption de quelque nature qu'elles puissent être, comme par exemple le foin, l'avoine et la paille moisis ou en poussière, l'eau corrompue, l'herbe des pâturages marécageux : il est également malsain pour les juments de les faire paître trop tard en automne, ce qui les oblige à manger de l'herbe déjà flétrie par les frimats, ou du seigle gelé, objets qui ne sont plus propres à la nutrition, etc.

Non-seulement ces mauvaises espèces de nourriture occasionnent souvent l'avortement et font naître des poulains malsains, mais elles sont encore la cause du plus grand nombre des maladies des bestiaux.

9° Les juments portantes et celles qui nourrissent, boivent plus que les autres chevaux, surtout avec la nourriture sèche.

Il faut non-seulement leur procurer de la bonne eau claire et fraîche, mais encore empêcher soigneusement qu'elles ne boivent quand elles ont chaud.

10° Une règle essentielle, c'est d'éviter tout passage subit d'un genre de vie à un autre ; par exemple, on ne doit

pas laisser dans un repos subit et complet les juments ac-
coutumées au travail : l'exercice modéré au grand air est
nécessaire à la conservation de la santé de tous les animaux; le repos excessif nuirait ici sous plus d'un rapport.
— On aurait tort de donner trop de grain à la fois à des
juments qui auraient été maigrement entretenues. — Il
convient de les faire passer par degrés du sec au vert, et
vice-versâ.

11° Rien ne contribue plus que la propreté à faire prospérer les animaux : lorsqu'on laisse le bétail dans le fumier, c'est toujours une preuve que l'établissement est mal
tenu.

12° L'écurie doit être claire, sèche et bien aérée, ni trop
chaude ni trop froide, et à l'abri des courants d'air. Les
écuries humides, obscures et remplies de vapeurs rendent
les animaux lâches et paresseux, leurs yeux et leurs poumons s'y affaiblissent, et bien d'autres maladies peuvent
procéder de la même cause.

Un bon économe, qui entend bien ses intérêts, aura autant de soin d'entretenir l'ordre, la propreté et tous les
arrangements sanitaires dans ses écuries que dans sa propre maison.

13° Lorsque l'on a calculé que le temps où la jument
doit mettre bas n'est pas éloigné, on agrandira la place
qu'on lui destine; on lui fera une bonne litière ; on la
laissera sans être attachée, afin qu'elle puisse choisir la
place qu'elle trouve la plus commode ; si elle a encore ses
fers on la fera déferrer.

Ce sera le moment de la surveiller et de se tenir prêt à
lui procurer les secours que l'extraction du poulain pourrait exiger.

DU PART ET DES SOINS QU'IL EXIGE.

Lorsque la jument a porté son poulain onze mois, elle met ordinairement bas ; il en est cependant plusieurs qui les portent plus longtemps ; quelques-unes vont même jusqu'au douzième mois, et, dans ces cas, les poulains n'en sont que plus forts. Mais lorsque le part a lieu avant le onzième mois, le fruit n'est pas parvenu à sa maturité. S'il conserve la vie, il restera toujours faible, à moins que la mère ne soit une très-bonne nourrice.

Lorsqu'un poulain né avant terme meurt au moment de sa naissance, ou même avant que de naître, on dit que la jument a avorté.

Ces accidents sont beaucoup moins fréquents chez les cultivateurs qui ont bien choisi leurs juments poulinières et leur ont donné tous les soins nécessaires pendant le temps de la gestation. Les signes auxquels on reconnaît que le moment de pouliner approche, sont les suivants : le ventre descend, les flancs et la région lombaire s'affaissent un peu, de telle sorte que le sacrum et le coxal font saillie plus qu'à l'ordinaire ; les veines de lait sous le ventre et les mamelles se gonflent ; ils n'est même pas rare qu'il en sorte du lait ; peu de temps avant l'accouchement la vulve se gonfle, se colore et sécrète davantage de matières gluantes ; la jument devient inquiète, trépigne et se jette de côté et d'autre dans sa loge, se couche et se relève fréquemment ; fiente souvent et se met souvent aussi en position d'uriner ; commence à transpirer et finit par mettre au monde son poulain après quelques maux violents, la plupart du temps étant couchée. — Tel est le cours de l'accouchement naturel, qui se termine ordinairement dans une demi-heure.

Il y a peu d'animaux dont le part soit aussi facile que celui du cheval ; les secours qu'on leur donnerait à contretemps n'en seraient que plus nuisibles.

S'il arrivait qu'une jument eût ses maux un peu plus longtemps qu'à l'ordinaire, il ne faudrait pas pour cela avoir incontinent recours aux moyens violents, surtout lorsqu'il s'agit d'un premier accouchement, qui demande plutôt de la patience que de la précipitation dans les secours. — Les cas où ces secours deviennent nécessaires sont les suivants :

1° Lorsque la jument n'a pas les forces nécessaires pour l'accouchement, ayant été affaiblie par le manque de nourriture, par des maladies, par un défaut de soins, par de mauvais fourrages, ou de toute autre manière. — Dans ces cas, les contractions de la matrice ne sont pas assez fortes pour expulser le fruit ; les maux sont trop faibles et trop éloignés ; la jument s'en trouve d'abord épuisée et sue plus abondamment que si elle avait les forces naturelles. En explorant les parties génitales internes, on trouve qu'elles n'ont pas le degré de chaleur ordinaire ; l'orifice de la matrice est ouvert ; les poches des eaux sont peut-être déjà rompues ; le poulain est dans une position naturelle ; tous ces signes prouvent que l'accouchement n'est retardé que par le manque de forces.

2° Lorsque ce sont des crampes qui retardent l'accouchement. On suppose que ce cas a lieu lorsque les maux se suivent avec rapidité, durent longtemps et que l'accouchement n'avance pas dans l'espace d'une demi-heure, quoique l'on soit assuré qu'il est à son terme ; de même lorsque la jument montre beaucoup d'inquiétude et que l'orifice de la matrice se referme spasmodiquement.

3° Lorsque l'accouchement est retardé par des flatuosités. — Dans ce cas, le ventre est plus ou moins tendu, il rend un son creux lorsqu'on le frappe, et ces flatuosités occasionnent souvent des borborygmes ; la respiration est gènée ; les maux ont de la peine à se prononcer, et la jument se trouve embarrassée dans tous ses mouvements.— On présume à plus forte raison que ce cas a lieu lorsque la jument a mangé beaucoup de fourrage venteux.

4° Lorsque le poulain est mal tourné, lorsqu'il est trop gros, qu'il est mort et que les seules forces de la mère ne suffisent pas pour le mettre au monde ; ce que l'on reconnaît par *l'exploration*, que l'on appelle aussi le *toucher*, à laquelle on a recours lorsque les poches des eaux sont rompues ou qu'elles pendent en dehors de la vulve, sans que les maux les fassent sortir davantage.

Quel est le genre de secours qui convient dans ces différents cas ?

Dans le premier, c'est-à-dire lorsque la faiblesse est la cause du retard de l'accouchement, on doit employer des remèdes fortifiants, tant pour relever les forces du corps en général que pour exciter l'action des organes de la génération.

Voici les remèdes indiqués par la circonstance :

Prenez demi-pot de bon vin blanc ou rouge, ajoutez-y demi-once de cannelle ou de gingembre réduit en poudre fine. On en donne le tiers de quart d'heure en quart d'heure, après avoir bien agité la bouteille. — A défaut de vin on peut prendre de la bonne bière, que l'on mêle également avec de la cannelle ou du gingembre après l'avoir chauffée, mais il est essentiel qu'elle ne soit pas aigre.

Un autre remède qu'on peut employer avec succès est celui-ci :

On verse un pot d'eau bouillante sur une poignée de fleurs de camomille et autant de menthe crépue ou poivrée, dans un pot que l'on met bien couvert sur un petit feu, pour le faire infuser pendant un quart d'heure ; on passe le liquide par un linge pendant qu'il est encore tiède, et l'on en fait avaler le tiers à l'animal de quart d'heure en quart d'heure.

Dans le second cas, lorsque ce sont des crampes qui retardent l'accouchement, le dernier remède que nous venons d'indiquer est également utile ; on peut le rendre encore plus actif en ajoutant à la colature un quart d'once de teinture de castor.

Dans le troisième cas, qui est celui où l'on a les flatuosités à combattre, l'infusion de camomille et de menthe est encore d'une grande utilité, mais il convient d'ajouter à chaque dose un quart d'once de poudre d'anis ou de fenouil.

Il convient dans tous ces cas, après avoir débarrassé le rectum des matières stercorales dont il pouvait être chargé, de donner souvent des lavements avec l'infusion de camomille, à laquelle on ajoute de l'huile de lin ; de bouchonner souvent la jument, de lui faire une bonne litière, et d'empêcher autant que possible qu'elle ne se roule et ne se jette tout d'un coup par terre.

Lorsque l'on a eu recours à tous ces moyens, suivant les différents cas, sans que l'accouchement ait eu lieu, et que l'on est certain que la jument a de bons maux, de même que dans le quatrième cas, qui est celui où les poches des eaux sont rompues ou pendent en dehors de la vulve sans que de bons maux les fassent sortir davantage, on doit supposer que des secours plus actifs sont nécessaires. —

La personne qui veut examiner la chose de plus près et donner du secours doit mettre ses bras à nu, se couper les ongles, s'engraisser les mains avec de l'huile et introduire lentement un de ses bras dans les parties génitales de l'animal. Si l'on sent alors que l'orifice de la matrice n'est pas encore dilaté, il serait très-dangereux de chercher à l'ouvrir de force avec la main ; car de deux choses l'une : ou l'animal n'a encore que de fausses douleurs et l'accouchement est plus éloigné qu'on ne l'avait supposé, ou bien ce sont des crampes qui ferment l'orifice de la matrice.

Dans l'un et l'autre de ces cas, il faut attendre l'effet des remèdes que nous venons d'indiquer, et l'on doit abandonner la jument à la nature jusqu'à ce que l'orifice de la matrice s'ouvre de lui-même.

Lorsque cette dilatation a eu lieu, et après que les poches des eaux ont passé de la matrice dans le vagin, il ne faut pas trop se hâter de les rompre, parce que cela pourrait rendre l'accouchement plus difficile, et que d'ailleurs tant qu'elles ne sont pas rompues on peut espérer qu'il aura lieu naturellement. Il ne faut donc penser à rompre les poches qu'après que les maux auront déjà duré longtemps, et que les remèdes dont nous avons parlé auront été administrés infructueusement ; ce qui fera supposer que le poulain est dans une mauvaise position.

Lorsque les poches des eaux sont rompues, on examine soigneusement si le poulain est dans une bonne position, savoir si la tête se présente sur les pieds de devant étendus en avant, le nez tourné contre l'orifice de la matrice. — Toute position qui dévie de celle-là est mauvaise, et le premier soin de l'accoucheur doit être de la changer et de la rendre naturelle.

Il y a une assez grande variété de fausses positions : telles, par exemple, que celles où la tête est tournée en arrière, sur un des côtés, ou repliée sous le ventre ; les pieds de devant peuvent être pliés sous le ventre, ou se trouver placés sur la tête ; le poulain peut aussi être couché sur le dos ou sur le côté, ou se trouver encore dans plusieurs autres positions défectueuses. — Le genre de manipulation doit varier suivant ces différentes circonstances.

Nous nous bornerons aux observations suivantes :

Il est souvent nécessaire de repousser le fruit en arrière, afin de gagner la place suffisante pour le remettre dans une position naturelle ; mais cette opération doit se faire avec beaucoup de précaution pour ne pas blesser la matrice. — Lorsque les pieds de devant se trouvent sous le ventre ou sur la tête, on les ramène l'un après l'autre dans la bonne position ; et lorsque cela est nécessaire, on peut les y maintenir avec des lacs. — Lorsque la tête étant mal placée, le poulain est encore trop en arrière pour que l'on puisse en saisir la bouche, on met des lacs aux pieds de devant pour que des aides puissent tirer le fruit en avant jusqu'à ce que la tête se trouve à portée. — Lorsque le poulain est tourné sur son dos, cette position donne ordinairement lieu à un accouchement très-difficile. Dans ce cas, on passe une couverture sous le ventre de la jument pour le resserrer du côté du dos : ce qui favorise la sortie du fruit, laquelle s'opère souvent plus facilement lorsque la jument est debout. — Il y a des cas où le poulain est complétement mal tourné ; c'est lorsqu'il présente sa partie postérieure : lorsqu'alors les pieds de derrière s'avancent sans être repliés, l'accouchement peut s'opérer sans trop de peine ; mais si les pieds ne se présentaient pas, il faudrait alors les amener dans cette position. — Le poulain étant ainsi remis dans une bonne position, l'accouchement se termine le plus souvent de lui-même; mais si la jument se trouvait affaiblie, on pourrait l'aider.

Il y a cependant quelques cas particuliers qui exigent l'emploi de forces assez considérables pour opérer l'extraction du poulain : tels sont ceux où il serait mort, ou bien trop gros, comme aussi lorsque la mère est très-faible. On introduit alors les lacs, s'il est possible, autour du genou, ou, quand le poulain est tourné en arrière, près des jarrets; on lubrifie le passage avec de l'huile de lin, et pendant que l'accoucheur tire avec les mains et cherche à conserver la bonne direction, ses aides le secondent avec les liens qui ont été passés dans cette intention. — Mais dans les cas où le poulain mal tourné se trouve tellement enclavé dans le bassin qu'il est impossible, soit de le repousser en arrière, soit de replacer convenablement les parties de son corps dont la position s'oppose à l'accouchement, il faut alors les couper et en faire l'extraction séparément.—Dans des cas aussi difficiles, le propriétaire fera bien d'appeler un médecin vétérinaire, car les circonstances peuvent se compliquer de manière à exiger une connaissance approfondie de la chose. Nous n'avons fait ici qu'indiquer les cas les plus fréquents, pour mettre le propriétaire en état de les reconnaître et lui faire éviter les erreurs où il pourrait tomber.

Il arrive trop souvent que des animaux perdent la vie en mettant bas par la faute d'opérateurs ignorants qui, pour se faire valoir, s'empressent de donner avec rudesse des secours déplacés, tandis qu'il suffirait, la plupart du temps, des remèdes que nous avons indiqués pour les trois premiers cas.

Il arrive assez fréquemment que la sortie de l'arrière-faix est retardée : en ce cas, il faut bien se garder de le tirer dehors par force : ce qui pourrait occasionner une inflammation de matrice ou d'autres accidents fâcheux. — La seule chose qu'il convienne de faire, c'est de suspendre un poids léger au cordon ombilical, et de donner intérieurement à l'animal des remèdes fortifiants, par exemple, de la bière chaude ou du vin rouge avec de la cannelle ou un quart d'once de noix de muscade : avec ces précautions, il ne peut guère arriver d'accidents, lors même que le placenta resterait quelques jours dans la matrice.

Heureusement, les chevaux sont de tous les animaux domestiques les moins sujets aux accidents occasionnés par des accouchements difficiles.

Cependant ce que nous venons de dire à cet égard des juments, est applicable en grande partie aux vaches et aux brebis.

DES SOINS QUE L'ON DOIT AVOIR POUR LA JUMENT APRÈS QU'ELLE A MIS BAS, ET DE CEUX QU'EXIGE LE POULAIN JUSQU'AU SEVRAGE.

Jusqu'ici c'est la mère seulement qui réclamait des soins : son fruit doit actuellement les partager avec elle.

Pour que le poulain puisse prospérer, il faut que la nourriture de la jument soit saine et suffisante ; autrement on ferait tarir la seule source d'où le poulain puisse tirer la sienne, et il dépérirait immanquablement.

La nourriture à laquelle la mère est le plus accoutumée est celle qui lui conviendra le mieux ; il ne faut donc pas en changer l'espèce. — La plus salutaire dans ce cas-ci, comme en tout temps, sera toujours la plus appropriée à sa nature, savoir : de bon foin, de belle paille, de bonne eau claire, et des rations d'orge et d'avoine proportionnées à l'état de son corps et de ses forces.

Ce n'est qu'autant que la jument serait faible ou manquerait de lait, que l'on pourra lui donner de l'eau blanchie avec de l'orge ou de l'avoine concassée. — Une
précaution très-essentielle, c'est de donner à manger souvent, mais peu à la fois. — Il n'est pas rare de voir des
juments qui mangent peu avant l'accouchement, n'en être
que plus affamées ensuite, soit à cause de la fatigue qu'elles
ont éprouvée, ou du vide qu'elles ressentent dans le ventre ; ce qui fait qu'elles sont disposées à se surcharger
l'estomac. Toutes les autres règles que nous avons données sur la manière de nourrir les juments portantes
trouvent encore ici leur application.

Après que la jument a léché son poulain, ce qu'elle fera
d'autant plus volontiers qu'on l'aura frotté d'un peu de
sel, on l'approchera de ses mamelles. Il y a des juments,
surtout parmi les jeunes qui ont pouliné pour la première
fois, qui refusent de se laisser teter : dans ce cas, il faut
chercher soigneusement ce qui peut en être la cause.—Si
les mamelles sont trop pleines de lait, ce qui occasionne
une tension douloureuse, après avoir essayé sans succès
de faire teter le poulain, on peut y remédier en trayant la
mère très-doucement. — Si les mamelles sont enflées et
chaudes au toucher, on prendra quelques poignées de
fleurs de camomille, de fleur de sureau et de graine de
lin concassée ; on versera dessus quelques bouteilles
d'eau bouillante, et l'on fera fréquemment des fomentations tièdes sur les mamelles, qu'il conviendra de parfumer
auparavant avec la vapeur de cette infusion.

Si la jument est trop chatouilleuse et refuse par cette
raison de se laisser teter, on tâchera de l'y accoutumer

en la caressant et en la trayant doucement: si cela ne
réussit pas, il faudra avoir recours à d'autres moyens. On
lui appliquera les morailles, et après avoir pris les précautions nécessaires pour que le poulain ne puisse pas recevoir de coups, on l'approchera à plusieurs fois réitérées des
mamelles. De cette façon, on ne manque guère de vaincre
peu à peu la résistance des juments les plus opiniâtres.—
On peut prévenir cet accident, toujours fâcheux pour le
poulain, en touchant souvent les mamelles avec la main
avant l'accouchement pour les rendre moins sensibles au
chatouillement.

Lorsque les poulains naissent dans l'arrière-saison, on
les laisse les premiers jours à l'écurie avec la mère ; mais
ensuite, dès que le temps le permet, il faut les laisser courir librement l'un et l'autre au grand air. — Rien n'est
plus propre à les fortifier et à leur faire du bien.

Si la jument met bas au pâturage, on peut l'y laisser
tout de suite, à moins qu'il ne soit trop éloigné ; dans ce
cas, on la nourrira au vert à l'écurie, jusqu'à ce que le poulain ait acquis suffisamment de force pour suivre sa mère.

Autant que les circonstances le permettront, on mettra
la jument sur un pâturage élevé, sec, mais qui ne soit pas
trop maigre. Lors même que cela ne pourrait avoir lieu
que quelques heures par jour, cela ferait toujours beaucoup de bien à la mère, et rendrait son lait plus nourrissant et plus profitable pour le poulain.—Tout changement
brusque de nourriture sera soigneusement évité ; mais
surtout il faut se garder de faire succéder subitement au
fourrage d'hiver un pâturage trop abondant. — L'expérience apprend que la surabondance d'un lait trop gras
peut, dans ces cas-là, causer aux poulains, non-seulement
des indigestions, mais pour la suite des maladies, telles

que la roideur des membres, la fourbure, l'inflammation des poumons, etc. — Lorsqu'on nourrit les juments à l'écurie pour les faire travailler pendant l'allaitement, il faut, pour que le poulain ne soit pas en souffrance, donner à la mère en abondance de bon foin, de l'herbe fraîche, et y ajouter des rations d'orge ou d'avoine, à proportion du travail qu'on en exige.

Les poulains souffrent souvent de la constipation peu de temps après leur naissance, surtout lorsqu'ils n'ont pas eu le premier lait de la mère, qui est légèrement purgatif. On y remédie facilement en débarrassant le rectum de la fiente durcie, à laquelle on a donné le nom de méconium, par des lavements d'huile et d'eau tiède, et, dans les cas urgents, en faisant avaler quelques cuillerées à soupe d'huile d'olive ou de lin avec du thé de camomille. — Après que les nouveau-nés ont évacué cette première fiente durcie, ils ont ordinairement un peu de diarrhée : ce qui est un bénéfice de la nature, et au moyen duquel les intestins se débarrassent des matières accumulées pendant le séjour des petits dans le ventre de la mère. — Les poulains deviennent alors plus vifs et plus gais, et l'on doit bien se garder d'arrêter cette diarrhée par des remèdes astringents. Cependant elle n'a pas toujours le même caractère de bénignité : elle peut durer longtemps, devenir aqueuse et puante, et affaiblir considérablement les jeunes animaux, qui perdent alors leur vivacité, maigrissent, deviennent mous; leurs oreilles et leurs pieds sont froids au toucher, leur poil se hérisse, et le mal peut devenir dangereux, si l'on néglige d'y porter remède. — Cette sorte de diarrhée est ordinairement la suite de quelque défaut du lait, et il faut tâcher de le découvrir et de le combattre.

Lorsqu'on a reconnu que le lait est trop gras, ce qui peut arriver quand la jument paît sur un pâturage trop abondant, ou qu'elle est trop bien nourrie d'une autre manière, il faut la mettre à un régime amaigrissant et lui donner de préférence de la paille de seigle. — Mais il arrive bien plus souvent que la mauvaise qualité du lait provient d'une mauvaise nourriture, telle que de l'avoine échauffée, du foin ou de la paille en poussière, des pâturages marécageux dont les herbages sont chargés d'acidité, de la mauvaise eau, etc. En général, les aliments que nous avons désignés comme nuisibles peuvent agir comme cause de cette maladie : ce sont ces causes qu'il faut s'attacher à éloigner, et lorsqu'on y parvient, la diarrhée cesse ordinairement d'elle-même.

Il faut, autant que possible, éviter de faire travailler la jument pendant quatre semaines après qu'elle a mis bas ; ce temps de repos une fois passé, on doit observer les règles suivantes par rapport au poulain :

1° Lorsqu'aucune circonstance particulière ne s'y oppose, le poulain doit accompagner sa mère pendant son travail, lors même que cela le fatiguerait un peu. L'exercice au grand air, et même l'usage modéré qu'il fait de ses orces ne peuvent que lui faire du bien.

2° S'il reste à l'écurie, on doit le laisser approcher de sa mère au moins quatre ou cinq fois par jour, car il ne peut en être séparé longtemps sans inconvénients. Ils sont constamment tourmentés l'un et l'autre par l'envie de se rapprocher. La jument est inquiète, mange peu ; les mamelles se surchargent d'un lait qui devient aqueux et fade : ce qui, joint à l'inquiétude du poulain, l'empêche de prospérer.

3° Pendant l'absence de la mère, on doit mettre le pou-

lain dans l'endroit de l'écurie où il sera le plus au large.
— Rien n'est plus nuisible à la santé de ces jeunes animaux, que de les laisser longtemps renfermés dans des écuries étroites et obscures.

4° Lorsque la mère revient au logis, échauffée de son travail, il ne faut pas laisser teter le poulain avant qu'elle se soit reposée et rafraîchie.

Combien de temps doit durer l'allaitement?

Dans les haras sauvages, où le cheval est complétement abandonné à son instinct, on remarque que les cavales laissent ordinairement teter leurs poulains jusqu'à la formation complète des douze dents incisives avec lesquelles ils peuvent prendre leur nourriture : ce qui a ordinairement lieu entre le septième et le huitième mois. — Ceci ne fait pas règle pour les poulains qu'on élève à l'écurie et qui ne sont pas obligés de chercher leur nourriture, qu'on leur donne même en bonne partie hachée. — Pour déterminer le moment du sevrage, il faut donc essentiellement faire attention à l'état de la mère. Lorsqu'elle est de nouveau portante, on ne peut le différer longtemps sans la trop affaiblir, elle et son nouveau fruit.

Il faut cependant qu'un poulain soit nourri pendant quatre mois au moins du lait de sa mère pour que sa croissance ne soit pas retardée.

Il sera encore nécessaire de remplacer le lait par une nourriture aussi bonne que possible, et même quelquefois de mettre un peu d'orge concassée dans la boisson.

Lorsqu'on pourra les laisser teter six ou sept mois, leur développement n'en ira que mieux. Ceux qui sont faibles s'en trouveront particulièrement bien.

DES SOINS QU'EXIGENT LES POULAINS APRÈS LE SEVRAGE ET PENDANT LE PREMIER HIVER.

Comme les cultivateurs font saillir leurs juments pendant les mois de mars, avril, mai et juin, époque à laquelle les étalons royaux sont répartis dans leurs stations, la plupart des poulains naissent dans les mois de février, mars, avril et mai : c'est donc dans les mois de juillet, août et septembre qu'il convient le mieux de les sevrer. — S'ils se trouvent à cette époque au pâturage, il faut les ôter de là pour les mettre dans une écurie à part ; car si l'on voulait les séparer de leurs mères sur le pâturage même, ils seraient trop tourmentés par l'envie de s'en rapprocher ; ils ne cesseraient de courir çà et là, mangeraient peu et par conséquent dépériraient.

C'est donc à l'écurie qu'il sera le plus facile de les accoutumer à se passer du lait de leur mère.

Voici comment il faut s'y prendre : on les laisse courir librement dans de grandes écuries sans les attacher. On leur donne pour nourriture de bonne herbe, de la paille de seigle, d'orge et d'avoine coupée très-fine, de bon vieux foin, et un peu d'avoine ou d'orge concassée. — Les carottes jaunes sont très-bonnes à donner à cette époque aux poulains en sus de l'orge ou de l'avoine. C'est une nourriture très-saine, qui leur profite beaucoup, et que les chevaux de tout âge prennent avec plaisir. Les sucs nourriciers qui en résultent sont doux, peu échauffants et la nourriture sèche qu'on y joint en devient plus salutaire. — C'est d'ailleurs un très-bon moyen de ménager insensiblement le passage du vert au sec. — Les carottes offrent encore un remède contre les vers et un préservatif contre la gourme maligne.

Cette espèce de nourriture convient également beaucoup aux juments qui manquent de lait ; dans différentes maladies inflammatoires, et surtout pour corriger certains vices des humeurs. On devrait en cultiver dans tous les établissements agricoles au moins la quantité nécessaire pour remplir ce but ; ce qui serait d'autant plus facile que les carottes sont d'un grand rapport et réussissent presque toujours lorsqu'elles reçoivent la culture qui leur convient.

La drèche offre à peu près les mêmes avantages que les carottes : la germination développe dans les grains beaucoup de matière sucrée, et la digestion en est d'autant plus facile que cette plante rentre dans la classe des végétaux verts. — L'expérience a démontré que l'on peut en donner avec succès une petite portion aux poulains que l'on veut sevrer.

Cependant, par la raison même que les carottes et la drèche offrent une nourriture très-riche, on ne doit en faire usage qu'aussi longtemps que cela est nécessaire, pour rendre moins sensible la transition du vert au sec, c'est-à-dire pour donner le temps aux organes digestifs, encore faibles et délicats, de s'accoutumer à une nourriture plus solide, et aux vaisseaux sanguins de se prêter à la circulation d'un sang devenu plus inflammable : ce n'est qu'avec cette restriction que l'usage de ce genre de nourriture sera utile sans entraîner d'ailleurs aucun danger. — Lorsque les poulains y sont accoutumés, on aurait tort de les remettre tout à fait au vert ou au pâturage pendant le premier été ; il n'y aura cependant pas d'inconvénients à les faire paître au milieu de la journée par un temps sec, sur des places un peu élevées et bien fournies d'herbes, pourvu qu'elles ne soient pas trop loin de l'écurie.

Il n'est pas possible de fixer par des règles la quantité de nourriture que l'on doit donner aux poulains ; les uns réussissent avec peu, tandis qu'il en faut beaucoup à d'autres. — On doit les nourrir de manière qu'ils soient toujours entretenus en bon état. La quantité de grain dont ils ont besoin peut être fixée à environ trois livres par jour.

Les poulains croissent beaucoup plus la première année que les suivantes, et s'ils manquent alors d'une nourriture suffisante, ils sont retardés pour le reste de leur vie.

L'idée assez généralement répandue que l'avoine dispose les poulains à la cécité, ou leur est nuisible sous d'autres rapports, n'est certainement qu'un préjugé. L'expérience prouve au contraire que c'est à cet âge que l'avoine est le plus nécessaire, qu'elle favorise l'accroissement des poulains, qu'ils en deviennent plus vifs et plus forts, et sont beaucoup moins tourmentés des vers et exposés à d'autres maladies, que lorsqu'ils en sont privés ; mais on doit les y accoutumer insensiblement pendant qu'ils tettent et qu'ils sont encore au pâturage, en la mêlant au commencement avec d'autres substances de facile digestion, et toujours avec beaucoup de paille hachée, laquelle ne sert pas seulement à faciliter la mastication de l'avoine et à empêcher que les poulains ne l'avalent trop promptement, mais offre encore à ces animaux une nourriture plus saine et plus facile à digérer que la paille entière. Cette espèce de nourriture présente encore l'avantage de pouvoir mêler plus facilement les différentes sortes de paille.

Rien ne contribue autant à faire croître et prospérer les animaux domestiques quelconques, que de leur donner leur nourriture à des heures réglées : pendant qu'ils sont jeunes, il faut la leur donner plus souvent et en plus petite quantité, parce qu'ils digèrent promptement et que leur estomac demande à être toujours occupé sans être surchargé.

Si l'on observe la règle suivante pour la distribution de la nourriture des poulains, on en remarquera bientôt les bons effets. On leur donnera le matin une ration d'avoine avec de la paille hachée menu, et ensuite du foin; après quoi on les laissera courir librement au grand air pendant une heure : à dix heures on leur donnera une ration d'avoine : à midi du foin ou de la paille, et après qu'ils auront bu, on les remettra en liberté au grand air : à quatre heures, on leur donnera une nouvelle portion d'avoine, et une heure après du foin et de la paille.

Plusieurs personnes croient qu'il vaut mieux nourrir les poulains au vert qu'au sec; mais l'expérience a prouvé le contraire.

Il faut plus de temps pour mâcher le fourrage sec, qui par cette raison se mêle mieux avec la salive : cela facilite la digestion et la sécrétion d'un chyle fortifiant, et il en résulte que les chairs de l'animal deviennent plus fermes, qu'il ne prend pas du ventre, que ses intestins ne se relâchent pas, et qu'il a moins de disposition à transpirer que s'il était au vert.

Il est essentiel qu'il y ait dans l'écurie des poulains un bassin garni d'un couvercle, toujours rempli d'eau fraîche, afin qu'ils puissent en boire quand ils ont soif; mais ce bassin devra rester fermé pendant une heure après qu'ils seront rentrés à l'écurie, pour qu'ils ne boivent pas ayant chaud.

Il n'est pas nécessaire de panser et d'étriller les poulains aussi régulièrement que les vieux chevaux, mais la propreté est toujours nécessaire pour les faire prospérer.

Une bonne litière chaude doit remplacer pour eux l'étrille
et la brosse, et il est toujours bon de les bouchonner quelquefois.

C'est déjà le moment de faire attention à leurs pieds :
on doit les examiner de temps en temps, et s'il se trouve
que la corne soit trop longue, qu'elle croisse inégalement
ou de travers, il faut la couper plus courte, la rendre égale
et uniforme : faute de quoi, dans un âge où les os des
articulations sont encore tendres et susceptibles de prendre
telle ou telle forme, les pieds pourraient facilement se
courber peu à peu.

Au reste, il faut prendre garde de trop évider la sole,
et de trop raccourcir la pince : ce qui nuirait aux pieds
d'un jeune cheval, aussi bien qu'à ceux d'un vieux.

DES SOINS QU'EXIGENT LES POULAINS LE SECOND ÉTÉ.

Lorsque les poulains ont teté leur mère pendant six
mois et passé l'hiver, le temps approche où l'on doit les
mettre pour la seconde fois au pâturage ; ce qui est sans
contredit un des meilleurs moyens de faire prospérer le
bétail : aucune manière de nourrir à l'écurie ne peut le
remplacer avantageusement.

Mais il faut que le pâturage soit dans un lieu élevé et
abondamment pourvu de bonne herbe et d'eau potable. —
Les pâturages marécageux et acides sont nuisibles pour
les jeunes comme pour vieilles bêtes.

Lorsque le local permet que les chevaux puissent se
baigner dans l'abreuvoir, c'est toujours un très-grand
avantage ; car il est dans la nature du cheval d'aimer le
bain, qui lui convient pour la propreté, pour endurcir sa
peau et en général pour fortifier sa santé.

Si l'abreuvoir se trouve à une certaine distance de l'écurie, une des précautions les plus essentielles est de n'y chasser les poulains que lentement, pour qu'ils n'y entrent pas ayant chaud ; comme aussi de ne les laisser se baigner le soir que de manière qu'ils puissent encore se sécher au grand air avant de rentrer à l'écurie.

Quant à l'époque du printemps la plus favorable pour mettre les poulains au pâturage, il est impossible de la désigner positivement : cela dépend du temps et de la nature du pâturage.

Toujours ne faut-il pas trop se presser : il convient d'attendre que l'humidité de l'hiver soit suffisamment évaporée. C'est par la même raison qu'il faut faire pâturer premièrement dans les lieux secs, et seulement ensuite dans ceux qui, situés plus bas, sont plus humides et moins exposés au soleil.

Une des règles principales dans l'éducation de toute espèce d'animaux étant d'éviter, autant que possible, toute transition subite dans la manière de les nourrir et de les soigner, il faudra, pour que le passage du sec au vert ne nuise pas aux poulains, ne les faire sortir d'abord qu'au milieu de la journée, et leur donner le reste du temps à l'écurie leur nourriture sèche accoutumée. On les laisse ensuite tous les jours un peu plus longtemps dehors, jusqu'à ce qu'ils soient tout à fait accoutumés au pâturage.

En automne, on les accoutumera de même par degrés à reprendre à l'écurie la nourriture sèche, lorsque la saison devient rude et que les gelées commencent. A cette époque, il faut les faire rentrer le soir à l'écurie avant la nuit tombante, et ne les sortir le matin qu'après que l'herbe a été complétement dégelée par les rayons du soleil.

Les nuits étant longues en automne et les pâturages n'offrant plus alors d'aussi bonne nourriture qu'au printemps, il ne convient pas d'y mettre les poulains complétement à jeûn : on leur donnera dans leur ratelier pendant la nuit une quantité convenable de foin et de paille, et on ne les mènera au pâturage qu'après les avoir abreuvés. — Ces précautions les préserveront de la gourme maligne et de plusieurs autres maladies.

Il nous reste encore à faire observer ici, qu'aussitôt que les poulains commencent à sentir leur sexe, il faut séparer les mâles d'avec les femelles de peur qu'ils ne s'énervent avant le temps.

Au reste, les petits propriétaires feront bien de faire châtrer leurs poulains mâles à l'âge d'un an. Non-seulement il est plus coûteux et plus pénible de les élever sans qu'ils soient hongrés, mais dans ce cas, ils sont ordinairement privés des deux choses qui contribuent le plus à leur prospérité : c'est-à-dire d'une écurie assez spacieuse pour qu'ils puissent y prendre librement de l'exercice, et d'un bon pâturage ; attendu que les lois défendent de les mettre avec l'autre bétail dans les pâturages communs. Ces privations produisent chez eux l'épaississement du cou, la roideur des membres et la disposition à plusieurs autres maladies. Il est même rare qu'ils deviennent de bons chevaux pour le travail et encore moins pour le haras.

Dans les lieux où il a été suffisamment pourvu par l'établissement de haras cantonaux à la propagation et au perfectionnement de la race des chevaux, le paysan n'a nul besoin de se livrer à la spéculation, toujours incertaine, d'élever des étalons. Il fera mieux de s'attacher uniquement à se procurer de bons chevaux de travail, et de préférence des juments dont l'éducation sera plus facile et le débit plus assuré.

DES SOINS QUI CONVIENNENT AUX POULAINS PARVENUS A LEUR SECOND HIVER.

C'est à l'âge d'un an et demi que les poulains doivent être hivernés pour la seconde fois.

Comme ils sont devenus plus grands et qu'ils continuent à croître rapidement, il faut nécessairement augmenter leur nourriture pour les entretenir en bon état, leur donner plus de gros fourrage et augmenter aussi leur ration d'avoine, sans aller cependant au delà de trois livres par jour, si la nourriture est bonne d'ailleurs, et que l'on augmente la ration de paille d'avoine, d'orge et de seigle hachée fin.

Lorsqu'on a des poulains d'âges différents, il faut les séparer, de peur que les plus gros ne mangent la nourriture des plus petits.

On continuera à surveiller l'état des pieds avec la plus grande attention, et on les fera parer lorsque cela sera nécessaire. — Pour tout le reste on les soignera comme pendant le premier hiver ; on ne se relâchera point sur la propreté ; on les tiendra au sec, dans une écurie bien éclairée où ils jouiront d'un air pur : on leur donnera une bonne litière et la place nécessaire pour se tourner librement sans être attachés ; enfin on observera tout ce qui a été dit plus haut sur la nourriture saine et réglée qui leur convient.

Nous dirons cependant encore ce qu'on ne peut trop répéter : que ni la bonne qualité ni la distribution bien entendue de la nourriture ne suffiraient pas pour maintenir les poulains en bonne santé, s'ils étaient privés de l'exercice au grand air ; s'ils respiraient les vapeurs fétides du fumier et de l'urine en fermentation, s'ils habitaient des écuries obscures et humides, si la saleté dont on les laisserait couverts s'opposait à la transpiration naturelle.

Ceux qui pourraient vivre et grandir dans cet état de choses, si contraire aux vues et aux indications de la nature, seraient en bien petit nombre et condamnés à rester toujours faibles et languissants.

DE LA MANIÈRE DE SOIGNER LES POULAINS LA TROISIÈME ANNÉE, ET COMMENT ON DOIT LES ACCOUTUMER AU TRAVAIL.

Quand les poulains ayant passé leur second hiver entrent par conséquent dans leur troisième année, la nature a besoin de déployer encore beaucoup de forces tant pour leur croissance que pour leur développement intérieur : ils commencent à perdre leurs premières dents ; leurs os deviennent insensiblement plus compactes et plus solides, et leur sexe se fait sentir avec plus de force : des soins réguliers, une nourriture abondante et saine, leur sont donc aussi nécessaires que jamais. — Rien de plus convenable non plus à cette époque de leur vie qu'un bon pâturage situé dans un lieu élevé. Il faudra le leur procurer, s'il est possible, en continuant à les soigner d'ailleurs comme les années précédentes. — En revanche, rien ne saurait leur nuire davantage que le travail qu'on exigerait d'eux, quelque facile et léger qu'il pût être. Leurs os sont encore tendres, leurs muscles et leurs tendons n'ont point encore la force de réaction nécessaire. — Les services qu'on en pourra tirer seront donc très-faibles, tandis que le dommage qu'on leur causera s'étendra sur leur vie entière. Cela les empêchera de grandir, leurs os prendront une direction vicieuse ; leur dos se courbera ; ils deviendront huchés sur le derrière, arqués sur le devant, faibles des pâturons et affectés de plusieurs autres défectuosités du même genre.

Lorsqu'on les retire du pâturage en automme pour les faire rentrer à l'écurie, il ne faut point encore les attacher. Aussi longtemps qu'un cheval croît, si l'on veut que ses membres se développent et se forment régulièrement, il ne doit être gêné ni dans sa position ni dans ses mouvements. — Les jeunes chevaux que l'on attache trop tôt, risquent beaucoup d'être mal placés sur leur devant. — Si le local trop resserré ne permet absolument pas de laisser les poulains libres, au moins faut-il les faire promener chaque jour hors de l'écurie.

C'est à l'époque de leur vie dont nous parlons qu'il faut s'appliquer à nettoyer et étriller régulièrement les poulains, et à bien laver et peigner tant la queue que la crinière. Un soin d'une autre espèce et non moins essentiel, c'est de leur lever et manier souvent les pieds. Lorsqu'ils seront accoutumés à se les laisser prendre facilement, on les frappera graduellement de coups de plus en plus forts pour qu'ils prennent l'habitude de se laisser ferrer sans résistance.

Lorsque les poulains ont atteint l'âge de trois ans, il est encore très-bon de les mettre au pâturage; mais lorsque cela ne peut s'arranger avec le genre particulier de l'exploitation agricole, il faut au moins les tenir pendant l'été sans être attachés à l'écurie, leur procurer souvent de l'exercice en plein air et les nourrir au vert.

C'est en automne, lorsqu'ils ont environ trois ans et demi, que l'on peut commencer avec beaucoup de ménagements et de précautions à les accoutumer insensiblement au travail, non pas encore dans le but de tirer quelque utilité de leurs services, mais seulement pour les rendre dispos et les préparei à ce qu'on exigera d'eux par la suite; afin que les efforts ne leur coûtent pas trop et qu'ils ne s'y refusent pas. — On commencera par leur mettre un bridon; ensuite on les accoutumera à laisser monter et descendre souvent un cavalier léger, qui les fera aller doucement au pas et au trot, et leur apprendra insensiblement à connaître la bride, ainsi qu'à obéir aux aides dont on se sert ordinairement pour les conduire. On mettra plus tard le harnais sur ceux que l'on destine au trait, et quand ils seront accoutumés à le porter, on leur fera tirer une charge légère en les attelant avec d'autres chevaux dociles et paisibles.

Lorsqu'ils sont parvenus à l'âge de quatre ans, après avoir été soignés et ménagés comme nous venons de le dire, on peut les considérer comme des chevaux de travail, sans perdre de vue qu'il faut encore des gradations pour les former aux travaux pénibles : ce n'est qu'à l'âge de cinq ans qu'un cheval ayant complétement fini sa crue, peut supporter la fatigue d'une manière suivie; mais aussi lorsqu'on les a ménagés jusqu'alors, ils se conservent en état de rendre de bons services jusque dans leur vieillesse. — C'est donc une règle importante de faire faire aux vieux chevaux les ouvrages les plus pénibles, et aux jeunes ceux qui le sont le moins.

MALADIES DES CHEVAUX.

—

————

NOTIONS PRÉLIMINAIRES.

DE LA SAIGNÉE.

L'art vétérinaire fait, comme la médecine humaine, un fréquent usage des saignées, tantôt pour diminuer la masse du sang, tantôt pour imprimer à ce fluide une nouvelle direction. On nomme saignées *évacuatives* celles qui ont pour but de diminuer la plénitude des vaisseaux sanguins, et *dérivatives* celles qui tendent à détourner le sang d'un point vers lequel il se porte avec trop de violence. Si c'est une saignée de la première espèce que l'on se propose de faire, il est à peu près indifférent d'ouvrir la veine dans telle ou telle partie du corps; si c'est, au contraire, une révulsion que l'on veut opérer, il faut choisir le point le plus éloigné de l'endroit menacé. Ainsi on saignera à la cuisse pour dégager le cerveau, à l'avant-main pour dégager les reins, etc.

Deux sortes d'instruments sont principalement en usage pour la saignée; ce sont la *flamme* et la *lancette* : la première s'emploie pour les grands animaux et la seconde pour les moutons, les porcs et les chiens. On se sert néanmoins quelquefois de la lancette pour ouvrir chez le bœuf ou chez le cheval des veines de petit calibre ou superficielles.

De la saignée chez le cheval. La saignée chez le cheval se pratique le plus ordinairement à la *jugulaire* ou à la *saphène*.

La première de ces veines rampe dans le fond de la gouttière qui longe de chaque côté le bord inférieur de l'encolure; sa direction est parallèle à celle de cette gouttière. Dans toute l'étendue de son trajet sur cette région, elle n'est recouverte que par la peau et par une couche de muscles extrêmement minces. Le sang, dans ce vaisseau, circule de haut en bas, c'est-à-dire de la tête vers la poitrine; il faut donc comprimer la jugulaire à la base de l'encolure pour y arrêter la circulation du sang, et faire gonfler la veine dans le but de la rendre plus saillante.

La veine saphène rampe de bas en haut au milieu de la face interne de la cuisse, où la minceur de la peau la rend très-apparente.

Pour ouvrir l'une des jugulaires, il faut d'abord, comme nous venons de le dire, forcer le sang à la dilater dans un point, au moyen d'une compression que l'on opère avec le doigt. Pour opérer cette compression, et en supposant que l'on veuille saigner la jugulaire gauche, l'on appuie l'un des doigts de la main droite sur la veine et l'on sent le fluide qui le frappe et le heurte, comme le dit Chabert, à chaque temps de l'action de l'autre main. La jugulaire étant bien reconnue, on saisit de la main gauche la flamme ouverte et l'on suit la jugulaire à sa sortie du poitrail en remontant et en chassant le sang jusqu'à 8 ou

10 centimètres au-dessous de la bifurcation de cette veine, ce qui la fait gonfler ; alors, en maintenant les doigts qui compriment encore plus ferme, à l'effet de contenir le sang et la veine, on approche la lame de la flamme, ayant soin que sa pointe ne touche pas la peau ; on prend de la main droite un bâton ou tout autre corps du même genre et l'on frappe un coup sec sur le dos de la lame. Il sort alors un jet de sang plus ou moins volumineux. Lorsqu'on croit en avoir tiré une assez grande quantité, on cesse la compression et le sang s'arrête. On passe alors une épingle à travers la peau, d'un côté à l'autre de l'ouverture, et on l'entortille avec un crin croisé en forme de 8.

La saignée à la jugulaire droite s'opère de la même manière ; seulement c'est la main droite qui tient la flamme et exerce la compression, tandis que c'est la gauche qui s'arme du bâton et donne le coup.

La saignée de la saphène se fait avec la flamme ou avec la lancette ; la première est préférable lorsqu'on saigne un peu haut ; mais, dans le cas contraire, il vaut mieux faire usage de la lancette, parce qu'alors la veine repose sur la face interne de l'os de la jambe. Pour opérer cette saignée, il faut lever le pied postérieur du côté opposé à celui où l'on doit opérer, en s'y prenant comme on le fait pour ferrer un cheval.

La saignée ordinaire du cheval est de 2 kilogr. à 2 kilogrammes 1/2, sauf les circonstances particulières.

De la saignée dans l'espèce bovine. Dans l'espèce bovine, on saigne ordinairement à la jugulaire et à la veine sous-cutanée abdominale.

La saignée à la jugulaire s'opère de la même manière et avec les mêmes instruments que chez le cheval ; seulement, au lieu de comprimer la veine avec le doigt pour la faire gonfler, il faut employer une petite corde qui entoure et étreint la base de l'encolure.

La veine sous-cutanée abdominale se trouve sur les parties latérales et inférieures du ventre où elle est très-sensible, surtout chez les vaches laitières. Pour la saignée, l'opérateur se place le long de l'épaule, le dos tourné du côté des parties antérieures de l'animal.

La quantité de sang que l'on peut tirer à une bête bovine est en moyenne de 4 kilogr. à 4 kilogr. 1/2.

De la saignée dans l'espèce ovine. On peut saigner le mouton sur différentes parties du corps, au front, au-dessus et au-dessous des yeux, à l'oreille, à la jugulaire, à la queue, etc. Mais la saignée à la veine angulaire est celle qui a été conseillée par Daubenton, comme étant à la fois la plus facile et celle qui expose à moins d'inconvénients.

Cette saignée, dit-il, se fait sur le bas de la joue du mouton, à l'endroit de la racine de la quatrième dent mâchelière, qui est la plus épaisse de toutes ; sa racine est aussi plus grosse. L'espace qu'elle occupe est marqué sur la face externe de l'os de la mâchoire supérieure par un tubercule assez saillant pour être très-sensible au doigt lorsqu'on touche la peau de la joue. Ce tubercule est un indice très-certain pour trouver la veine angulaire qui passe au-dessous. Pour faire cette saignée, le berger commence par mettre entre ses dents une lancette ouverte ; ensuite il place le mouton entre ses jambes et il le serre pour le fixer. Il passe la main gauche sous la tête de l'animal, et il empoigne la mâchoire inférieure de manière que ses doigts se trouvent sur la branche droite de cette mâchoire, près de son extrémité postérieure, pour comprimer la veine angulaire qui passe en cét endroit, et pour la faire gonfler. Le berger touche de l'autre main la joue droite du mouton, à l'endroit qui est à peu près à égale distance de l'œil et de la gueule. Il y trouve le tubercule qui doit le guider ; il peut aussi sentir la veine angulaire gonflée au-dessous de ce tubercule. Alors il prend de la main droite la lancette qu'il tient à la bouche et il fait l'ouverture de la saignée de bas en haut, à un demi-travers de doigt, au-dessous de l'éminence qui lui sert de guide.

On ne doit guère tirer en une seule fois à un mouton plus de 250 à 300 grammes de sang.

DU SÉTON.

Pour passer un séton sous la peau d'un cheval ou d'un bœuf, on se sert d'une aiguille plate, un peu flexible, longue de 40 centimètres, large d'un travers de doigt environ, même un peu plus, à l'une de ses extrémités qui doit être tranchante et un peu recourbée en feuille de sauge aplatie ; l'autre extrémité doit être percée d'une fente oblongue pour passer la bandelette qui forme le séton. On donne à la bandelette deux centimètres environ de largeur. L'endroit où l'on veut pratiquer le séton étant fixé, on pince la peau, on lui fait former un pli longitudinal, on l'incise transversalement avec un bistouri dans une étendue égale à la plus grande largeur de l'aiguille, puis on saisit la portion inférieure de ce pli, on introduit l'aiguille dans l'incision faite, et d'une main on la pousse peu à peu et par petites secousses, tandis que, de l'autre, on la suit par-dessus la peau, en la soutenant et l'accompagnant jusqu'à ce qu'elle soit parvenue à l'endroit où elle doit sortir. L'aiguille parvenue à ce point, si on ne l'a pas fait auparavant, on met la bandelette dans la fente, puis on pousse un peu plus fort afin de percer la peau, ou bien l'on fait à celle-ci une nouvelle incision avec le bistouri. On n'a plus alors qu'à tirer l'instrument par le bout de sa pointe, et la mèche se trouve introduite. On prend bien garde en faisant cette opération de pénétrer dans les muscles, et l'on a soin de suivre une direction verticale ou du moins suffisamment inclinée, afin que le pus s'écoule facilement. Le séton ainsi passé, on réunit l'un à l'autre par un nœud les deux bouts de la mèche qui doit être flottante et non tendue, ou bien l'on attache à l'un de ses bouts un petit morceau de bois pour éviter que le séton ne sorte. S'il paraît un peu de sang, on attend qu'il soit écoulé, et aussitôt après on enduit la mèche d'un corps gras, ordinairement de saindoux ou de basilicum. Les pansements suivants, qu'il ne faut commencer que lorsque la suppuration est établie, consistent à laver la partie en dehors seulement, et à tirer l'un des bouts de la mèche, de manière à en passer dans le trajet de la plaie une portion nouvelle préalablement enduite des substances que nous avons indiquées plus haut. Lorsque la mèche menace ruine, on n'attend pas qu'elle tombe, on en coud une nouvelle à l'une des extrémités de l'ancienne, et l'on se sert de celle-ci pour attirer celle-là à sa suite.

On procède plus simplement, dit M. Hurtrel d'Arboval, auquel nous empruntons ces détails, dans les animaux dont la peau est moins adhérente, tels que le mouton et le chien; chez eux, on se contente de pincer la peau avec les doigts et de traverser ce pli, qui doit être proportionné à la longueur qu'on se propose de donner au séton, avec une aiguille un peu courbe du côté de sa pointe, droite vers le talon, dont la tête, un peu moins grosse que le corps, est aussi percée d'une ouverture en long pour recevoir la mèche qui doit être introduite. Cet instrument, dont le corps et la tête sont arrondis, prend à sa pointe la forme d'un triangle dont la base regarde la convexité de l'aiguille, et dont le sommet est formé par une vive arête résultant de l'adossement des biseaux latéraux. Les deux angles inférieurs sont tranchants et se rapprochent l'un de l'autre de manière à figurer une pointe.

DU POULS.

Les indications que fournit le pouls sont d'une grande importance dans beaucoup de maladies, notamment dans les affections inflammatoires. On le tâte ordinairement chez le cheval, l'âne et les bêtes à cornes en posant le doigt au bord inférieur de l'os de la mâchoire inférieure, dans l'endroit où l'artère se contourne pour se ramifier sur le chanfrein. Chez le mouton et chez le chien on le tâte à l'artère fémorale, à la face interne de la cuisse, près de l'aîne.

Le nombre des battements du pouls varie suivant l'espèce des animaux, leur âge et diverses autres circonstances. Celui du cheval adulte donne par minute 32 à 38 pulsations; celui de l'âne, 48 à 54; celui du bœuf, 35 à 42; celui du mouton et de la chèvre, 70 à 80; celui du chien, 90 à 100. Ce nombre est plus considérable chez les jeunes animaux et moindre chez les animaux âgés. Il augmente pendant la digestion, la gestation et après l'exercice, et diminue par le repos, la diète et les saignées.

DE LA FIÈVRE.

La fièvre considérée comme maladie essentielle, existant par elle-même, constitue un phénomène rare chez nos animaux domestiques ; ordinairement on voit la fièvre accompagnée d'autres maladies dont elle est la conséquence. Il est peu d'affections ayant quelque gravité dont la fièvre ne forme pas un symptôme.

Les phénomènes fébriles sont une réaction de l'organisme contre les effets d'une cause morbide ; dès que ces effets cessent, la fièvre disparaît, sans que l'on observe une affection locale caractérisée. Les accès fébriles déterminés par l'ingestion d'une grande quantité d'eau froide, par un refroidissement ou une surcharge de l'estomac, nous offrent des exemples de ces fièvres éphémères. Si la réaction fébrile persiste, une maladie locale qui l'entretient se déclare.

La fièvre doit être considérée comme l'expression de changements morbides ; elle indique la puissance avec laquelle l'organisme réagit contre le principe de la maladie. Les différences que l'on remarque, sous ce rapport, déterminent le caractère de la fièvre. Celui-ci peut être ramené à trois caractères principaux, qui sont l'*éréthique*, l'*inflammatoire* et l'*adynamique*.

Le caractère éréthique se reconnaît à l'accélération du pouls qui, quant à son état, se trouve à peine modifié ; les muqueuses ont conservé leur coloration normale, ou elles se présentent légèrement injectées et plus ou moins humectées ou sèches. L'appétit a diminué, mais ce symptôme est passager. C'est à peine si des altérations se manifestent dans d'autres fonctions. La fièvre éréthique ne saurait être mieux comprise qu'en disant qu'elle constitue cette légère exaltation des phénomènes vitaux qui accompagne les affections catarrhales.

Le caractère inflammatoire surgit dans les inflammations d'une certaine intensité. Il se reconnaît au pouls qui est accéléré, plein, dur, ou petit et serré; les battements du cœur sont peu ou point perceptibles; les muqueuses rouges, ordinairement sèches; l'appétit est remplacé par la soif; les excréments sont rares, la peau sèche, les urines peu abondantes. Le sang extrait d'une veine se coagule rapidement, forme un caillot consistant qui ne sépare qu'avec lenteur le sérum dont il est imprégné.

Le caractère adynamique, qui se distingue par une réaction faible ou nulle, par la pauvreté du sang en matière plastique, par une tendance à la décomposition, se déclare rarement de prime abord; c'est le plus souvent dans le cours des maladies qu'il se manifeste.

Un pouls accéléré, petit, mou; des battements du cœur très-perceptibles; la pâleur, la lividité des muqueuses; la mollesse du caillot sanguin, qui est lent à se former et sépare une grande abondance de sérum : tels sont les signes généraux de la fièvre adynamique. Lorsqu'elle s'est développée à un haut degré, le pouls faiblit encore, tout en devenant plus fréquent; les battements du cœur sont bondissants, les sécrétions répandent une mauvaise odeur; le sang ne se coagule plus, il se présente sous forme d'une masse gélatineuse d'un rouge foncé. Des tumeurs œdémateuses, la gangrène des lésions faites à la peau, une diarrhée fétide, sanguinolente, ne laissent pas de doute sur la fièvre adynamique et présagent une fin prochaine.

Au début d'une fièvre et aussi longtemps que sa nature et l'affection locale à laquelle elle se relie ne sont pas décidées, l'on se borne à un traitement hygiénique. Le séjour dans un local tempéré, des couvertures, le bouchonnement, des boissons rafraîchissantes, une nourriture peu substantielle, relâchante, le repos, constituent l'ensemble des moyens préliminaires.

La médication subséquente reste subordonnée au caractère de la fièvre et à la maladie locale dont elle est la conséquence.

La fièvre éréthique ne demande que le régime hygiénique.

Le traitement de la fièvre inflammatoire se confond avec celui de l'inflammation, de l'intensité de laquelle elle est le thermomètre.

Dans la fièvre adynamique, il faut développer et soutenir la réaction par des toniques et des excitants.

MALADIES DE LA TÊTE.

—

APOPLEXIE.

Le cheval est de tous les animaux celui qui est le plus
sujet à cette maladie, que l'on nomme aussi coup de sang.
Cette affection attaque de préférence les jeunes animaux,
ceux qui sont vigoureux, ardents, robustes et d'un tempérament sanguin, enfin les bêtes de trait qui ont la tête
grosse chargée de chair, la ganache forte, l'encolure courte
et horizontale.

Symptômes. L'apoplexie est presque toujours subite;
l'animal tombe comme frappé de la foudre sans donner
d'autre signe de vie que le battement des flancs et des
sueurs abondantes. D'autres fois, l'attaque est précédée de
vertiges et de pesanteur de tête; l'animal tient la tête
basse, quelquefois jusqu'à terre, bâille fréquemment, sue
facilement et ne tourne qu'avec difficulté. Dès que l'apoplexie est déclarée et que l'animal est tombé, il présente
les symptômes suivants : difficulté de mouvoir le train de
derrière et quelquefois les quatre membres, fixité des yeux
qui sont brillants et quelquefois saillants, paupières immobiles et entr'ouvertes, les membranes de la bouche et du
nez chaudes et plus ou moins violettes; langue de même
couleur, difficulté d'avaler, respiration courte et ronflante,
enfin immobilité, plus ou moins complète accompagnée de
mouvements convulsifs, surtout aux mâchoires, à l'orifice
des naseaux et aux lèvres.

Causes. Les causes les plus ordinaires de l'apoplexie sont : les coups entre les deux oreilles, l'exposition prolongée à l'ardeur du soleil, surtout pendant le temps de la moisson, la température trop élevée de l'écurie, la suppression brusque de la sueur, le passage subit du vert au sec, l'usage des aliments indigestes ou échauffants, enfin l'omission de saignées de précaution qu'on est, en beaucoup d'endroits, dans l'usage de pratiquer au printemps.

Traitement. Dans l'apoplexie foudroyante, le traitement doit être prompt et énergique ; il faut d'abord placer l'animal malade dans un endroit frais, lui jeter de l'eau froide sur la tête ou la lui laver avec de l'eau légèrement vinaigrée ; on a ensuite recours à une abondante saignée et l'on tâche d'administrer à l'animal des lavements faits avec une poignée de sel par litre d'eau. Enfin lorsque la sensibilité commence à s'éveiller et que le sang cesse de se porter à la tête, on applique avec succès des sinapismes, des vésicatoires, des cautères et même des sétons. Dans tous les cas, l'animal doit être mis à une diète sévère.

Les symptômes qui précèdent quelquefois l'apoplexie peuvent être combattus par les mêmes moyens ; mais lorsqu'on s'en aperçoit à temps, la saignée jointe à un régime convenable suffit presque toujours pour les dissiper.

MAL DE TAUPE.

On donne le nom de *mal de taupe* à une tumeur qui se forme à la nuque, derrière les oreilles, au point où la tête est réunie au cou.

Symptômes. La tumeur est assez volumineuse et extrêmement sensible; ordinairement elle s'ouvre, suppure et forme un ulcère qui, lorsqu'il est négligé, peut attaquer les muscles, les téguments et même les os du cou, et alors entraîner la perte de l'animal.

Causes. Cette maladie est quelquefois la suite d'un coup sur la tête, ou d'un frottement prolongé; mais elle a le plus souvent son origine dans un vice intérieur, et alors elle attaque surtout les chevaux qui pâturent dans des prairies basses et marécageuses.

Traitement. Tant que l'inflammation n'est encore accompagnée d'aucun indice de suppuration, on peut tenter de résoudre la tumeur en entretenant constamment sur la partie malade une compresse de laine imbibée d'eau-de-vie camphrée. Mais si le mal, loin de diminuer, fait des progrès, il faut hâter la formation de l'abcès en frottant la partie avec du saindoux ou en y appliquant des cataplasmes de farine de graine de lin. Lorsque l'abcès est mûr, on l'ouvre, on donne issue au pus et on le panse comme une plaie ordinaire.

VERTIGO TRANQUILLE.

Symptômes. Le cheval, au lieu d'être furieux comme dans le vertigo abdominal dont nous parlerons plus bas, est triste et abattu; il se porte paisiblement en avant jusqu'à ce que sa longe ne lui permette plus d'avancer, et il reste fort longtemps immobile dans cette position. Quand on le fait marcher ou qu'on le monte, il baisse la tête et lève les jambes plus haut qu'à l'ordinaire; d'autres fois, il ne peut faire un pas sans tomber et se jette lourdement à

terre ou se heurte violemment la tête. Il emplit sa bouche
de fourrage qu'il y garde longtemps sans le mâcher. Il
laisse quelquefois tomber sa tête dans la mangeoire ou la
tient très-élevée, le nez tendu vers le ratelier; souvent il
fait un demi-tour sur place et tourne sa croupe du côté de
la mangeoire.

Causes. Le vertigo tranquille résulte de l'inflammation
de l'une des enveloppes du cerveau. Cette inflammation
est la suite d'un coup sur la tête, de l'action trop vive et
trop prolongée du soleil sur cette partie, etc.

Traitement. Cette affection demande de prompts secours; on se hâtera de faire une saignée, d'administrer
des lavements, et de donner des boissons nitrées (8 grammes de nitre par litre) ou de décoction de graine de lin.

VERTIGO FURIEUX.

Symptômes. Le vertigo furieux est ordinairement accompagné de signes d'affection du ventre; l'animal frappe
du pied, refuse de manger et regarde souvent son ventre
comme cela a lieu dans les indigestions ordinaires. A ces
premiers symptômes, il en succède d'autres qui indiquent
que le cerveau participe à la maladie; l'animal est plongé
dans un état de stupeur bien marqué; il appuie la tête
dans la mangeoire; il a le pouls petit et serré. Lorsque
l'inflammation fait des progrès, les yeux deviennent saillants, hagards, animés, la respiration est courte, la bouche est brûlante et se remplit d'une salive épaisse. Mais
le symptôme caractéristique est la tendance du cheval à
se porter en avant au bout de sa longe, et à se frapper la

tête contre les murs et les corps qui lui résistent ; il exécute quelquefois ce mouvement avec tant de violence qu'il se blesse et se fracture les os du crâne. A ces symptômes se joignent des signes de fureur, une anxiété extrême, une agitation excessive, des sueurs, des convulsions suivies d'un calme auquel succèdent de nouveau les symptômes alarmants que nous venons de décrire ; enfin la mort survient du 3e au 5e jour, si l'on n'arrête pas les progrès de la maladie.

Causes. Le vertigo furieux dépend d'une irritation d'estomac ou plutôt d'une violente indigestion. Aussi lui a-t-on donné le nom d'indigestion vertigineuse. Il résulte ordinairement, dit M. Beugnot, d'un excès d'aliments après de longues privations, de l'usage de fourrages nouvellement récoltés et qui n'ont pas encore jeté leur feu, d'aliments avariés, de feuilles de vignes ou d'if, de bourgeons de jeunes bois, d'avoine trop nouvelle ou gâtée, de son donné en trop grande quantité, etc.

Traitement. Au début de la maladie, faire avaler au cheval 30 grammes d'émétique dans une bouteille d'eau tiède ; si l'animal est difficile et pousse au mur, il faut l'entraver et le jeter sur un bon lit de paille, puis lui relever la tête pour lui faire avaler ce breuvage. En même temps, on passera deux sétons à la partie supérieure et sur les côtés de l'encolure. Le cheval relevé, on l'attachera de manière qu'il ne puisse se blesser, et on lui administrera immédiatement un lavement rendu purgatif au moyen de 30 grammes d'aloès en poudre ; on renouvelle ce lavement au bout d'une heure et on attend *sans rien faire*. Au bout de quelques heures les symptômes du vertigo ont disparu, et il ne reste plus que ceux de l'indigestion qui se traitent par les moyens ordinaires. Le traitement que nous venons d'indiquer s'emploie avec un succès constant ; il est indiqué par M. Beugnot, dans la *Maison rustique du XIXe siècle*.

M. Watrin, médecin vétérinaire à Versailles, a administré avec avantage dans le vertigo furieux, l'huile de croton tiglium à la dose de 20 à 30 gouttes dans une décoction de graine de lin.

MALADIES DES YEUX.

—

OPHTHALMIE OU INFLAMMATION DES YEUX.

Symptômes. L'œil est gonflé, larmoyant, chassieux ; l'animal ne l'ouvre qu'avec peine, ou le tient constamment fermé. Si l'on soulève les paupières, on voit le globe rouge et terne.

Causes. Le froid, la poussière, un coup sur l'œil ou l'introduction d'un corps étranger dans cette partie.

Traitement. Lorsque l'ophthalmie est occasionnée par un corps étranger introduit soit dans l'œil même, soit entre les paupières, il faut commencer par l'extraire avec les doigts ou avec une petite pince, et laver ensuite la partie plusieurs fois par jour avec de l'eau froide, ou mieux encore avec 6 grammes de couperose blanche (sulfate de zinc) dissous dans 1/2 litre d'eau. Si l'animal est robuste et que l'inflammation soit très-violente et l'œil gonflé, rouge et brûlant, il faut faire une saignée et donner un purgatif (4 à 500 grammes de sel de Glauber).

Le traitement est le même lorsque l'ophthalmie provient d'un coup ou d'une contusion. Dans ce cas, on emploie aussi avec avantage la composition suivante :

> Onguent de blanc de plomb. 15 grammes.
> Saindoux. . . . . 15 »
> Teinture d'opium . . . . 1 »

On en met un morceau de la grosseur d'un haricot dans les angles internes de l'œil, et on frotte le dedans des paupières avec un pinceau enduit de la même préparation.

OPHTHALMIE PÉRIODIQUE, CHEVAL LUNATIQUE.

Cette maladie est une espèce de fluxion périodique, qui revient à des époques plus ou moins éloignées, et qui est ainsi nommée parce qu'on supposait autrefois que son retour avait lieu au renouvellement de la lune.

Symptômes. Les symptômes de cette maladie sont les mêmes que ceux de l'ophthalmie, seulement les paupières sont moins gonflées et le larmoiement plus considérable. En outre, si l'on écarte les paupières, on aperçoit dans l'œil un petit flocon d'une teinte jaune verdâtre, et qui change fréquemment de place. Les yeux sont couverts d'un nuage obscur et la prunelle est très-rétrécie. Au bout de huit à quatorze jours l'état de l'œil s'améliore, et il ne reste plus qu'une grande sensibilité à la lumière. Mais le mal ne tarde pas à reparaître, et après quelques attaques le cheval finit par perdre la vue.

Causes. Les jeunes chevaux qui pâturent dans des endroits marécageux et humides sont particulièrement disposés à cette maladie, qui est héréditaire. Les refroidissements, les courants d'air, la malpropreté des écuries, les variations brusques de la température, l'usage des fourrages verts, et surtout de la vesce fraîchement coupée, sont autant de causes qui concourent à la développer.

Traitement. Aussitôt que la maladie se déclare, il faut faire reposer le cheval et ne lui donner aucune nourriture échauffante ; il faut pratiquer une ou deux saignées, établir des sétons à la partie supérieure de l'encolure, donner des boissons rafraîchissantes, appliquer sur les yeux des cataplasmes de farine de graine de lin arrosés de 10 à 15 grammes de laudanum, auxquels on substituera, quand l'inflammation sera dissipée, un collyre composé d'une décoction de 30 grammes de fleurs de roses rouges bouillies dans un litre d'eau avec 8 grammes de sulfate de zinc. Vers la fin de la maladie, on donnera quelques lavements purgatifs préparés avec :

Sel d'epsom.	90 grammes.
Aloès en poudre..	30 »
Eau.	1 litre

CATARACTE.

On donne le nom de *cataracte* à une altération qui survient dans le cristallin, altération par laquelle cette partie de l'œil, transparente dans l'état de santé, devient opaque et s'oppose par conséquent au passage des rayons lumineux.

Symptômes. Dès le principe de la maladie, la pupille devient de moins en moins susceptible d'exécuter ses mouvements de dilatation et de resserrement; plus tard, elle demeure immobile et l'on remarque sur le cristallin, au-delà de cette ouverture, un nuage formé de petits points blancs et de petites lignes en zig-zag, d'autant plus nombreuses et plus visibles que le mal est plus avancé. Quand la cataracte est bien établie, le cristallin est entièrement opaque, blanc comme du lait, ou grisâtre.

Il ne faut pas confondre la cataracte avec les taies dont nous parlerons plus bas.

Causes. La cataracte est presque toujours occasionnée, chez les chevaux par l'ophthalmie périodique, dont elle est une des terminaisons. Elle est aussi quelquefois la suite d'une maladie de la peau répercutée, par exemple de la gale. Elle peut également résulter de lésion extérieure, telle que des coups de fouet, etc. Les jeunes chevaux y sont plus sujets que les vieux.

Traitement. Lorsque la cataracte est tout à fait naissante, on peut essayer de la résoudre ou d'en retarder le développement à l'aide de saignées, de sétons, de purgatifs et de fumigations de vapeur d'eau-de-vie sur les yeux. Mais si elle est déjà avancée, il n'y a d'autre ressource que l'opération, qui ne peut être pratiquée que par un vétérinaire habile, et que nous croyons inutile de décrire ici.

Après l'opération, l'animal doit être mis au régime pendant une quinzaine de jours au moins : on le placera dans une écurie sombre, où la lumière ne puisse pénétrer; on ne lui donnera que du son gras, des moutures et du fourrage haché pour éviter les mouvements étendus de la mâchoire, et on lui fera boire de l'eau blanche. Au bout de quelques jours on laissera arriver peu à peu la lumière en ouvrant les portes et les fenêtres ; on évitera toutefois les courants d'air et généralement toutes les causes d'ophthalmie.

AMAUROSE OU GOUTTE SEREINE.

La goutte sereine est une maladie assez rare chez les animaux, et dans laquelle la faculté de voir est diminuée ou tout à fait anéantie, quoique les yeux paraissent extérieurement sans altération.

Symptômes. L'œil offre au premier abord le même aspect que s'il était sain, quoique la vue soit abolie ; c'est ce qui distingue essentiellement la goutte sereine de la cataracte, dans laquelle l'œil a perdu son éclat et sa transparence. Néanmoins en examinant de près l'œil malade, on voit que la pupille est ronde et très-large, tandis que chez les animaux bien portants elle est moins dilatée et de forme allongée. Lorsqu'on dirige l'animal contre un obstacle, il s'y heurte sans se détourner ; en marchant, il dresse les oreilles, écoute sans cesse, et lève très-haut les pieds comme s'il piétinait dans de l'eau. Cette allure est assez frappante pour qu'une personne exercée la saisisse à une distance éloignée. On croit généralement que l'animal n'est pas aveugle tant que la main passée devant les yeux lui fait baisser les paupières ; mais ce signe est trompeur ; car il suffit du mouvement que la main imprime à l'air pour faire baisser la paupière à un cheval réellement privé de la vue.

Causes. On attribue la cause de la goutte sereine à une

diminution plus ou moins considérable ou à la perte totale de la sensibilité du nerf de la vue. Cette maladie est souvent la suite d'une ophthalmie mal traitée; elle peut aussi résulter les lésions de la tête, des yeux et des parties environnantes.

Traitement. On a essayé de combattre l'amaurose, en pratiquant des sétons derrière les oreilles, en administrant des purgatifs, en exposant l'œil à la vapeur de l'alcali volatil ou en le lotionnant avec le collyre suivant :

Infusion de fleurs de sureau. . 1/2 litre.
Eau-de-vie camphrée. . . . 60 grammes.
Hydrochlorate d'ammoniaque . 8   »

Mais il faut avouer que ces moyens sont très-rarement suivis de succès, et que l'amaurose est presque toujours incurable.

TAIE SUR L'OEIL.

Il arrive souvent qu'à la suite d'une ophthalmie négligée ou d'une lésion extérieure, l'œil devient trouble et se recouvre d'une espèce de peau blanche. S'il n'existe plus d'inflammation, c'est-à-dire s'il n'y a ni larmoiement, ni gonflement, ni rougeur des paupières, on emploie le collyre suivant :

Précipité rouge . . . . 4 grammes.
Camphre et opium, de chaque . 2   »
Beurre frais 30   »

On étend deux fois par jour entre les paupières un morceau de cet onguent de la grosseur d'un pois. Si au bout de trois à quatre semaines l'œil n'a pas repris son éclat, on substituera à cette composition la suivante :

Fleurs de zinc. . . . . 8 grammes.
Camphre et opium, de chaque 2 »
Saindoux . . . . 30 grammes.

LARMOIEMENT.

Plusieurs affections de la vue, notamment l'ophthalmie, sont accompagnées d'un écoulement plus ou moins considérable de larmes âcres qui excorient la peau des joues sur laquelle elles se répandent. Ce larmoiement n'étant que la conséquence d'une autre maladie des yeux, c'est surtout celle-ci qu'il faut s'attacher à combattre. Néanmoins on parvient souvent à le diminuer et même à le faire cesser entièrement en lavant les yeux plusieurs fois par jour, d'abord avec de l'eau tiède et ensuite avec un collyre composé de :

Eau de fenouil. . . 120 grammes.
Eau-de-vie . . . . 45 »

MALADIES DES NASEAUX.

—

MORFONDURE.

La *morfondure* ou *enchifrènement* n'est autre chose que le rhume des chevaux.

Symptômes. L'animal paraît triste et abattu ; il a la peau sèche, la membrane du nez plus rouge qu'à l'ordinaire et les glandes engorgées sous la ganache; il tousse et jette par les naseaux une humeur d'abord limpide et coulant goutte par goutte, ensuite plus épaisse, visqueuse et se détachant par flocons. Il survient quelquefois de la fièvre et de la gène dans la respiration. Cette maladie dure ordinairement une quinzaine de jours; si elle se prolonge davantage, elle peut occasionner la morve.

Causes. Elle résulte toujours d'un refroidissement.

Traitement. Si la morfondure est légère, il suffit de tenir l'animal chaudement, de le bouchonner plusieurs fois par jour, de le couvrir avec soin, de lui faire boire chaud, de lui donner un peu moins à manger que de coutume, et de lui faire respirer de temps en temps de l'eau de mauve tiède. Si la maladie est plus grave, s'il y a de la fièvre, et que les naseaux, la bouche et les yeux soient rouges et enflammés, on saignera l'animal, on lui donnera quelques lavements adoucissants et on le traitera, du reste, comme nous venons de l'indiquer.

MORVE.

La morve est une des maladies les plus graves qui attaquent l'espèce chevaline; non-seulement elle est contagieuse et incurable lorsqu'elle est parvenue à un certain degré, mais quelques personnes la regardent comme héréditaire.

Symptômes. Écoulement par un des naseaux, rarement par les deux à la fois, de mucosités fétides, quelquefois mêlées de sang, qui s'attachent au bord des narines et y forment, en séchant, des croûtes d'une couleur jaune verdâtre ; l'œil du côté du naseau affecté est larmoyant, et il s'en écoule une matière gluante qui s'amasse à l'angle des paupières ; les glandes de la ganache du même côté sont engorgées, dures, ordinairement insensibles, leur grosseur varie de celle d'une noix à celle d'un œuf. Si l'on écarte le naseau malade, on voit que la membrane qui le revêt est pâle ou violette, et présente des sillons rouges ; elle ne tarde pas alors à se couvrir d'ampoules pleines d'eau, qui crèvent et deviennent des ulcères plus ou moins profonds, dont les bords sont dentés ; ces ulcères saignent facilement lorsqu'on les touche, ils suintent une humeur sanguinolente, s'étendent de plus en plus et finissent par envahir tout le naseau.

Un des symptômes essentiels qui caractérisent cette maladie et la distinguent de plusieurs autres avec lesquelles elle a beaucoup de ressemblance, c'est que le cheval morveux ne tousse pas, à moins que les poumons ne soient attaqués, et qu'il ne perd l'appétit et sa vivacité habituelle que lorsque la maladie est parvenue à son dernier période ; car alors l'appétit est nul, l'abattement extrême, la toux fréquente, les jambes enflées, les flancs retroussés, et le cheval périt de consomption.

La morve est contagieuse lorsqu'elle est parvenue à un certain degré, mais ce degré ne peut être fixé d'après le temps qui s'est écoulé depuis l'apparition des premiers symptômes ; car chez quelques chevaux la maladie est contagieuse au bout de quelques semaines, tandis que chez d'autres elle n'est susceptible de se transmettre qu'après plusieurs années. Les mucosités du nez, la salive et le sang sont les agents de cette contagion.

Causes. La morve est souvent la suite d'une gourme mal traitée; mais, indépendamment de la contagion, elle peut aussi provenir de la mauvaise qualité des aliments, d'une faim prolongée, de fatigues excessives, etc.; aussi cette maladie est-elle très-commune en temps de guerre chez les chevaux de cavalerie. Les animaux épuisés par l'âge et le travail y sont plus sujets que ceux qui sont jeunes et dont on a ménagé les forces.

Traitement. On regarde généralement la morve comme rebelle à toutes les ressources de l'art lorsqu'elle n'a pas été combattue dès le principe. Cependant les vétérinaires allemands et anglais ont obtenu dans ces derniers temps des succès qui doivent faire espérer de voir un jour la morve disparaître de la liste des affections incurables. Nous allons indiquer les médicaments dont ils ont obtenu les plus heureux résultats.

Faites des pilules composées chacune de :

Sublimé-corrosif	2 grammes.
Angélique	12 »
Fenouil d'eau	12 »

Quantité de miel nécessaire pour donner au tout la consistance convenable.

Donnez une de ces pilules tous les matins au cheval pendant huit jours; laissez-le reposer pendant quatre ou cinq jours, et donnez-lui de nouvelles pilules pendant huit autres jours, au bout desquels vous les cesserez pour les reprendre quatre ou cinq jours plus tard et ainsi de suite; la guérison est quelquefois complète lorsque l'animal a pris 24 à 36 pilules.

Les vétérinaires anglais emploient les pilules suivantes qui paraissent encore plus efficaces que celles dont nous venons de donner la recette. Elles se composent chacune de :

> Cantharides. . . . . 40 centigrammes.
> Gingembre. . . . . 8 grammes.
> Caumin. . . . . . 8 »
> Racine de gentiane . . 8 »

On les administre comme les précédentes ; seulement, au bout de quatorze jours on en donne deux par jour, une le soir et l'autre le matin.

Le gonflement des ganaches disparaît de lui-même avec la maladie dont il dépend ; cependant on peut hâter sa résolution en frottant la partie deux fois par jour avec une pommade composée de :

> Hydriodate de potasse . . . 8 grammes.
> Axonge ou saindoux . . . 64 »

Pendant le traitement, l'animal doit recevoir une nourriture substantielle : du grain, du foin et du fourrage vert de bonne qualité.

Les cultivateurs doivent bien se convaincre que les saignées, les sétons et les vésicatoires, loin de favoriser la guérison de la morve, ne font que la retarder et même la rendre souvent impossible.

M. Raspail prétend que le camphre s'emploie avec succès dans le traitement de la morve. « Lorsqu'un cheval, dit-il, est attaqué de la morve, qu'on attache à chaque branche du mors un gros sachet de camphre, de manière que l'air aspiré par les naseaux entraîne dans les cavités nasales une forte dose de cette substance. Ces moyens peuvent aussi être considérés comme préservatifs de la morve, surtout si l'on a soin de laver de temps à autre l'orifice des naseaux des chevaux avec de l'eau-de-vie camphrée. »

SAIGNEMENT PAR LES NASEAUX.

L'écoulement de sang par les naseaux peut être utile à l'animal lorsqu'il est modéré et qu'il ne dure pas trop longtemps. Mais s'il persiste, il faut chercher à l'arrêter; on y parvient en introduisant dans les naseaux des tampons d'étoupes imbibés de vinaigre ou de solution d'alun, et en appliquant en même temps autour du cou et sur la tête des linges trempés dans de l'eau froide pure ou mélangée de vinaigre. Si le sang ne s'arrête pas, on jette des seaux d'eau froide sur la tête et sur le reste du corps, on donne à boire au cheval une décoction de :

Pavots.	4 têtes.
Racine de guimauve. . .	60 grammes.
Eau.	1 litre et 1/2.

Et on le saigne à la queue.

MALADIES DE LA BOUCHE, DE LA GORGE ET DU COU.

APHTES.

On donne le nom d'*aphthes* à de petites ulcérations superficielles ayant la forme de taches blanchâtres ou brunes, qui se manifestent sur la membrane de la bouche, et principalement à la face interne des lèvres, sur les gen-

cives et sur les côtés de la langue, par suite de la malpropreté du mors ou par l'effet d'une cause intérieure. Ils sont
accompagnés de chaleur et empêchent les animaux de
manger.

Cette affection est peu dangereuse ; il suffit de frotter
les apthes avec du vinaigre salé ou avec une forte solution
de sel ammoniac.

ESQUINANCIE OU ÉTRANGUILLON.

L'étranguillon est une inflammation de la gorge qui peut
suffoquer en peu de temps l'animal.

Symptômes. L'animal éprouve de la difficulté à avaler,
surtout les aliments solides ; l'eau et le fourrage mâché lui
sortent quelquefois par les naseaux ; sa respiration est
courte et bruyante ; il a les membranes du nez et de la
bouche très-rouges, et la bouche pleine d'une salive
liquide et écumeuse qui s'y ramasse par suite de l'impossibilité d'avaler. Ses oreilles sont froides, sa bouche brûlante et sa langue sèche, quelquefois rouge et enflée ; il
baisse la tête et témoigne de la douleur quand on lui touche la ganache. Le cou est souvent gonflé dans la région
du larynx. L'animal reste presque continuellement debout
pendant toute la durée de la maladie.

L'étranguillon se guérit assez facilement lorsqu'il est
traité avec soin et à temps ; dans le cas contraire, il se termine par la suffocation de l'animal, par la gangrène ou par
l'inflammation des poumons.

Causes. De l'eau trop froide donnée à un cheval qui
arrive en sueur, ou la trop grande fraîcheur du lieu où on
le fait reprendre haleine lorsqu'il est essoufflé, enfin l'abus

des médicaments irritants et l'usage de quelque substance vénéneuse, telles sont les causes les plus fréquentes de cette maladie.

Traitement. On commencera le traitement par une saignée de 3, 4 et même 5 kilogrammes. On frottera ensuite le cou toutes les 4 à 5 heures avec un liniment composé de :

>   Alcali volatil. . . . . . . 60 grammes.
>   Huile de lin. 130   »
>   Essence de térébentine . . 130   »

Et dans les intervalles on enveloppera le cou avec des linges de laine imbibés de la même composition. Dès que l'animal pourra avaler on préparera un électuaire composé de :

>   Miel . . . . 225 grammes.
>   Farine 225   »
>   Salpêtre 30   »

Et on en enduira avec un petit morceau de bois le fond de la langue. On donnera pour boisson de l'eau légèrement salée. Si l'animal est tout à fait dans l'impossibilité d'avaler, on lui fera toutes les demi-heures des injections dans la bouche avec une décoction préparée avec :

>   Eau . . . . 500 grammes.
>   Miel 180   »
>   Farine 90   »
>   Acide muriatique . . . 30   »

On soutiendra pendant quelques jours ses forces à l'aide de lavements nourrissants, composés par exemple de décoctions légères de pain, de son, d'orge ou d'avoine, de lait coupé avec de l'eau, d'œufs délayés, etc. L'animal devra être tenu très-chaudement.

Si malgré tous ces moyens, l'esquinancie menace de suffoquer l'animal, et que rien n'annonce d'ailleurs que l'inflammation soit devenue gangréneuse, on aura recours à la bronchotomie, opération qui consiste à ouvrir la trachée-artère, et qui ne doit être tentée que par un vétérinaire.

GOURME.

Cette maladie catarrhale lymphatique, propre au jeune âge, est exclusive au cheval ; il est rare qu'il en soit attaqué plus d'une fois dans le cours de sa vie.

Symptômes. — La gourme débute par les phénomènes du catarrhe ; ils sont précédés, accompagnés ou suivis d'une tuméfaction des ganglions lymphatiques de l'auge ; ceux-ci sont chauds et douloureux. L'inflammation se transmettant au tissu cellulaire environnant, envahit parfois tout l'intervalle entre les deux branches du maxillaire postérieur. Peu à peu, la tension diminue, la tumeur se rétrécit, se ramollit et arrive à maturité comme un abcès ordinaire. Lorsqu'on ne l'ouvre pas à temps, il perce spontanément, et fournit un pus blanc, crémeux, dont la sécrétion cesse au bout de quelques jours, et la solution de continuité marche vers la cicatrisation. Les autres symptômes sont ceux du catharre ; la fièvre cède dès qu'apparaît le flux nasal et que le foyer purulent a été évacué. La durée totale de la maladie est de deux à quatre semaines.

La gourme ne parcourt pas toujours aussi régulièrement ses diverses phases ; il se présente, sous ce rapport, des anomalies importantes à connaître.

1° L'affection catarrhale ne se borne pas à la membrane du nez ; elle gagne la muqueuse respiratoire située plus profondément, ainsi que celle des yeux. Il surgit alors des symptômes d'angine, de bronchite, d'ophthalmie.

2° Les tumeurs et les abcès ne se circonscrivent pas dans la région de l'auge ; ils s'étendent à la ganache, aux lèvres, aux parotides ; ces parties présentent des tuméfactions plus ou moins considérables. Celles-ci, par la pression qu'elles exercent, peuvent donner lieu à des accidents variés dérivant des obstacles qu'elles opposent à la liberté de la déglutition, de la respiration et de la circulation cérébrale. La maturation des abcès et l'évacuation du pus dissipent ces accidents.

3° La maladie ne se développe pas régulièrement ; elle se ralentit dans sa marche. L'inflammation des muqueuses est peu prononcée, le flux nasal peu abondant ; la tuméfaction glandulaire reste stationnaire et n'annonce aucune tendance à la suppuration ; le toucher n'y décèle ni chaleur, ni sensibilité. L'art parvient encore à faire prendre à la gourme un cours normal, mais il arrive qu'au bout de huit à quatorze jours, ou au delà, des tumeurs s'élèvent subitement sur diverses régions du corps, au poitrail, aux fesses, à l'encolure, au garrot, etc. ; elles s'abcèdent vite, mais souvent le pus est de mauvaise nature ; ou bien elles persistent sans modifications. Il arrive aussi qu'elles disparaissent pour se reproduire ailleurs ; des œdèmes envahissent les membres, la tête, le fourreau, etc.

4° Le cours ordinaire, normal de la gourme se trouve brusquement interrompu ; le jetage, la suppuration cessent ; la fièvre se déclare, et bientôt une affection se localise dans un organe interne.

La gourme n'offre aucun danger, quand elle est normale; on peut même la considérer comme salutaire, car on voit des animaux chétifs se développer dès que cette crise est passée. Les irrégularités sont à craindre ; elles prolongent outre mesure la durée de la maladie, et entraînent à des affections secondaires, chroniques, pouvant se terminer par la mort.

Causes. La disposition à cette affection spécifique est innée chez le cheval. La gourme se développe ordinairement sous l'empire de certaines circonstances, qui sont : la seconde dentition, les changements de régime, l'émigration et toutes les causes déterminantes du catarrhe. La contagion ne peut être perdue de vue ; c'est à cette cause qu'il faut surtout attribuer la gourme chez les vieux chevaux. Les anomalies sont à redouter chez les animaux malingres ; chez ceux qui habitent des écuries froides, humides, que l'on expose aux intempéries atmosphériques ou envers lesquels on commet des écarts de régime.

Traitement. La gourme bénigne ne demande pas une médication spéciale ; celle préconisée pour les affections catarrhales lui est applicable. La saignée est rarement utile ; il faut s'en abstenir dès que le flux nasal a commencé.

Les engorgements glandulaires sont conduits à maturité par des onctions de saindoux ; on y entretient la chaleur en les couvrant d'une étoffe de laine ou d'un cataplasme de farine de lin. On les ouvre à l'aide de l'instrument tranchant, aussitôt que la fluctuation s'y fait sentir. L'an-

gine et les autres tuméfactions phlegmoneuses sont traitées d'une manière analogue. Si la pression exercée par
les tumeurs développe des accidents graves, il est nécessaire de les ouvrir de bonne heure, même avant leur parfaite maturité.

Lorsque les tumeurs de l'auge restent stationnaires,
qu'elles ne marchent pas vers la suppuration, on les excite
par des onctions d'huile de laurier ou l'application d'un
vésicatoire. On cherche aussi à obtenir la suppuration des
tumeurs se présentant à d'autres régions du corps, et suivant qu'il faut y exciter ou y modérer l'activité inflammatoire, on les couvre de substances émollientes ou excitantes.

Le développement irrégulier de la gourme, la présence
de tumeurs qui disparaissent pour se reproduire ailleurs,
exigent l'emploi d'un purgatif et d'un séton au poitrail,
puis l'usage des antimoniaux et des diurétiques, les bains
de vapeurs composés d'une infusion de semences de foin,
les vésicatoires sur les tumeurs.

ANGINE.

Nous confondons sous cette dénomination l'inflammation de la gorge, ayant son siége principal dans le pharynx
et le larynx. Ces deux organes si voisins s'enflamment en
quelque sorte simultanément et ne présentent pas des caractères assez tranchés pour séparer l'inflammation de
l'un de celle de l'autre. Toute la différence réside dans la
prédominance de la laryngite ou de la pharyngite. L'angine se présente sur tous les animaux domestiques; le
cheval y est le plus exposé; elle est rare chez le mouton;
elle attaque les animaux sporadiquement, et peut aussi

sévir sous forme épizootique. L'angine vient assez fréquemment compliquer les affections catarrhales et la gourme.

Symptômes. Les symptômes les plus frappants de l'angine consistent dans la difficulté de la déglutition; cette fonction s'exécute avec douleur, incomplétement ou elle est impossible; les aliments et les boissons refluent totalement ou en partie par les naseaux. Si les embarras de la déglutition s'aggravent, des mucosités, de la salive s'accumulent dans la bouche; elles s'en écoulent sous forme de bave. La salivation existe dès le début, lorsque la muqueuse de la bouche est enflammée. La toux courte, sèche, se provoque facilement; parfois elle est très-fatigante. La respiration plus ou moins accélérée est sifflante, râlante; elle peut devenir pénible et laborieuse. La simultanéité des phénomènes morbides, de la déglutition et de la respiration, est constante; toute la variété gît dans la prédominance des uns ou des autres.

Dans les cas légers, l'appétit et la soif se maintiennent; les malades donnent une préférence instinctive au foin; la fièvre est peu ou point prononcée, la sensibilité de la gorge à peine perceptible. Dans les cas graves, cette dernière région tendue et douloureuse force l'animal à allonger la tête ainsi que l'encolure. S'il y a encore tendance à prendre des aliments, la mastication s'exécute avec peine, le fourrage est longtemps conservé dans la bouche, pour être rejeté sous forme de bol. La soif a augmenté, le liquide est humé avec lenteur; le malade souvent se borne à se rafraîchir la bouche. La fièvre de réaction possède un caractère inflammatoire.

Le reflux des matières par les naseaux devient manifeste, dès le principe, dans la préhension des boissons ; dans les angines légères, ce n'est habituellement que le liquide des dernières gorgées qui s'écoule ; il reflue encore pendant les temps d'arrêt. La préhension des boissons conduit donc au diagnostic de l'angine pharyngienne. Le jetage se trouvant coloré en vert par les matières alimentaires solides, il faut bien se garder de le confondre avec un flux de mauvaise nature. Le bruit respiratoire se présente aussi de bonne heure ; l'on s'en aperçoit en appliquant la main et l'oreille à la région de la gorge.

L'inflammation de la muqueuse buccale, le catarrhe du nez, des bronches, l'inflammation du tissu cellulaire entourant la gorge sont des complications ordinaires de l'angine.

Cette maladie, quoique pouvant passer à l'état chronique, possède une marche aiguë ; au bout de quelques jours, l'on voit déjà la terminaison qu'elle veut prendre. La plus ordinaire est la résolution ; elle survient du cinquième au quatorzième jour, précédée d'une sécrétion muqueuse abondante. La suppuration n'est pas une exception ; des abcès plus ou moins volumineux se forment à l'intérieur et à l'extérieur. Les abcès internes aggravent singulièrement les difficultés de la respiration ; celles-ci sont parfois telles que l'animal est menacé de suffocation ; le danger cesse avec l'ouverture de l'abcès. L'exsudation plastique donnant naissance à de fausses membranes et constituant l'angine couenneuse est assez rare ; cette forme se présente chez le cheval et le bœuf. Si les fausses membranes ne sont pas expectorées, la suffocation devient imminente. Moins abondante, la matière plastique reste à la surface de la muqueuse du larynx, s'organise, contracte des adhérences avec elle, rétrécit le diamètre de la glotte, et le cheval reste corneur. La gangrène succède aux violentes angines qui attaquent la région entière de la gorge, et qui ont un caractère spécial, une tendance vers l'adynamie. Une fièvre intense, l'extension de la tuméfaction qui s'infiltre de sérosité roussâtre présagent cette funeste terminaison fréquente dans l'espèce porcine, et qu'il ne faut pas confondre avec l'angine charbonneuse, dont il sera ultérieurement question.

Causes. — Les refroidissements, une constitution atmosphérique spéciale, le défaut de précautions dans l'administration des médicaments liquides, des fourrages barbus ou couverts d'aspérités.

Traitement. — Localement on enveloppe la gorge d'une étoffe de laine ou d'une peau de mouton ; cette région est frictionnée une ou deux fois par jour avec le liniment volatil simple ou contenant de l'onguent mercuriel ; dans les cas graves, on y applique un vésicatoire.

Si la tuméfaction extérieure est prononcée, qu'il y ait tendance à la terminaison par suppuration, et que la douleur soit forte, les cataplasmes émollients de farine de lin sont indiqués ; on les continue jusqu'à la maturation des abcès. On gargarise et on injecte la bouche avec une dissolution de miel dans le vinaigre, et l'on fait inspirer des vapeurs émollientes d'orge cuite que l'on remplace par des vapeurs d'infusion de semences de foin, de goudron ou de sucre brûlé sur une pelle rougie, quand la maladie passe à l'état chronique.

L'intensité de la fièvre inflammatoire, la difficulté de la respiration règle l'emploi de la saignée, sa répétition et la quantité de sang à extraire. En général, des émissions sanguincs modérées suffisent pour abattre les symptômes inflammatoires. Dans les boissons on fait dissoudre du nitrate de potasse, de l'hydrochlorate d'ammoniaque, ou bien l'on donne ces sels en électuaires semi-liquides. La constipation est combattue par les lavements. On prévient une suffocation imminente par la trachéotomie. Cette médication, soutenue par le repos, la chaleur, des boissons farineuses, quelques fourrages verts, jeunes et succulents, triomphe de l'angine ordinaire. On peut même se dispenser du traitement interne, car, par suite de la difficulté de la déglutition, il ne sert qu'à tourmenter inutilement l'animal.

L'angine couenneuse demande de fortes émissions sanguines, l'application d'un vésicatoire énergique au pourtour de la gorge et l'usage interne du calomel. Quand les fausses membranes sont formées, et afin d'en obtenir l'évacuation, l'on cherche à susciter un accès de toux; l'on s'est bien trouvé, pour obtenir ce résultat chez la bête bovine, de verser une gorgée de vinaigre dans la bouche.

Dans l'angine gangréneuse, une forte excitation locale par des frictions répétées de liniment volatil, d'onguent vésicatoire, des gargarismes d'infusion de sauge, de décoction d'écorces de chêne, acidulées par l'acide chlorhydrique, des breuvages farineux camphrés, si la déglutition s'opère encore, sont les moyens les plus aptes à combattre la fatale tendance à la gangrène.

Aux moyens préconisés on ajoute, dans l'angine du porc, un vomitif administré dès le début.

L'angine du porc prend quelquefois l'aspect d'un catarrhe de la muqueuse respiratoire; un jetage abondant s'écoule par les narines. Cette forme ne cède qu'à l'emploi des toniques excitants, tels que la racine de gentiane et les baies de genévrier.

AVIVES.

On donne le nom d'avives à un gonflement subit et inflammatoire des *parotides*, c'est-à-dire des glandes qui sont situées en haut de la ganache, à la jonction de la tête avec le cou.

Causes. Les avives sont quelquefois la suite d'une gourme mal traitée ; elles peuvent aussi être occasionnées par un coup, une contusion, etc.

Traitement. Cette maladie étant de nature inflammatoire, il faut mettre l'animal à la diète, lui donner des breuvages rafraîchissants et lui administrer quelques lavements. Quant à la tumeur elle-même, on la traitera comme les abcès ordinaires ; on hâtera sa maturité en y appliquant des cataplasmes émollients et en la frottant avec du saindoux ou mieux encore avec de la graisse d'oie ; enfin on l'ouvrira lorsqu'elle sera parfaitement mûre.

CHARBON A LA LANGUE.

Symptômes. Cette maladie, qui est commune aux chevaux et aux bœufs, consiste dans une vessie qui se manifeste à la langue et qui en occupe tantôt le dessus, tantôt le dessous, et quelquefois les côtés. Elle est d'abord blanche, ensuite rouge et en peu de temps elle devient livide et noire. Elle augmente considérablement en grosseur et dégénère en ulcère chancreux qui ronge toute l'épaisseur de la langue et entraîne la perte de l'animal. Cette maladie est si prompte qu'elle commence et se termine quelquefois dans l'espace de vingt-quatre heures. Aucun signe extérieur ne l'annonce ; il n'y a que l'inspection de la langue qui puisse la faire connaître ; c'est que l'animal boit, mange, et fait toutes ses fonctions comme à l'ordinaire jusqu'à ce que sa langue soit tombée par lambeaux.

Causes. Le charbon à la langue est épizootique et contagieux ; il se communique, non-seulement par le contact immédiat de l'humeur qui sort de la plaie, mais par celui des instruments qui servent à le panser.

Préservatifs. Saignée à la veine jugulaire, lotions fréquentes à la langue avec un mélange de vinaigre, de sel, de poivre, d'assa-fœtida ; fumigations dans les écuries avec des baies de genévrier trempées dans du vinaigre et brûlées sur un réchaud, etc.

Traitement. Lorsque malgré l'emploi de ces préservatifs, quelque bête a été atteinte, il faut de suite emporter la pustule avec un bistouri ou des ciseaux et étuver cinq à six fois par jour la plaie et la langue tout entière avec de l'eau-de-vie chargée de sel ammoniac et de camphre (16 grammes de l'un et de l'autre de ces ingrédients dissous dans 1/4 de litre d'eau-de-vie), ou bien avec de la teinture de myrrhe ou d'aloès. Les lotions avec du vinaigre dans lequel on a délayé de la thériaque et ajouté un peu d'eau-de-vie camphrée sont aussi très-bien indiquées. Il est même bon d'en faire avaler un demi-verre à l'animal chaque fois qu'on le pense. Il importe au surplus de bien étriller les animaux, tant sains que malades, et d'en visiter plusieurs fois par jour la bouche pour juger de leur état ; car cette espèce de charbon, nous le répétons, ne s'annonce par d'autres signes extérieurs que par l'inspection de la langue.

Il est bon de faire remarquer que la saignée, utile comme préservatif, est très-nuisible dès que la maladie s'est déclarée.

AVANT-COEUR.

C'est une tumeur inflammatoire qui se forme au poitrail à l'endroit de la pointe de l'os que l'on nomme *sternum*. Cette partie, qui est quelquefois assez saillante, supporte chez certains chevaux tout l'effort que fait l'animal pour avancer, et il en résulte une tumeur plus ou moins volumineuse.

Traitement. Lorsque cette tumeur est récente, il suffit de disposer les harnais de manière à ce qu'ils ne portent pas sur la partie blessée, et de lotionner celle-ci soit avec de l'eau de Goulard, soit avec un mélange de 1 litre d'eau fortement salée et d'un verre d'eau-de-vie camphrée. Mais si elle est déjà ancienne ou qu'elle résiste à ces moyens, il faut favoriser sa suppuration en y appliquant de l'onguent vésicatoire ou le feu. Le pus une fois formé et évacué, on traite la tumeur comme une plaie simple.

MALADIES DE LA POITRINE.

PNEUMONIE OU INFLAMATION DES POUMONS.

Symtômes. — Toux sèche, tristesse, perte de l'appétit, chaleur et sécheresse de la bouche, respiration courte. Le cheval ouvre les naseaux et l'on aperçoit un battement dans les flancs lorsqu'il aspire l'air ; il est très-faible et chancelle en marchant ; cette perte des forces est surtout visible dans les membres postérieurs. Quelquefois la toux cesse, d'autres fois elle fait des progrès ; en mettant le plat de la main sur les bas des côtes gauches, derrière l'épaule, on sent distinctement les pulsations du cœur ; l'animal reste debout tant que dure la maladie.

Cause. Un refroidissement.

Traitement. On saignera d'abord l'animal au cou et on lui pratiquera un cautère au poitrail. Ensuite on étendra toutes les six heures sur sa langue, avec une spatule, 30 grammes de l'électuaire suivant :

> Nitre. . . . . . . 90 grammes.
> Sel de Glauber. . . 120 »
> Réglisse en poudre. . 60 »
> Miel, quantité suffisante.

On donnera en outre tous les jours, à des intervalles égaux, quatre lavements préparés de la manière suivante : faites bouillir dans 6 litres d'eau 3 poignées de camomille et autant de feuilles de mauve ; passez la décoction à travers un linge, ajoutez-y 60 grammes de nitre ; versez-en dans une seringue 3/4 de litre auxquels vous mêlerez 30 grammes d'huile de lin.

Le lendemain, si les palpitations n'ont pas diminué, on fera une nouvelle saignée à la jugulaire. Si le jour suivant, on ne remarque pas encore d'amélioration on répétera le remède précédent et on ouvrira un cautère sur les reins. Si le cheval a de la force et de l'embonpoint, et que son cœur batte toujours avec la même violence, on lui fera une quatrième saignée vingt-quatre heures après la troisième.

Lorsque le cheval a recouvré la gaieté et l'appétit, on lui donne de petites portions souvent répétées d'un mélange d'avoine et de son mouillé. Si cette nourriture le dégoûte, on supprime le son. Quand il voudra manger du foin on lui en donnera de la meilleure qualité. L'herbe est le fourrage qui lui convient le mieux pendant la belle saison. En hiver, il doit être abreuvé avec de l'eau tiède qu'on lui présente dans un seau afin qu'il puisse boire à volonté, et nourri, s'il est possible, avec des feuilles de chou rouge qui lui plaisent beaucoup, et qui ont la vertu de diminuer l'inflammation.

Quand tous les symptômes ont considérablement diminué, on ne donne par jour que deux doses d'électuaire à chacune desquelles on mêle 8 grammes de camphre en poudre ; on diminue dans la même proportion le nombre des lavements et l'on cesse d'y ajouter du nitre. Si le cheval transpire beaucoup, il faut le bouchonner deux fois par jour et lui jeter ensuite sur le corps une couverture sèche. S'il a les jambes froides, on le bouchonnera plus fréquemment encore et avec plus de force et de persévérance.

Dès que le cheval commence à se coucher, on peut être assuré qu'il ne court plus aucun danger.

Cette maladie occasionne souvent aux jambes de derrière, et sur le ventre, des tumeurs qui disparaissent avec elle pourvu que le cheval prenne de l'exercice. En hiver, on préviendra les refroidissements au moyen de la chaleur de l'écurie, du renouvellement de l'air et de la litière. On rendra au cheval ses forces et son embonpoint en lui donnant une nourriture abondante et de bonne qualité.

La pneumonie dure quelquefois plus de vingt jours.

PLEURÉSIE.

La pleurésie est l'inflammation de la plèvre, c'est-à-dire de la membrane qui tapisse l'intérieur de la poitrine. Elle présente à peu près les mêmes symptômes que la pneumonie et se traite de la même manière.

PHTHISIE PULMONAIRE.

Symptômes. La phthisie pulmonaire au cheval, dit M. Hurtrel d'Arboval, s'annonce par l'amaigrissement, la tristesse, le dégoût, une toux légère, quelquefois sèche, d'autres fois accompagnée d'un écoulement par les naseaux ; les mouvements du flanc sont altérés, mais cette altération diffère de celle qui a lieu dans la pousse en ce que dans la phthisie il n'y a qu'un contre-coup vague et irrégulier, au lieu du double temps qui se remarque dans la pousse. Au bout d'un certain temps, si l'on frappe le thorax, l'animal témoigne de la sensibilité dans divers points. La gêne de la respiration est souvent accompagnée d'une espèce de sifflement, et la maladie persiste des années sans que l'animal éprouve dans l'exercice de ses fonctions des dérangements assez notables pour l'empêcher de fournir à son service ordinaire. Mais plus tard la toux devient plus intense, la fièvre survient, augmente après le repas du milieu du jour pour diminuer ensuite, et croître de nouveau vers le soir. A cette époque, la gêne de la respiration est plus marquée, l'écoulement nasal bien établi ou plus abondant ; l'amaigrissement devient plus considérable, et il survient des sueurs partielles, surtout à la poitrine, et qui alternent avec le dévoiement. Dans le troisième degré, tous ces symptômes s'aggravent, et l'animal périt.

Causes. La phthisie pulmonaire est la suite ou la dégénération de l'inflammation du poumon. Les circonstances qui peuvent la faire naître ou la développer sont une température atmosphérique alternativement ou constamment froide et humide, les pays bas, ombragés, situés près des rivières et sur des prairies marécageuses, le passage d'un pays dans un autre, surtout d'un pays sec dans un pays humide, les travaux pénibles, fatigants, forcés, les sauts répétés, les courses longues et rapides, etc.

Traitement. La phthisie pulmonaire est une maladie incurable. Les seuls moyens à mettre en usage pour prolonger, s'il est possible, les jours de l'animal, sont les saignées s'il y a rougeur de la membrane du nez et plénitude du pouls, l'application de liniments volatils sur la peau, de vésicatoires volants ou de sétons, de purgatifs, etc.

HYDROPISIE DE POITRINE.

C'est un amas d'eau dans la cavité de la poitrine.

Symptômes. L'animal respire avec beaucoup de difficulté. En faisant attention au mouvement des côtes, on voit qu'elles se lèvent avec force. Le cheval regarde de temps en temps sa poitrine, se couche tantôt d'un côté, tantôt de l'autre, reste quelquefois constamment sur les quatre jambes, a des sueurs fréquentes et jette par les narines une humeur jaunâtre, un des signes caractéristiques de cette maladie.

Causes. Elle est occasionnée par les maladies inflammatoires des parties contenues dans cette cavité, telles que la pneumonie, etc.

Traitement. Le seul moyen de sauver l'animal est de tenter l'évacuation des eaux. A cet effet, on enfonce un trocar dans la poitrine à la partie inférieure de la huitième côte, à sa jonction avec le cartilage, et on vide à peu près la moitié de l'eau qui y est contenue ; ensuite, sans retirer la canule, on injecte peu à peu la même quantité d'une décoction faite avec des fleurs de millepertuis bouillies dans de l'eau et du miel. Deux heures après, on tire les deux tiers de l'eau restante et on injecte encore près du tiers de la décoction ; au bout de deux heures, on évacue toute l'eau et on injecte deux litres de la décoction, que l'on retire au bout de quelques heures ; si vous remarquez qu'elle a diminué, et que vous ne pouvez en retirer la même quantité que vous avez injectée, il y a lieu d'espérer sur la guérison.

POUSSE.

La pousse est l'asthme des chevaux.

Symptômes. La pousse, dit M. Lebeau, s'annonce par la gêne de la respiration, le battement irrégulier des flancs, surtout après l'exercice au trot, la toux sèche, quinteuse et sans rappel, quelquefois par l'émission de mucosités épaisses et blanchâtres par les naseaux ; mais le signe le plus caractéristique est le soubresaut ou contre-temps qui se fait remarquer surtout dans l'expiration ; le mouvement d'abaissement du flanc est à peine commencé qu'il s'arrête subitement, s'interrompt pour recommencer et achève de se faire tranquillement. C'est après l'exercice et pendant l'action de manger l'avoine que ce phénomène est facile à saisir. Quelquefois le cheval tombe dans l'amaigrissement tout en conservant l'appétit et les autres apparences de la santé; le ventre devient volumineux, avalé; les côtes se dessinent fortement sur la peau.

Les jeunes chevaux en sont rarement atteints, et ce n'est guère qu'après l'âge de six ans qu'on la voit commencer; tous les aliments échauffants l'augmentent.

Causes. Les causes ordinaires de la pousse sont le défaut d'exercice en même temps que le cheval est trop nourri, l'usage d'aliments échauffants ou trop secs, un travail violent de suite après le repas, et enfin la transpiration arrêtée.

Traitement. La pousse une fois établie est incurable. Au commencement on peut l'arrêter en privant le cheval de foin, en lui donnant à la place de la paille et de l'avoine, et en ne lui faisant faire aucun exercice pénible sans le condamner cependant à un repos complet. Lorsqu'elle est confirmée, on peut essayer l'application d'un séton au poitrail.

CORNAGE, SIFFLAGE OU HALLEY.

On entend par *cornage* un bruit particulier, une espèce de ronflement plus ou moins éclatant que la respiration du cheval fait entendre pendant un exercice un peu vif. Ce n'est point une maladie spéciale, mais un symptôme particulier de plusieurs affections, telles que la morfondure, l'esquinancie, la gourme, la pneumonie. Ce n'est donc qu'en traitant et en guérissant celle de ces maladies qui existe que l'on peut faire cesser le cornage. Cependant il arrive quelquefois que le cornage résulte d'un défaut dans l'arrangement ou la disposition naturelle des voies de la respiration, et alors l'animal est corneur sans aucune autre maladie. Quand la gêne de la respiration est très-grande, et que l'on veut utiliser l'animal en le faisant travailler, il faut pratiquer la trachéotomie, et placer un tube à demeure dans l'ouverture artificielle faite à la trachée. Cette opération ne peut être faite que par un vétérinaire.

MALADIES DU VENTRE.

ASCITE OU HYDROPISIE DU BAS-VENTRE.

C'est un amas d'eau dans la capacité du bas-ventre.

Symptômes. Le ventre est tuméfié, les flancs sont avalés, l'animal respire difficilement ; on sent la fluctuation d'un liquide lorsqu'en pressant de la main une des parties latérales du ventre, on fait frapper le côté opposé. Ces signes sont encore accompagnés du défaut d'appétit, de la perte des forces, de la maigreur, de l'enflure des jambes et de la diminution des urines.

Causes. L'ascite est presque toujours la suite d'une inflammation chronique du foie, des reins, du péritoine, de la rate, etc.

Traitement. Cette maladie est très-difficile à guérir. La première indication qui se présente à remplir est de chercher à évacuer le liquide contenu dans le bas-ventre en lui faisant prendre la route des urines ; on administrera à l'animal des breuvages diurétiques, par exemple, du suc de pariétaire à la dose de 160 grammes par jour, ou de la décoction de graine de lin à laquelle on ajoutera 30 grammes de nitre par litre d'eau. On peut encore donner 4 à 8 grammes d'ammoniaque dans 5 ou 6 litres d'eau, un litre soir et matin. Rozier dit avoir été témoin des effets surprenants d'un breuvage composé de suc d'oignon et d'eau-de-vie. Au bout de quelques jours, donnez un purgatif composé d'un litre d'eau dans lequel vous aurez fait fondre :

Sel d'Epsom	95 grammes.
Miel.	60 »
Aloès en poudre	30 »

Si ces moyens ne produisent pas d'effet sensible, et que le ventre continue à se remplir d'eau et à se distendre de plus en plus, il restera pour dernière ressource la ponction qui est une ouverture pratiquée au bas-ventre dans l'espace compris entre les dernières fausses côtes et les os pubis. En faisant cette opération, qui ne doit jamais être entreprise que par un vétérinaire, il faut avoir égard aux forces de l'animal qui se trouve toujours affaibli lorsqu'on évacue une grande quantité d'eau à la fois. Il vaut donc mieux, deux jours après, réitérer la ponction pour évacuer le reste des eaux, en ayant l'attention, dans l'intervalle de chaque opération, d'appliquer sur la plaie de l'étoupe cardée, sèche et assujettie par un emplâtre de poix ou du diachylon.

INFLAMMATION DU FOIE.

Symptômes. Cette maladie, qui est assez commune chez le cheval, est difficile à caractériser. Le seul signe auquel on puisse la reconnaître d'une manière certaine est la couleur jaune des yeux, des membranes de la bouche et du nez, et des urines. A ce symptôme s'en joignent d'autres moins certains, tels que la constipation qui alterne quelquefois avec la diarrhée, la perte de l'appétit, la couleur claire des excréments et une fièvre plus ou moins violente. Lorsqu'on appuie la main sur la région du foie, l'animal se cambre et témoigne de la douleur ; la sensibilité qu'il éprouve dans cette partie l'empêche de se coucher; aussi reste-t-il presque continuellement debout.

Causes. Refroidissement, mauvaise qualité de la nourriture, coups sur la région du foie, calculs biliaires, etc.

Traitement. On fait une saignée modérée si l'animal est robuste et bien nourri, et on lui donne à l'intérieur l'électuaire suivant :

Calomel	15 grammes.	
Racine de jalap. . .	45	»
Aloès.	45	»

Farine et eau quantité suffisante; la dose est d'un morceau de la grosseur d'un œuf qu'on étend toutes les heures ou toutes les deux heures sur la langue de l'animal. On pratique en même temps, sur la région du foie, des frictions avec un mélange de 15 grammes de camphre et de 90 grammes d'onguent mercuriel, ou bien on y ouvre un cautère. La nourriture doit consister en foin, herbe, trèfle, carottes, etc. Le grain serait nuisible en pareil cas. S'il y a constipation, on donne quelques lavements émollients. Un exercice modéré est favorable aux progrès de la guérison.

INFLAMMATION DES REINS.

Symptômes. Cette affection est assez rare; mais elle est très-dangereuse et se confond souvent avec la rétention d'urine. L'animal est saisi d'une fièvre violente; quand on appuie un peu fortement la main sur la région des reins, on sent que la peau est chaude et le cheval témoigne de la douleur; il a le train de derrière faible et comme disloqué; il se met souvent en position d'uriner, mais sans résultat ou ne donne que quelques gouttes d'une urine rouge et sanguinolente; ses testicules sortent et rentrent alternativement; il se regarde souvent les flancs, se couche et se relève, et tout son corps se couvre d'une sueur qui a l'odeur de l'urine. Il succombe bientôt s'il n'est promptement secouru.

Traitement. On fera de suite une forte saignée de 4 à 6 kilogrammes et on la réitérera plus tard deux ou trois fois si cela est nécessaire; on frictionnera ensuite la région des reins avec un liniment composé de :

Ammoniaque liquide. . .	50 grammes.
Essence de térébenthine .	65 »
Huile de lin	65 »

Et on donnera tous les jours un électuaire préparé avec :

Camphre	15 grammes.
Salpêtre	50 »
Sel de Glauber	260 »

Et autant de farine et d'eau qu'il en faudra pour donner
au mélange la consistance nécessaire.

COLIQUE OU TRANCHÉE.

Des douleurs intestinales, se manifestant par des phénomènes plus ou moins désordonnés, sont comprises sous
la dénomination collective de *colique*. Elle est déterminée
par un spasme du tube digestif, par un obstacle qui s'oppose à la marche progressive des matières qu'il contient
ou par l'inflammation de ce conduit. La colique peut donc
dépendre d'une constipation qui survient pour ainsi dire
toujours lorsque le mal de ventre se prolonge : si elle est
violente et qu'elle ne cède pas à la médication employée,
elle finit par devenir inflammatoire.

Le cheval est plus exposé à la colique que les autres
animaux domestiques, chez lesquels elle présente moins
de gravité. Plusieurs affections qui ont leur siége dans le
bas-ventre et qui sont accompagnées de douleurs objec-
tives ont été considérées comme des coliques, alors qu'on
leur a donné une dénomination différente chez les autres
animaux. Ainsi la colique venteuse, celle par surcharge
d'aliments, par indigestion, par constipation, correspondent à la météorisation, à l'indigestion aiguë et chronique
des ruminants. Chez le cheval ces diverses coliques prennent une physionomie autre ; elles ne se traduisent point de
la même manière. La diarrhée, la dyssenterie ont aussi
été rangées parmi les coliques ; on est allé jusqu'à y com-
prendre des affections des reins et de la vessie. Ce mode
de grouper les maladies ne peut conduire qu'à la confusion, à rendre synonymes la colique et les *douleurs abdominales*, sans rechercher dans quel organe elles ont leur

siége, de quelle lésion elles dépendent ; il tend à diriger le traitement contre le symptôme douleur. C'est faire de l'empirisme de la plus mauvaise espèce.

En appliquant l'oreille contre l'abdomen, on entend chez le cheval sain un bruit intestinal qui se répète dans l'intervalle d'environ cinq à dix secondes. Ce bruit se modifie dans la colique, il est interrompu et analogue à celui qui se produit quand on laisse tomber goutte à goutte de l'eau dans un vase de cuivre : on pourrait l'appeler *bruit de spasme*; ou bien, il ne se fait pas entendre. Plus le bruit est clair, aigu, plus il est rare, court, plus aussi il dénote la violence du spasme intestinal. L'absence complète du bruit annonce la cessation des contractions de l'intestin et son obstruction. Le retour du bruit normal dans les coliques constitue donc un signe favorable.

Colique chez le cheval.

Symptômes. La maladie se déclare tout à coup, sans phénomènes précurseurs ; elle se caractérise de suite par des douleurs abdominales intermittentes, c'est-à-dire, des douleurs qui cessent pendant un certain temps, pour se reproduire avec un redoublement de violence. Ces douleurs se décèlent par une agitation constante ; l'animal gratte le sol avec les pieds de devant, trépigne de derrière, regarde du côté du flanc, fléchit à moitié les genoux, porte sous lui les membres postérieurs, reste quelques instants dans cette position, comme s'il hésitait à se coucher, puis il se laisse tomber sur le sol, en faisant entendre un gémissement prolongé. Alors il se roule, se place sur le dos, et dans cette position il détend avec violence ses membres dans l'espace. Bientôt il se relève, recommence à s'agiter, se recouche encore et ainsi de suite.

Le bruit intestinal est modifié ou imperceptible. Le malade pousse à la défécation ou se campe pour uriner, ordinairement sans succès, ou ses efforts ne sont suivis que d'évacuations insignifiantes; la constipation finit toujours par se déclarer. L'excrétion urinaire est également rare ou suspendue. Les douleurs ne sont pas continues; dans l'intervalle, il cherche parfois à saisir une bouchée d'aliments; cette envie instinctive ne tarde pas à faire place à un dégoût pour la matière nutritive. La colique débute sans fièvre, le pouls n'a pas changé; bientôt la circulation s'accélère, les pulsations sont petites, concentrées, irrégulières.

Ce cortége symptomatique marche de pair avec quelques phénomènes accessoires qui n'en sont que la conséquence. Tels sont : accélération de la respiration, sueurs, bouche sèche et pâteuse, langue chargée, ballonnement, chaleur inégalement répartie, tremblements, etc.

Lorsque la colique fait des progrès, que les symptômes ont atteint leur maximum d'intensité et que la mort est imminente, l'animal tend l'encolure, éprouve des étranglements, fait des éructations, vomit, tombe et meurt. L'estomac, l'intestin ou le diaphragme se sont rupturés. Le volvulus, l'intussusception provoquent des douleurs intestinales violentes; la position du chien assis que prend le malade doit faire craindre cet accident. Une constipation opiniâtre, que des efforts expulsifs continus ne parviennent pas à vaincre, dénote la présence d'un obstacle mécanique dans le trajet intestinal.

La marche d'une colique est toujours aiguë; sa durée varie de quelques heures à deux jours; celle qui reconnaît la constipation pour cause peut se prolonger davantage. Les phénomènes persistant, la colique se transforme en gastro-entérite, ou elle se termine par la gangrène, par la rupture d'un intestin.

Diagnostic. Toutes les maladies des organes abdominaux accompagnées de douleurs peuvent être confondues avec la colique, cependant le doute ne surgit que dans la rétention d'urine. L'exploration de la vessie rend le diagnostic facile. Dans la rétention d'urine, la vessie est pleine, tendue ; elle se présente vide ou médiocrement remplie dans la colique. Cette distinction établie, il est un autre fait dont on doit s'assurer chez les chevaux entiers, à savoir, si une anse d'intestin n'a pas franchi l'anneau inguinal, pour provoquer les symptômes que l'on observe.

Distinction. Les variétés de coliques établies sont basées sur les causes qui leur donnent naissance. D'après ce principe on a distingué :

La colique par *indigestion*, qui est la plus fréquente ; elle se déclare peu de temps après le repas, et dépend d'une surcharge d'aliments ou d'une inaction de viscère.

La colique *venteuse* ou par *météorisation* se reconnaît au dégagement des gaz qui ballonnent l'abdomen ; la percussion fait entendre un son tympanique, comme dans la météorisation de la bête bovine.

La colique *stercorale* déterminée par l'obstruction du cœcum ou d'une partie du côlon. Le cœcum est plein, ne peut se dégorger, ou une pelote stercorale enclavée dans le côlon coupe le passage. L'obstacle mécanique peut être déterminé par des calculs, du sable ou des vers intestinaux roulés er pelotons. L'exploration du rectum permet quelquefois de reconnaître la cause de ce genre de colique.

La colique *rouge* ou *tranchée rouge* est une congestion de la muqueuse intestinale, avec épanchement de sang dans la lumière de l'intestin. On la reconnaît si du sang est expulsé par l'anus. Du reste, cette colique soudaine, accompagnée de douleurs atroces, est promptement mortelle.

Traitement. Il diffère suivant le genre de colique que l'on a à combattre.

Coliques produites par une indigestion. Quand les tranchées proviennent d'indigestion, il faut bien se garder de saigner; car on diminuerait encore les forces de l'estomac et l'animal serait exposé à périr de suffocation. On commencera par lui faire avaler 5 ou 6 litres d'eau tiède dans l'espace de deux heures, et on lui donnera des lavements d'eau de savon jusqu'à ce qu'il survienne des évacuations copieuses. On administrera ensuite les breuvages et les lavements que nous venons d'indiquer pour les coliques produites par le refroidissement. On retire aussi d'excellents effets d'une infusion de camomille et de sauge à laquelle on a mis 30 gouttes d'éther sulfurique. M. Huzard a aussi employé avec beaucoup de succès en pareil cas le café à l'eau à la dose de 5 ou 6 tasses.

Coliques produites par les vents. Les causes qui peuvent donner lieu à ces coliques sont très-variées; le vert donné trop tôt ou sans précaution, l'eau très-froide bue avidement en grande quantité, tous les fourrages nouveaux qui n'ont pas encore jeté leur feu, et surtout le foin et l'avoine fermentés peuvent déterminer ces sortes de coliques. Le traitement est à peu près le même que celui des tranchées d'indigestion. On recommande néanmoins des lavements composés de 2 litres d'eau dans laquelle on a fait bouillir : feuilles de mercuriale et fleurs de camomille de chaque, une poignée, semences d'anis ou de coriandre une demi-poignée. Il est bon de pratiquer en même temps sur le ventre des frictions avec un liniment composé :

<pre>
Huile d'olive . . . . . . 130 grammes
Essence de térébenthine. . . 60   »
Ammoniaque liquide. . . . 45   »
Camphre. 15   »
</pre>

Il faut en même temps faire prendre de l'exercice au cheval, mais modérément et seulement au pas. Quelques vétérinaires recommandent aussi de donner en lavement 1 litre de décoction de graine de lin, 60 grammes d'huile de noix, 4 pincées de sel commun, 60 grammes de suc de rue.

Coliques stercorales. Celle due à des vers intestinaux, demande des agents susceptibles de provoquer des contractions énergiques de l'intestin et dont les effets sont rapides. Vingt-cinq à trente graines de croton-tiglium réduites en bol avec de la poudre de guimauve remplissent ce but.

Coliques des calculs intestinaux. On calme la douleur, on ne saurait les expulser ; on administre, à cet effet, un breuvage d'éther laudanisé.

Coliques ou tranchées rouges, dont la marche est si rapide, sont combattues par les saignées ; elles doivent être proportionnées à l'énergie du mal. Sans avoir égard à la plénitude de l'estomac, on extrait de 4 à 6 kil. de sang et même plus, car la mort est inévitable, si la saignée n'est pas faite avec promptitude, si on y met de l'hésitation.

Coliques produites par l'échauffement. Voyez l'article CONSTIPATION.

Coliques produites par les vers. Voyez l'article VERS.

Coliques produites par une inflammation des intestins. L'abus des purgatifs, l'usage de substances vénéneuses ou d'aliments échauffés et de mauvaise qualité, une autre maladie aiguë existant déjà précédemment, tels sont les causes et les signes d'une inflammation des intestins. Il faut saigner de suite et plusieurs fois l'animal, lui donner des lavements de décoction de graine de lin, de fleurs de mauve ou de racine de guimauve, et pour boisson un litre d'infusion de camomille dans laquelle on aura fait dissoudre 30 grammes de crème de tartre en poudre.

Coliques produites par le froid. Quand les tranchées proviennent d'un refroidissement, il faut tenir l'animal chaudement et lui faire avaler un litre de vin chaud miellé; si les accidents loin de diminuer s'aggravent, il faut saigner le cheval, lui retirer les aliments, lui faire boire de la décoction de guimauve ou de graine de lin, et lui donner des lavements de la même décoction à laquelle on aura ajouté des têtes de pavots et 130 à 260 grammes d'huile de noix ou de lin.

Moyens accessoires : le bouchonnement, les lavements et la promenade.

On frotte le corps et principalement le ventre, l'épine dorsale et les membres. Afin de produire une plus forte excitation à la peau, on se sert, dans les cas graves, d'essence de térébenthine qu'on frictionne sur l'abdomen

Les lavements sont l'accessoire obligé du traitement des coliques; on varie leur composition suivant l'effet qu'on désire produire. La sécheresse du rectum fait donner la préférence aux décoctions de son, de graines de lin; les lavements excitants au sel, au savon remplacent avec avantage les précédents, quand la contre-indication précitée n'existe pas.

Dans les constipations opiniâtres, les lavements de décoction de tabac ou de fumée de tabac rendent de bons services.

La promenade empêche l'animal de se débattre et de se léser pendant les mouvements désordonnés auxquels il se livre. Si, étant couché, il reste calme, la promenade devient inutile.

La colique ne cédant pas à l'ensemble du traitement que nous venons de décrire se transforme en entérite, qu'on doit combattre par de larges et abondantes saignées. La grande irrégularité du pouls est encore une indication pour la saignée.

DIARRHÉE.

La diarrhée consiste principalement dans l'évacuation par l'anus de matières liquides plus ou moins copieuses.

Symptômes. La diarrhée est un état opposé à la constipation, dans lequel les déjections sont plus ou moins molles et n'ont pas la couleur qu'elles présentent lorsque l'animal est dans l'état de santé. Cette maladie présente plusieurs degrés; dans le degré le moins intense, les matières sont molles et n'ont pas la forme de pommes qu'elles doivent présenter. A un degré plus élevé, elles sont liquides, coulent le long des cuisses de derrière et jaillissent souvent à une grande distance.

Causes. La diarrhée peut être le symptôme de quelque maladie; d'autres fois elle existe par elle-même et reconnaît pour causes ordinaires la mauvaise qualité ou l'insuffisance de la nourrituture, l'usage du foin récolté dans des prairies marécageuses, enfin un refroidissement.

Traitement. Lorsque la diarrhée accompagne quelque maladie dont elle est un symptôme, elle ne demande pas d'autre traitement que celui de l'affection principale. Dans le cas contraire, si elle est peu intense et que les matières soient simplement plus molles que de coutume, il suffit de mettre l'animal au sec, de lui donner du foin et de l'avoine, de le bouchonner plusieurs fois par jour et de le tenir bien chaudement. Mais si elle est considérable, il faudra donner au cheval malade des lavements de décoction de guimauve ou de farine de graine de lin et lui donner la même décoction en breuvage. Il est même quelquefois bon de pratiquer une saignée lorsque la peau et les oreilles sont chaudes et que l'animal est abattu et sans appétit. Enfin si la diarrhée résiste à ces moyens, ou qu'elle soit accompagnée de coliques douloureuses, on administrera avec succès au cheval, deux fois par jour, 3 à 6 grammes de teinture d'opium dans 1/4 de litre de décoction de graine de lin.

Quant à la diarrhée à laquelle sont sujets les poulains de lait, on la fait cesser en leur donnant tous les jours 2 à 4 grammes de rhubarbe et 8 à 15 grammes de magnésie dans de l'eau.

CONSTIPATION.

L'animal est constipé lorsqu'il reste trois ou quatre jours sans fienter, et que ses crottins sont secs, durs et en petite quantité.

Causes. La constipation n'est quelquefois qu'un symptôme d'une autre maladie, par exemple, de l'inflammation des reins, de la vessie, du poumon, etc. ; néanmoins elle peut avoir d'autres causes dont les plus fréquentes sont une nourriture trop mélangée de plantes aromatiques, un exercice violent pendant les chaleurs de l'été, un long voyage, les pâturages trop secs, le défaut de boisson fraîche, l'usage trop prolongé ou excessif de l'avoine et du sel, etc.

Traitement. Il est assez indifférent en général que la constipation provienne d'une maladie déjà existante ou de toute autre cause; du moment où elle existe, il ne s'agit que de faciliter l'évacuation. Si la constipation est opiniâtre, et qu'elle produise de la fièvre, on frottera sa main avec de l'huile d'olive, on l'introduira peu à peu dans l'anus du cheval et on en retirera les crottins. On donnera ensuite un lavement composé d'une décoction de racine de guimauve dans laquelle on fera dissoudre :

> Mauve. . . . 100 grammes.
> Nitre   30   »

On réitérera ce lavement trois ou quatre fois dans le jour; on se contentera les jours suivants d'injecter de la décoction de racine de guimauve avec la dose de nitre que nous venons d'indiquer, mais sans mauve. On obtient aussi de bons effets des lavements d'eau de savon. On ne donnera à l'animal pour boisson que de l'eau blanche, et pour nourriture, que du son mouillé. L'exercice peut être utile pour les chevaux qui n'en font pas habituellement.

Lorsqu'un cheval est sujet à la constipation, il faut toujours humecter le fourrage sec qu'on lui donne, et y ajouter une poignée de sel tous les trois ou quatre jours.

VERS.

Symptômes. Le cheval qui est tourmenté par des vers éprouve de temps à autre des coliques plus ou moins violentes. Sa peau est sèche, adhérente, et son poil piqué. Il s'ébroue souvent, lèche les murs, cherche à manger de la terre, de l'argile, de la craie, etc. Il recherche avec avidité les substances salées et aime à se frotter fréquemment la lèvre supérieure. Quelquefois c'est à l'anus que la démangeaison a lieu, ou à l'origine de la queue, partie que l'animal remue souvent et cherche à frotter contre les corps environnants. On observe encore des gargouillements dans les intestins et une diarrhée infecte. Pendant les coliques le cheval est inquiet, se frappe vivement les flancs avec la la queue, et le ventre avec les pieds de derrière; en peu de temps il dépérit considérablement si l'on n'y porte remède.

Causes. Les vers attaquent principalement les poulains délicats qui ont perdu leur mère de bonne heure, qui sont mal nourris, ou qui pâturent dans des endroits humides.

Traitement. Le premier soin doit être de changer le régime de l'animal. La bonne qualité de l'eau et des ali-

ments suffit même quelquefois pour arrêter le développement et procurer l'expulsion des vers.

Chabert à qui nous devons un excellent traité des
maladies vermineuses du bétail, a fait de nombreuses
expériences pour trouver les substances les plus propres à
les combattre, et leur résultat a été que l'huile animale de
Dippel, vulgairement *huile empyreumatique*, est le meilleur vermifuge que l'on puisse employer. On l'administre
en breuvage à la dose de 15 à 30 grammes dans une infusion de plantes aromatiques telles que sauge, fleurs de
sureau, sarriette, etc.

La composition suivante est également recommandée
par plusieurs vétérinaires : poudre de fougère mâle, de
séné, d'aloès, de gentiane, d'aunée, de chaque 30 grammes ; de sabine, de rue, d'absinthe, de valériane, de
chaque 15 grammes ; tartre stibié ou émétique 4 grammes.
On mêle et on divise en quatre paquets dont on administre
un tous les matins en breuvage dans 1 litre d'eau miellée.

La suivante, quoique plus simple, n'est pas moins efficace : suie de cheminée préparée et pulvérisée 60 grammes ; assa-fœtida et poudre de valériane, de chacun
15 grammes, foie d'antimoine porphyrisé 30 grammes.
Mêlez et employez comme la poudre précédente.

Les vétérinaires emploient avec beaucoup de succès le
remède suivant : Prenez deux poignées de valériane et
une petite poignée de semen-contra, faites infuser pendant un quart d'heure dans un demi-litre d'eau bouillante, passez à travers un linge et lorsque l'infusion est
refroidie ajoutez-y 60 grammes d'essence de térébenthine.
Cette dose se donne en une seule fois au cheval adulte ;
elle est de moitié pour les poulains. Le lendemain on
donne un purgatif.

GRAS-FONDURE.

Symptômes. Cette maladie se manifeste par le dégoût, l'agitation et l'inquiétude de l'animal, qui se couche, se relève et regarde sans cesse son flanc, et par le battement plus ou moins violent de cette partie. Mais le signe caractéristique de la gras-fondure est une excrétion de mucosités ou de glaires tamponnées et épaisses que le cheval rend par le fondement, et qui, sous la forme d'une espèce de toile, enveloppe et coiffe pour ainsi dire les parties marronnées des excréments.

Causes. Cette maladie est presque toujours la suite d'un exercice outré ou l'effet de purgatifs trop violents ou donnés à trop fortes doses. Elle est plus fréquente en été qu'en hiver, et attaque surtout les chevaux de fatigue.

Traitement. On commencera par pratiquer une ou deux saignées suivant la force de l'animal et la gravité de la maladie, on lui fera boire ensuite une grande quantité de décoction de graine de lin, ou de racine de guimauve, blanchie et miellée ; on lui administrera par jour deux lavements de la même décoction, et on supprimera entièrement les aliments solides. Lorsque l'état du malade commencera à s'améliorer, on lui fera prendre soir et matin 30 grammes de thériaque dans du vin, et on ne lui donnera pendant quelques jours pour nourriture que de la paille hachée avec de l'orge moulue.

CHUTE DE L'ANUS OU DU FONDEMENT.

Causes. Le ténesme, une toux violente, la faiblesse des muscles, peuvent occasionner cet accident, qui peut aussi

arriver lorsque le maréchal n'agit pas avec toute la précaution nécessaire quand il vide un cheval avec le bras
pour le disposer à recevoir un lavement.

Traitement. Il faut non-seulement remettre l'intestin,
mais le maintenir à sa place. On doit faire rentrer l'anus
sur-le-champ; ensuite il faut bassiner la partie avec du
vin chaud et y appliquer des compresses imbibées de la
même liqueur. Cette manœuvre ne présente pas beaucoup
de difficulté lorsque l'enflure et l'inflammation ne sont pas
considérables; mais dans le cas où elles s'opposeraient au
replacement de l'anus, il convient de saigner le cheval à
la veine jugulaire et de laver le fondement avec une
décoction de feuilles de patience et de bouillon blanc.
Aussitôt que l'anus sera rentré, on appliquera des compresses imbibées de vin dans lequel on aura fait bouillir
des racines de bistorte, ou de tormentille, ou dissoudre
de l'alun.

GONFLEMENT DU PIS.

Symptômes. Le pis est brûlant, tendu, très-sensible au
toucher; la mère éprouve de la douleur en allaitant; les
trayons donnent quelquefois du sang quand on les presse.

Causes. Le gonflement du pis est ordinairement occasionné par l'inflammation qui se développe dans le pis
avant et après la mise bas.

Traitement. Pendant la journée on enveloppe le pis
avec une compresse trempée dans du lait de beurre, ou
bien on le lave toutes les deux ou trois heures avec de
l'eau de Goulard tiède. Le soir on enduit le pis d'un mélange d'égales parties d'onguent mercuriel et d'onguent

d'althæa, ou simplement avec du beurre frais. Si ce traitement est insuffisant pour résoudre la tumeur, on y fait des
lotions fréquentes avec de l'infusion de fleurs de sureau.
Une précaution qu'on ne doit jamais négliger en pareil
cas, c'est de soutenir le pis avec un bandage que l'on
compose d'un morceau de toile percé de trous pour passer
les trayons, et que l'on fixe sur le dos.

Malgré l'emploi de ces moyens, la tumeur entre quelquefois en suppuration; mais l'ulcère qui en résulte est
facile à guérir; il suffit de le tenir très-proprement, de le
laver avec de l'eau-de-vie camphrée et de le panser avec
de la charpie graissée avec du beurre frais. Les petites
duretés qui restent encore dans le pis sont très-difficiles à
résoudre; mais elles sont insignifiantes et ne peuvent
avoir de suites fâcheuses.

AGALAXIE.

On donne le nom d'agalaxie à l'absence du lait dans les
mamelles des juments nourrices. Elle ne se rencontre
guère que chez les bêtes âgées qui ont mis bas pour la
première fois ou après une interruption de beaucoup
d'années.

Causes. Elle résulte presque toujours ou de l'épuise-
ment des forces de l'animal, ou de l'inflammation des
mamelles.

Traitement. Dans le premier cas, on donne à la jument
une nourriture plus abondante et plus substantielle; dans
le second, on lotionne les mamelles d'abord avec des
décoctions émollientes de feuilles de mauve, de racine de

guimauve, de pariétaire, etc., et plus tard avec des infusions de camomille et de fleurs de sureau.

MALADIES DES ORGANES GÉNITAUX ET URINAIRES.

INFLAMMATION DE LA VERGE.

Symptômes. La verge étant extrêmement sensible, la cause la plus légère suffit pour y déterminer de l'inflammation; elle se tuméfie alors, augmente de poids, et ne peut plus rentrer dans le fourreau.

Causes. Des coups de fouet ou de bâton sur cette partie quand le cheval est en érection sont la cause la plus fréquente de cet accident.

Traitement. On lotionnera fréquemment la verge avec de la décoction de guimauve, et on y appliquera des cataplasmes de farine de graine de lin. On mettra en même temps l'animal à l'usage des boissons rafraîchissantes. Si malgré ces moyens la verge ne diminue pas de volume, on pourra y pratiquer des scarifications; on ne doit pas craindre de les faire trop fortes, car elles paraissent extrêmement petites lorsque les parties sont revenues à leur état naturel.

Enfin si l'engorgement subsiste, il ne reste plus d'autre ressource que l'amputation qui se pratique de la manière suivante : Si, au-dessus de la partie tuméfiée, la verge est bien saine, on peut, dit Huzard, enlever d'un seul coup toute la partie tuméfiée; ce qui reste rentre dans le fourreau ; l'hémorrhagie survient ; elle dure deux ou trois jours ; une légère suppuration s'établit, la cicatrisation s'opère petit à petit et l'animal est bientôt guéri. Si l'hémorrhagie devenait trop considérable, on la combattrait par des bains d'eau froide, des lotions d'eau froide sur les reins, de la glace pilée appliquée sur ces parties, une saignée à la jugulaire, etc. Si l'on ne veut pas avoir à craindre les suites de l'hémorrhagie qui est inévitable dans cette opération, on agit de la manière suivante : on introduit une canule métallique dans le canal de l'urètre et on lie la verge avec une ficelle au-dessus de l'endroit malade ; on serre tous les jours la ligature davantage et on fait soutenir le poids de la verge par un suspensoir, jusqu'à ce que la partie à retrancher se détache d'elle-même.

GONFLEMENT DES TESTICULES.

Symptômes. Les testicules sont gonflés, chauds et très-sensibles au toucher ; l'animal ne peut mouvoir qu'avec peine ses jambes de derrière, éprouve de la difficulté à marcher et reste toujours debout.

Causes. Cette maladie peut provenir d'un vice intérieur ou d'une lésion extérieure, telle qu'un coup, une contusion.

Traitement. Lorsque le gonflement est récent et que les parties sont chaudes et douloureuses, il faut les laver fréquemment avec de l'eau de Goulard, et les envelopper d'un morceau de toile imbibé de la même liqueur. A défaut d'eau de Goulard on peut se servir de lait ou d'eau tiède. Si la tumeur est ancienne, froide, pâteuse et peu sensible, on lavera les testicules pendant la journée avec une décoction de poussière de foin, et le soir on les frottera avec un liniment composé de :

> Camphre. . . . . .   15 grammes.
> Onguent mercuriel. . . 160   »

On peut aussi employer avec succès les lotions d'eau de savon.

HYDROCÈLE.

On donne le nom d'hydrocèle à un amas d'eau dans les bourses.

Symptômes. La tumeur est ronde, insensible; elle augmente peu à peu sans devenir transparente. Quelquefois, en comprimant légèrement la partie, on sent la fluctuation d'un liquide; mais le plus souvent cette fluctuation est très-difficile à distinguer.

Causes. Ce sont les coups, les chutes, les fortes compressions ou un vice particulier des humeurs.

Traitement. Lorsque l'hydrocèle commence à paraître, on essaiera de la résoudre; on fera bouillir des feuilles de sauge ou de rue dans du vin ou de l'eau-de-vie, et, la liqueur étant chaude, on en bassinera les bourses, et on en appliquera des compresses qu'on soutiendra par un bandage en forme de suspensoir, et qu'on renouvellera fréquemment. Si malgré l'emploi de ce moyen, la tumeur s'accroît, loin de se décider pour la castration, comme quelques auteurs le conseillent, on fera, au moyen d'un bistouri, une petite incision dans la partie inférieure des bourses, et on injectera du vin miellé jusqu'à parfaite guérison.

Si l'hydrocèle a pour cause la morve ou le farcin, il n'est guère possible de la guérir qu'en combattant les maladies qui l'ont occasionnée.

PISSEMENT DE SANG.

Symptômes. Tantôt le sang est mêlé avec l'urine qu'il rougit ; tantôt il est sous forme de caillots ou de filaments.

Causes. Cette maladie est assez rare chez les chevaux ; elle a quelquefois pour cause une faiblesse générale ; mais elle est le plus souvent la suite d'un état inflammatoire des organes urinaires ou d'une affection des reins ; elle peut aussi être occasionnée par l'ingestion de substances vénéneuses.

Traitement. Lorsque le pissement est dû à une inflammation des organes urinaires, l'eau nitrée (64 grammes de salpêtre dans 2 litres de décoction de graine de lin) administrée en abondance suffit ordinairement pour le dissiper ; sinon il faut faire une forte saignée et mettre l'animal à une diète sévère.

Dans le cas où le pissement de sang provient d'une lésion des reins, on le traite comme nous l'avons dit à l'article *inflammation des reins*. S'il est au contraire occasionné par des substances vénéneuses, le traitement doit varier suivant la nature de ces substances. Si l'animal a mangé de la renoncule, du romarin sauvage, de la prêle, des bourgeons d'aunes, de pins et de peupliers, il faut administrer tous les quarts d'heure un verre d'eau contenant moitié de vinaigre. Dans les autres cas on donne toutes les demi-heures 1/4 de kilogramme d'huile ou de l'eau de savon.

Lorsque le pissement de sang prend un caractère chronique, et qu'il n'est d'ailleurs accompagné d'aucun autre symptôme, on donne l'électuaire suivant :

> Alun . . . . 30 grammes.
> Écorce de chêne. . . . 130 »
> Racine de calamus . . . 130 »
> Farine et eau quantité suffisante pour donner la consistance nécessaire.

Cette dose se donne en deux fois et à vingt-quatre heures d'intervalle. On fait deux fois par jour, dans la région des reins, des frictions avec un liniment composé de :

> Alcali volatil . . . . . 30 grammes.
> Essence de térébenthine. . 90 »
> Esprit de camphre . . . 90 »

RÉTENTION D'URINE.

La rétention d'urine est plus commune chez les chevaux que chez les juments.

Symptômes. L'animal est agité, remue continuellement le train de derrière, frappe le sol avec ses jambes de devant et se met fréquemment en position d'uriner, mais ses efforts sont inutiles ou l'urine n'échappe que goutte à goutte. En appuyant la main sur la région de la vessie, entre les bourses et l'anus, on y sent de la chaleur.

Causes. Elle provient ordinairemeut d'une inflammation ou d'une paralysie de la vessie qui se déclare à la suite du séjour trop prolongé de l'urine dans cet organe, lorsque l'animal a fait une longue course sans s'arrêter. Elle peut aussi être produite par des pierres ou des graviers.

Traitement. Faites bouillir dans 1 litre d'eau 2 poignées de graine de persil pilées, laissez refroidir la décoction, ajoutez-y 30 grammes de nitre, faites prendre cette potion en une seule fois au cheval malade et renouvelez cette dose toutes les deux heures. Donnez toutes les heures un lavement composé de 1 litre d'eau auquel vous aurez ajouté 30 grammes de savon ordinaire et 60 grammes d'huile de lin, et faites des frictions sur la région de la vessie avec de l'onguent d'althæa ou de populeum. Si le mal persiste, faites une forte saignée.

Quand la rétention d'urine est peu grave, il suffit quelquefois, pour la faire disparaître, de mettre l'animal sur du fumier de mouton récent et nouvellement remué.

DIABÉTÈS.

On donne le nom de *diabétès* à l'excrétion d'une urine pâle, insipide et douceâtre, en proportion ordinairement beaucoup plus abondante que celle des boissons.

Symptômes. L'animal rend 5 à 6 fois autant d'urine que dans l'état naturel ; il éprouve un grand appétit et une soif excessive que les boissons ne calment pas, il maigrit ; la peau est froide et le poil sec et piqué ne se couche pas bien. Les excréments sont rares, secs, et l'évacuation parfois accompagnée de coliques. Il survient quelquefois de la diarrhée, mais rarement au début. La faiblesse et l'abattement se manifestent ensuite, le bas des membres postérieurs s'engorge, l'appétit et les forces finissent par se

¡ordre et l'anxiété survient : ces derniers symptômes annoncent souvent la mort du sujet.

Causes. La trop grande quantité de boissons et d'aliments aqueux, l'affaiblissement par des travaux excessifs, le refroidissement subit de la peau dans des moments où elle est en sueur, l'habitation dans les lieux bas, humides et marécageux, le long séjour des chevaux à l'air libre, dans des marais ou des prairies couverts d'eau pendant une grande partie de l'année, telles sont les causes auxquelles M. Hurtrel d'Arboval attribue le diabétès.

Traitement. Si l'estomac n'est pas irrité, dit le même auteur, si l'appétit est vif ainsi que la soif, sans que les digestions en souffrent, il faut mettre l'animal à un régime très-substantiel, et lui donner, par exemple, des féveroles, des pois, de la gerbée de froment peu battue, du sainfoin, de la luzerne, du foin provenant de prairies élevées, et de l'avoine noire et pesante ; il vaut mieux donner moins de nourriture et la donner plus succulente. Les aliments verts, quelque bons qu'ils soient, sont ici contraires, attendu le relâchement qui en résulte. Les localités basses et humides ne conviennent nullement, et il importe d'en retirer les chevaux diabétiques pour les établir dans des lieux élevés et secs et dans des écuries saines et d'une température douce. Les boissons seront données en petite quantité à la fois ; elles se composeront d'eau dans laquelle on aura laissé rouiller des morceaux de ferraille, ou d'eau blanchie avec de la mouture d'orge ou de féveroles. On joindra à ce régime des bouchonnements fréquents et l'usage de bains de vapeur souvent répétés. Pour administrer ces bains, on fait coucher l'animal, et on le recouvre entièrement d'une couverture de laine sous laquelle on met des vases remplis d'eau chaude.

Tout espoir de sauver l'animal est perdu, et le traitement est à peu près indifférent, lorsque les organes de la digestion remplissent mal leurs fonctions et que l'animal a perdu l'appétit.

MALADIES DES MEMBRES.

—

EAUX AUX JAMBES.

Symptômes. Cette maladie qui est toujours chronique, et quelquefois inflammatoire et contagieuse, s'annonce, suivant M. Huzard, par un léger engorgement de la couronne, du paturon ou du boulet, par une douleur plus ou moins vive qui excite l'animal à lever les jambes très-haut, même à se renverser de côté lorsqu'on les lui touche ou que quelques corps étrangers, tels que la litière, les frappent brusquement ; par un écoulement d'une humeur sanieuse, âcre, qui irrite peu à peu les parties sur lesquelles elle coule et y fait naître les mêmes accidents. L'engorgement se propage ensuite le long de l'extrémité en remontant peu à peu jusqu'au milieu du canon et quelquefois jusqu'au genou et au jarret ; l'écoulement devient plus abondant, l'humeur est plus épaisse, plus corrosive, sent très-mauvais, rend le tissu du sabot mou et spongieux, le désoude quelquefois à la couronne, détruit la fourchette et y fait naître des fics ou crapauds ; les poils se hérissent, tombent et laissent voir la peau d'une couleur tantôt livide, tantôt blanchâtre, transparente, parsemée de vésicules renfermant l'humeur qui découle abondamment et goutte à goutte ; les plis du paturon s'excorient, la jambe devient une masse très-volumineuse, et l'animal dépérit insensiblement.

Causes. Les causes sont internes ou externes. On doit placer parmi les premières les dispositions dues à la nature du pays où les chevaux ont pris naissance. Ainsi les hollandais, les flamands, les comtois, les normands, y sont plus disposés que les autres. En général tous ceux dont les jambes sont grosses, chargées de poil, dont le tempérament est lâche et mou, y sont très-sujets ; les autres causes internes sont une gourme mal jetée, des maladies inflammatoires mal traitées, une mauvaise nourriture, le défaut d'exercice, etc. Quant aux causes externes, les principales sont : l'intempérie des saisons, le séjour, pendant la nuit surtout, dans la pluie, la neige et l'humidité, le lavage des jambes dans l'eau froide l'animal étant en sueur, la marche dans des boues âcres et corrosives, les enchevêtrures, les atteintes, etc.

Traitement. Voici le traitement qui a été recommandé par M. Barthélemy aîné, ancien professeur à l'école d'Alfort : aliments sains, ration ordinaire, travail fatigant tous les jours ne pouvant être remplacé que par cinq ou six heures au moins d'un exercice actif ; après le travail on lave la partie malade avec l'eau tiède ; on l'essuie, puis on lotionne légèrement toute la surface avec une dissolution de 60 grammes de vert-de-gris dans un litre d'eau de rivière. On répète cette opération tous les jours jusqu'à ce qu'il n'y ait plus d'écoulement et que la partie soit parfaitement sèche, il est même prudent, pour éviter toute récidive, de continuer les lotions plusieurs jours après que la dessiccation paraît complète, ce qui a souvent lieu lorsqu'on n'a encore fait que trois ou quatre applications, car dès la première l'écoulement diminue sensiblement. Le travail est un auxiliaire indispensable, car il détermine le dégorgement des jambes.

Lorsqu'il existe des fics ou des verrues, le cas est plus grave; on commence par les couper successivement, on cautérise avec le feu la base des plus volumineux, de ceux qui saignent beaucoup, après quoi on a recours aux lotions comme dans le cas où cette complication n'existe pas.

FOURBURE.

La fourbure est une maladie du pied particulière aux animaux pourvus de sabots. Elle consiste dans l'inflammation des parties molles contenues entre l'os du pied et la corne.

Symptômes. L'animal fourbu manie ses jambes avec difficulté, craint de poser le pied sur le terrain et évite de s'appuyer sur la pince. Lorsque ce sont les membres postérieurs qui sont malades, l'animal les avance autant que possible sous le corps pour obtenir le même appui. Les sabots sont très-chauds, les couronnes tuméfiées, les membres roides; les reins très-sensibles, le flanc rétracté; enfin l'animal éprouve du dégoût et de la fièvre.

Causes. La fourbure peut être produite par un travail excessif, trop violent ou trop prolongé, par une course rapide sur un terrain pierreux ou sur le pavé, par de mauvaises ferrures qui compriment le pied, enfin par l'usage abusif des aliments excitants tels que féveroles, avoine, orge, et surtout froment.

Traitement. La fourbure est incurable lorsqu'elle est parvenue à un certain degré, mais elle est assez facile à guérir lorsqu'elle est récente. Le premier soin doit être de déferrer le cheval et de lui donner une bonne litière; on pratiquera ensuite une ou plusieurs saignées à la jugulaire, et on appliquera sur la partie malade des cataplasmes résolutifs composés de suie de cheminée et de vinaigre. On ne donnera pour toute nourriture que de l'eau blanche, on administrera de fréquents lavements, et si les reins sont douloureux on appliquera dessus un sac rempli de son bouilli.

Si le cheval est tellement méchant, dit M. Gérard, qu'il ne veuille pas se laisser appliquer des cataplasmes, on peut pratiquer à l'endroit où il pose ses pieds quand il est attaché à l'écurie, un grand trou dans lequel on met de la terre glaise délayée avec du vinaigre ou une solution de sulfate de fer (*couperose verte*). On laisse séjourner les pieds malades dans la terre détrempée, et l'on ne change le cheval que pour le faire reposer pendant la nuit; s'il souffre beaucoup et qu'il ne puisse se coucher, il est inutile de le déranger et il demeurera les pieds plongés dans la glaise que l'on entretiendra molle et froide en l'arrosant de temps en temps avec une certaine quantité de la liqueur ci-dessus indiquée.

FRAIEMENT DES ARS.

On donne ce nom à une espèce d'inflammation accompagnée de gerçures, d'excoriation, de suintement d'hu-

meur et de chute du poil, qui survient dans cette partie de
l'avant-main chez les chevaux employés à des travaux
pénibles. Cet accident pourrait être facilement prévenu
par des soins de propreté ; on y remédie par des lotions
faites soit avec des décoctions émollientes tièdes, soit avec
une décoction d'écorce de chêne dans du vin.

ÉPONGE.

L'éponge est une tumeur plus ou moins volumineuse,
plus ou moins molle, qui se forme au coude du cheval ;
elle survient chez les chevaux qui se couchent en vache,
c'est-à-dire de manière que les fers portent sur la pointe
du coude. Dans les commencements cette tumeur disparaît, reparaît selon la cause de l'irritation, cesse ou se renouvelle, mais elle finit par être permanente et par acquérir un certain degré de dureté.

Traitement. Le principal moyen de guérison est de faire
perdre à l'animal l'habitude de se coucher en vache, et de
lui rogner les éponges du fer. On lui frottera ensuite la
tumeur avec de l'onguent mercuriel, et si on ne peut
obtenir sa résolution, on l'enlèvera avec le bistouri.

CAPELET.

On donne le nom de *capelet* à une tumeur mobile, plus
ou moins volumineuse, qui se forme à la pointe du jarret.

Causes. Elle provient d'une contusion, ou de ce que
l'animal s'est frotté contre un corps dur.

Traitement. Cette tumeur est assez facile à résoudre
dans les commencements ; il suffit de la frictionner plu-

sieurs fois par jour avec de l'eau-de-vie et du savon, et de la laver avec de l'eau froide. Mais si elle est invétérée, il faut la frotter tous les matins avec un mélange de :

Eau-de-vie camphrée. . . . 120 grammes.
Essence de térébenthine . . . 15 »

Enfin si ce moyen échoue, on aura recours à l'application du feu.

On substitue avec avantage à l'eau-de-vie et à l'essence de térébenthine un mélange de :

Vinaigre de vin. . . . 1 litre.
Urine humaine. . . . 1 »
Sel d'ammoniac . . . 125 grammes.

On en imbibe une éponge que l'on applique sur le mal, en l'y maintenant à l'aide d'un bandage.

FOURMILIÈRE.

C'est un vide qui se fait entre la chair cannelée et la muraille du pied, et qui règne ordinairement depuis la couronne jusqu'en bas.

Causes. Cette maladie vient ou d'un coup sur la muraille, ou d'une altération du sabot, ou de son dessèchement occasionné par un fer chaud que le maréchal aura fait porter trop longtemps sur le pied. Elle est aussi quelquefois la suite de la fourbure.

Traitement. Raper la muraille jusqu'au vif, panser la plaie avec un mélange opéré à chaud de parties égales de saindoux, de cire et de térébenthine, jusqu'à parfaite guérison.

VESSIGON.

On donne le nom de *vessigon* à une tumeur molle, ordinairement indolente, qui se forme entre l'os du jarret et le bas de la jambe.

Causes. Exercices violents ou trop prolongés, grandes fatigues, efforts considérables, influence du froid humide, séjour prolongé dans des lieux bas et humides, etc.

Traitement. Lorsque le vessigon commence à se former, on frotte la partie qui en est le siége avec un mélange par égale portion d'huile volatile, de lavande et d'essence de térébenthine ; on met 30 gouttes de cette liqueur dans le creux de la main et on frotte la partie malade pendant 20 à 30 minutes. On renouvelle ces frictions soir et matin pendant quinze jours, et on couvre la partie de laine qu'on maintient à l'aide d'un bandage. Si ce moyen est sans efficacité on applique le feu sur le plus grand nombre de points possible, mais très-légèrement et de manière à insulter à peine la peau.

Quelques vétérinaires recommandent aussi l'usage du liniment suivant :

Huile d'olive	120	grammes.
Essence de térébenthine . .	60	»
Alcali volatil	45	»
Camphre.	15	»

ENCHEVÊTRURE.

L'enchevêtrure est une plaie que le cheval se fait au paturon et quelquefois plus haut avec sa longe ou sa barre.

Traitement. Des étoupes imbibées de vin chaud miellé guérissent l'enchevêtrure lorsqu'elle est récente; mais si elle est un peu ancienne, il faut remplacer le vin par l'eau-de-vie et dessécher ensuite la plaie en la saupoudrant de colophane pulvérisée.

SUR-OS.

On a donné le nom de *sur-os* à une tumeur dure, osseuse, qui survient au canon. On nomme *sur-os simple* celui qui occupe la partie latérale du canon, plus communément l'interne que l'externe; *sur-os tendineux* celui qui avoisine le tendon, et *sur-os près l'articulation* celui qui avoisine le boulet. Enfin on appelle *sur-os chevillés* deux sur-os dont l'un à la partie latérale interne, l'autre à la partie latérale externe, et tellement situés vis-à-vis l'un de l'autre qu'on dirait que le canon est traversé par une cheville osseuse; et *fusées* deux ou plusieurs sur-os contigus et les uns sur les autres.

Traitement. Ces espèces de tumeurs sont très-difficiles à résoudre; d'ailleurs elles ne diminuent pas sensiblement le prix des chevaux de travail à moins qu'elles ne soient très-volumineuses et situées de manière à gêner leurs mouvements. Aussi ne faut-il chercher à les détruire que lorsqu'il y a nécessité. On y parvient quelquefois par l'emploi prolongé de l'onguent mercuriel double, de la pommade ammoniacale, ou par l'application répétée du feu.

ATTEINTE.

Symptômes et Causes. On donne le nom d'*atteinte* à une meurtrissure que le cheval se fait lui-même avec ses fers au-dessous du boulet, ou qu'il reçoit lorsqu'il marche de compagnie avec d'autres chevaux. On appelle *atteinte encornée* celle qui pénètre jusqu'au-dessous de la corne, *atteinte sourde* celle qui ne forme qu'une contusion sans blessure apparente, et *atteinte légère* celle qui n'a fait qu'entamer la peau.

Les chevaux fatigués, faibles des reins et qui s'entretaillent en marchant sont très-exposés à l'atteinte; mais plus communément ce mal vient de ce qu'un cheval qui en suit un autre lui donne un coup, soit au pied de devant, soit au pied de derrière, en marchant trop près de lui, ou lorsqu'avec la pince du fer de derrière il se donne un coup sur le talon du pied de devant.

Traitement. Quand l'atteinte est légère, il suffit de laver la partie avec de l'eau blanche ou de la panser avec de l'onguent siccatif. Quant à l'atteinte encornée, le meilleur remède est d'y appliquer légèrement le feu. L'atteinte sourde se traite comme les contusions ordinaires.

ENCLOUURE.

L'enclouure est une plaie faite au pied du cheval lorsque le maréchal, au lieu de faire traverser la corne du pied aux clous destinés à fixer le fer, les enfonce au contraire dans la chair vive. Elle est toujours accompagnée de claudication.

Traitement. Il faut retirer le clou sur-le-champ lorsqu'on s'aperçoit que le cheval est encloué; le mal est alors si léger qu'il guérit de lui-même sans le secours d'aucun remède. Mais si l'on ne s'aperçoit de l'enclouure que quelques jours après et que le pus se trouve formé par le séjour du clou dans la chair, il faut aussitôt déferrer le pied, faire une ouverture profonde entre la sole de corne et la muraille, pénétrer jusqu'au vif de la substance cannelée et panser la plaie de petits plumasseaux imbibés d'essence de térébenthine.

NERF-FERRURE.

On donne le nom de *nerf-ferrure* à un gonflement des parties qui environnent le tendon du canon. C'est une espèce de meurtrissure occasionnée par un coup ou par quelque autre cause extérieure du même genre. Le traitement est le même que celui des *contusions*. Voyez ce mot à l'article des *maladies d'accident*.

JAVART CARTILAGINEUX.

Les cartilages latéraux du pied des solipèdes sont sujets à s'enflammer. Cette inflammation suivie de ramollissement et d'ulcération qui gagne la couronne où le pus se fait jour, en laissant une fistule communiquant avec le fond de l'ulcère, constitue le *javart cartilagineux*.

Symptômes. La couronne se présente plus ou moins dure et tuméfiée; le poil qui la recouvre, hérissé; il s'y trouve une ou plusieurs ouvertures fistuleuses fournissant un pus fétide, mélangé de parcelles cartilagineuses ramollies. La sonde y pénètre plus ou moins profondément, dans l'une ou l'autre direction; elle touche le cartilage ou les bords de l'ucération qui déjà l'a perforé; dans quelques cas, elle touche l'os du pied.

Causes. Les atteintes, les bleimes suppurantes négligées, les compressions exagérées dans les pansements, les contusions, en un mot toutes les causes amenant la formation du pus dans le sabot.

Traitement. Il est basé sur une indication, la destruction de la carie du cartilage. On l'obtient par divers agents caustiques liquides ou solides. Le sublimé corrosif a une vogue méritée ; mais au lieu d'en introduire au cylindre, qui n'atteint pas le fond des fistules sinueuses, il vaut mieux le pulvériser et en faire des bougies avec de la mie de pain. Celles-ci, souples, suivent les contours du canal fistuleux et détruisent plus sûrement les points cariés que le cylindre court, droit et inflexible. Après la chute du bourbillon, une bonne granulation conduit à la cicatrisation.

Les injections d'eau de Villate comptent de nombreux succès, mais elles demandent à être faites avec beaucoup de soin, toujours d'après ce principe, que tout caustique doit venir en contact avec tous les points cariés. A l'aide d'une seringue, on fait deux injections par jour, dans toutes les ouvertures fistuleuses ; le liquide est poussé avec force, et on en introduit autant que la capacité de la fistule peut en admettre. Ces injections convenablement faites amènent la cicatrisation en trois ou quatre semaines. Après huit ou dix jours, les injections déterminent une légère hémorrhagie, indiquant la formation de bourgeons charnus réparateurs, dont le liquide injecté rompt les vaisseaux. La présence du sang doit faire suspendre les injections pendant quelques jours.

Ce n'est qu'après avoir épuisé infructueusement ces moyens que l'on se décide à l'opération dite du javart cartilagineux.

FOURCHETTE ÉCHAUFFÉE, POURRIE.

On donne le nom de *fourchette échauffée* à un genre d'altération qui consiste dans le suintement d'une humeur noirâtre, puante, qui s'amasse et séjourne dans la cavité ou le vide que forme cette partie en arrière, et finit par désorganiser la corne et dégénérer en fourchette pourrie.

La fourchette échauffée ne constitue en premier lieu qu'une affection légère ; mais elle devient dangereuse si l'on n'y porte pas attention et si on laisse subsister la cause qui l'a fait naître. Parvenue au degré de fourchette pourrie, l'altération se caractérise par une sorte de pourriture qui s'empare de la fourchette, dont la corne devient insensiblement molle, filandreuse, se détruit peu à peu jusqu'au vif, et laisse échapper en grande quantité l'humeur dont nous avons parlé et dont l'odeur a été comparée à celle du fromage pourri.

Causes. Les vétérinaires admettent que la fourchette devient échauffée, et par suite pourrie, lorsqu'on néglige de parer le pied et qu'on laisse pousser beaucoup de corne, principalement lorsque le cheval séjourne dans des lieux humides et malpropres.

Traitement. Lorsque l'affection est légère et que le cheval ne boite pas encore, il suffit de tenir dans la fente de la fourchette des étoupes saupoudrées d'alun calciné ou d'un mélange de poudre de vitriol bleu et de sublimé corrosif. Mais si la fourchette est déjà pourrie, il faut enlever les lambeaux de corne, mettre le fond de l'ulcère à découvert, et en faire une plaie simple qui entre en suppuration et

qu'on panse avec de l'onguent égyptiac quand elle a sup-
puré quelques jours.

CRAPAUD OU FIC à la FOURCHETTE.

Symptômes. On donne le nom de *crapaud* à une tumeur
ulcéreuse qui affecte la peau ou le tissu réticulaire de la
fourchette, altère la corne en cet endroit et finit par désorganiser insensiblement le pied. Dans le commencement,
dit M. Girard, la fourchette est tuméfiée et sa corne molle
et filandreuse ; une humeur noirâtre et d'une odeur fétide
s'écoule des commissures du vide de cette portion du
pied. A mesure que le crapaud fait des progrès, les talons
s'écartent, la muraille se dilate, se renverse en dehors et
se désunit en plusieurs endroits avec la sole, l'excrétion
de l'humeur augmente, le dessous du pied présente un
aspect hideux et exhale une odeur infecte ; enfin cette
espèce de cancer attaque les cartilages latéraux ou l'os du
pied, ou toutes ces parties en même temps.

Causes. Les chevaux élevés dans des pâturages bas et
aquatiques, ou qui habitent des écuries humides, sont
très-exposés à contracter le crapaud. Le séjour des pieds
dans l'urine, dans le fumier, dans les boues âcres, peut
occasionner le développement de cette maladie qui s'établit aussi quelquefois sans cause bien connue.

Traitement. Les moyens de guérison consistent à retrancher toutes les mauvaises chairs qui sont gâtées sous la
corne, et à panser la plaie avec de l'onguent égyptiac ou
de la poudre de vitriol bleu. On retire de grands avantages de sétons au poitrail et aux fesses. Cette maladie

étant **très-grave**, nécessite toujours les soins du vétérinaire.

BLEIMES.

Symptômes. Les bleimes sont des meurtrissures produites sous la sole, près du talon, par le fer. Lorsqu'un
cheval boîte, qu'il marche sur la pince et qu'on ne remarque rien à la jambe qui puisse occasionner la claudication,
il faut retrancher avec le bouton tout l'extérieur de la
sole. On découvre alors près du talon des taches rouges
ou bleues ; ce sont ces taches qui caractérisent cette maladie. Les chevaux dont les talons sont bas et forts y sont
plus exposés que les autres.

Traitement. Lorsque les bleimes sont récentes, il suffit
ordinairement de pratiquer de fréquentes lotions avec de
l'eau blanche. Mais s'il y a suppuration, il faut enlever
toutes les parties endommagées et panser la plaie avec des
plumasseaux chargés d'eau-de-vie ou de teinture d'aloès,
et un peu pressés afin d'empêcher la formation de bourgeons ou cerises.

SEIMES.

On donne le nom de *seimes* à des fentes perpendiculaires que l'on remarque dans la corne du sabot, et qui
traversent quelquefois l'épaisseur de la muraille. Cet accident n'est pas dangereux et ne fait souvent aucun tort à
l'animal lorsqu'il n'est que superficiel et qu'il ne pénètre
pas toute l'épaisseur de la corne ; mais lorsqu'il atteint les
feuillets de la chair cannelée, il produit de la douleur, fait
boîter l'animal, et exige alors une opération qui consiste
à enlever la corne des deux bords de la division, et à pan-

:ser la plaie comme une plaie ordinaire ; il se fait alors une nouvelle production de corne et la seime disparaît.

Le meilleur moyen de prévenir les seimes chez les chevaux dont la corne est sèche et cassante, est de frotter l'ongle avec de la graisse, et d'appliquer dessus et autour de la terre argileuse mouillée ; on recommandera aussi aux maréchaux de ne pas laisser trop de longueur au sabot.

CERISES.

Ce sont des excroissances rouges qui s'élèvent des plaies faites au sabot ; ce sont de véritables bourgeons charnus qui se forment rapidement sur ces plaies et qui se trouvent comprimés entre la nouvelle corne qui se reproduit et l'ancienne. On les fait disparaître en les comprimant ou en les enlevant à l'aide d'un instrument tranchant.

MALADIES DE LA PEAU.

—

La peau est un organe important qui a de nombreux rapports avec les autres organes de l'économie. Le trouble fréquent de ses fonctions réagit sur l'organisme entier, et provoque des affections morbides générales ou locales, comme les maladies qui l'atteignent sont souvent le reflet de dérangements internes évidents, de vices peu apparents et insaisissables, ou d'une cause ayant agi directement. Les maladies de la peau sont comprises sous la dénomination générique d'*exanthèmes* avec ou sans fièvre.

EXANTHÈMES.

La forme sous laquelle ils se présentent, offre de grandes variétés; il est donc nécessaire de les grouper, afin d'éviter la confusion. Les groupes ont pour base les caractères différentiels qu'ils présentent.

EXANTHÈMES ÉRÉSIPÉLATEUX.

Inflammation circonscrite de la peau qui est rouge, tirant un peu sur le jaune, inégalement circonscrite. Ces caractères ne sont perceptibles que sur les peaux blanches.

Un prurit et quelquefois des phénomènes fébriles précèdent l'éruption; la couleur apparaît avec ou sans tuméfaction. A l'état de simplicité cette affection disparaît au bout de quelques jours. Lorsque le tissu cellulaire souscutané s'infiltre et retient l'empreinte du doigt, on le nomme érésipèle *œdémateux*. Si, au lieu de se borner à la surface, l'inflammation pénètre encore dans la profondeur du tissu cellulaire, on lui donne le nom d'érésipèle *phlegmoneux*, qui, passant à la gangrène, est dit *gangréneux*. Cette dernière forme se rencontre dans la fièvre charbonneuse.

L'érésipèle est ordinairement en relation avec une affection gastrique qui précède l'éruption. A l'état de simplicité, cette affection cède à la diète et aux lotions émollientes; il n'en est pas de même dans certains érésipèles qui ont une forme constante et qui méritent, par conséquent, qu'on s'y arrête.

Érésipèle phlegmoneux de la cuisse du cheval.

Symptômes. Une tumeur inflammatoire se développe

rapidement à la face interne de la cuisse; elle n'est pas toujours très-forte, mais, par contre, on y ressent une chaleur brûlante, et le toucher y éveille une grande souffrance; l'animal boîte. Elle se déclare ordinairement en une nuit, sans cause connue. Elle est accompagnée de phénomènes inflammatoires, de manque d'appétit, de constipation; la langue se couvre d'un enduit jaune.

L'affection marche vite; elle se termine en quelques jours, par résolution, gangrène ou formation d'abcès. Le cours peut aussi se ralentir, et la tuméfaction rester stationnaire. Dans ce cas, les phénomènes généraux sont moins saillants et les symptômes locaux n'ont pas un caractère inflammatoire aussi développé, quoique la pression de la partie supérieure du plat de la cuisse provoque encore de vives douleurs.

La terminaison phlegmoneuse, plus commune dans la tuméfaction circonscrite, donne naissance à un abcès unique assez profondément situé, ou à des dépôts purulents disséminés dans le tissu cellulaire intermusculaire.

Traitement. Le traitement antiphlogistique, la diète, les saignées générales, répétées au besoin, les émissions sanguines et les lotions émollientes locales, les boissons nitrées sont indiqués dans l'état suraigu. Lorsque les phénomènes fébriles sont peu ou point prononcés, outre le traitement local qui reste le même on administre un purgatif à l'aloès.

La formation d'un abcès exige son ouverture; on anime les tissus par des injections de chlorure de chaux liquide, jusqu'à ce que le pus soit devenu bon et louable.

GALE.

Elle attaque de préférence les chevaux vieux, épuisés, et se transmet aux autres par contagion, surtout en temps de guerre, où il n'est pas rare de lui voir prendre une extension épizootique.

Symptômes. Dès que l'acare a fixé son domicile sous la peau du cheval, il creuse un sillon sous l'épiderme; la femelle y dépose ses œufs, et la multiplication marche avec une grande rapidité. Sur les points où il perce l'épiderme, se forme une vésicule; la sérosité qu'elle contient, et qui devient libre après sa destruction, fait adhérer les poils. Le prurit portant les animaux à se frotter, les poils tombent, et la place qu'ils ont occupée se couvre d'une croûte plus ou moins épaisse. La démangeaison reste le premier phénomène sensible.

Le séjour de prédilection de l'acare est la crinière, le toupet, la queue, le dos, la croupe; il s'étend de plus en plus, et gagne insensiblement tout le corps. La chaleur fait sortir l'insecte de son réduit, il se promène sur le corps et se rencontre dans les croûtes. Sa présence est le plus sûr moyen de reconnaître la gale et de ne pas la confondre avec d'autres affections cutanées.

Causes. La gale est presque toujours le résultat de la contagion; mais elle peut aussi se développer d'elle-même par suite de l'insuffisance ou de la mauvaise qualité de la nourriture, de la malpropreté, de la suppression de la transpiration, etc.

Traitement. La gale exige le même traitement quels que

soient son siége et sa nature. On commencera par isoler l'animal ; s'il est robuste et sanguin on lui administrera un purgatif, et au bout de quelques jours on lui fera prendre la composition suivante :

Baies de genévrier sèches et pulvérisées.   1 kilogr.
Fleurs de soufre. . . . . 1/2   »

On mêle ces deux ingrédients et on en donne 60 grammes trois fois par jour sur du foin mouillé. Après avoir fait usage de ce remède pendant six ou huit jours, on y associera des lotions extérieures ou des applications d'onguents. Les lotions se font soit avec une dissolution de savon noir, soit avec une dissolution de vitriol blanc ou d'alun (30 grammes dans un 1/2 litre d'eau), ou simplement de l'eau fortement salée. On se sert de ces liquides pour en laver une ou deux fois par jour les parties galeuses et l'on en continue l'usage jusqu'à ce que la peau soit rétablie et garnie de nouveaux poils ; on facilite la recrue de ceux-ci en les frottant avec de l'huile de lin. Parmi les onguents ceux qui s'emploient avec le plus de succès sont les suivants :

Fleurs de soufre . . . 120 grammes.
Vitriol blanc pulvérisé. . 60 »
Huile de lin quantité suffisante.

On broie le tout, on en frotte les parties galeuses deux fois par jour, on les lave le lendemain avec du savon noir, on les frotte de nouveau d'onguent et on continue ainsi jusqu'à parfaite guérison. Ou bien :

Fleurs de soufre . . . 120 grammes.
Essence de térébenthine . 90 »
Saindoux. . . . . . 180 »

Cet onguent s'emploie comme le précédent. Ou bien :

> Fleurs de soufre . . . 30 grammes.
> Vitriol bleu . . . . . 15 »
> Savon vert . . . . . 120 »

Le tout bien mélangé.

Il faut avoir soin pendant le traitement de donner à l'animal des aliments de bonne qualité et de lui faire boire de l'eau blanchie par des recoupes. Si l'éruption est invétérée, on fera bien de pratiquer un séton.

Mesures de police sanitaire. L'acare du cheval agit sur l'homme et lui communique la gale, mais il n'est pas démontré qu'il s'y multiplie.

Ces gales disparaissent spontanément après la mort de l'insecte, qui a lieu au bout de trois semaines de séparation du corps du cheval.

Il est donc prudent de se laver au savon lorsqu'on a donné des soins à un cheval galeux.

Les écuries, les effets de harnachement et les couvertures sont soumis aux fumigations du chlore. Sans cette précaution et employée avant la troisième semaine, on infecterait de nouveau le cheval que l'on vient de guérir.

Des phénomènes simulant la gale se manifestent dans les écuries où les poules ont établi leur domicile, ils doivent être attribués à la vermine de la volaille qui passe sur le cheval.

DARTRES.

Symptômes. Les dartres consistent dans l'éruption d'une foule de petits boutons rouges, pustuleux, réunis en plaques plus ou moins larges, et qui occasionnent une forte démangeaison. Tantôt ces plaques se recouvrent d'une sorte de poussière blanchâtre où de petites écailles très-minces; la démangeaison est alors très-vive, et le poil se détache entièrement de la partie malade. Tantôt elles se recouvrent de croûtes grisâtres ou jaunâtres qui ne produisent qu'une faible démangeaison. Enfin elles laissent quelquefois suinter une humeur plus ou moins fétide qui réunit les poils en mèches. Aussi distingue-t-on les dartres en *farineuses, croûteuses et humides*.

Causes. L'âge, les mauvais soins, les aliments malsains, les logements humides et mal aérés, telles sont les causes ordinaires des dartres, qui peuvent aussi résulter d'un vice interne.

Traitement. Le premier soin doit être d'éloigner les causes qui ont pu produire les dartres. On pansera le cheval tous les jours, on nettoiera et on assainira l'écurie, et on remplacera les aliments malsains par des aliments de bonne qualité. Quant au traitement, on commencera par faire pendant plusieurs jours, sur les parties affectées, des lotions avec des décoctions émollientes de mauve ou de graine de lin. Lorsque ces lotions auront calmé l'inflammation et la démangeaison, on en fera d'autres soit avec une dissolution de foie de soufre préparée comme il suit : prenez 60 grammes de foie de soufre, faites-les fondre dans un litre d'eau et ajoutez-y 30 grammes d'acide sulfurique; soit avec la décoction suivante indiquée par M. Lebas :

Feuilles de tabac. . . .	60 grammes.
Sel de cuisine.	90 »
Savon	60 »
Eau commune.	1 litre.

Faites bouillir les feuilles de tabac, passez à travers un linge, faites dissoudre dans la décoction le sel et le savon, et employez tiède. On peut aussi remplacer ces dernières lotions par des onctions de topiques anti-dartreux, tels que le mélange à parties égales de goudron et de savon vert, l'onguent mercuriel soufré, etc. Il est bon d'administrer aux animaux, pendant toute la durée du traitement, des boissons diaphorétiques, telles qu'infusion de fleurs de sureau ou décoction de bourrache, et de terminer la cure par un purgatif.

FARCIN.

Le farcin est une maladie particulière au cheval, à l'âne et au mulet.

Symptômes. Cette maladie se présente sous diverses formes. Tantôt ce sont des boutons arrondis, isolés, durs; tantôt ces boutons se touchent et forment des espèces de chapelets. D'autres fois ils sont très-rapprochés, et donnent lieu à des tumeurs d'une étendue plus ou moins considérable, qui reçoivent le nom de cordes de farcin lorsqu'elles sont étroites et allongées. Souvent les boutons sont très-superficiels, et d'un volume qui n'excède pas celui d'un pois : comme ils cèdent assez facilement aux moyens de l'art, on leur a donné le nom de farcin volant.

Les tumeurs farcineuses n'ont point de siége déterminé; toute la surface du corps y est exposée; cependant on voit que les parties latérales de l'encolure, les épaules, les côtés, les flancs, le poitrail et les extrémités en sont plus souvent affectés que le dos, le dessous du ventre, l'anus, le jarret, la membrane du nez. Les cordes farcineuses suivent assez constamment le trajet des gros vaisseaux veineux.

Le farcin a souvent pour symptômes précurseurs,
surtout chez les chevaux irritables, des lassitudes, des
faiblesses générales, l'insensibilité, des engorgements, du
dégoût, de la tristesse, de l'abattement, de la roideur dans
les membres et dans le corps, le gonflement de la peau, le
hérissement des poils; le tout accompagné de toux sèche,
d'accélération de la respiration, de petitesse du pouls; et
c'est à la suite de ces symptômes fébriles, qui durent
vingt-quatre à trente-six heures, que les tumeurs farcineuses paraissent; cette éruption fait cesser tous les symptômes précédents.

La terminaison présente des aspects très-variés : quelques tumeurs farcineuses s'ouvrent au moment où elles
paraissent, d'autres suppurent très-difficilement; un petit
nombre paraît se résoudre tandis que la matière ne fait
que passer dans une tumeur voisine. La matière des abcès
manque d'uniformité; elle est tantôt limpide, tantôt gru-
meleuse; elle exhale ordinairement une odeur infecte qui
lui est propre, et a beaucoup d'analogie avec celle que
fournissent les tumeurs écrouelleuses chez l'homme.

Causes. Les chevaux élevés dans les pays marécageux
aquatiques, qui ont de longs poils aux jambes, qui sont
lourds, massifs, tels que les chevaux de rivière, ceux qui
habitent des lieux humides ou sujets à être inondés; ceux
qu'on loge dans des écuries froides, où les harnais se
moisissent, où l'eau coule en gouttes le long des murs, où
l'air ne se renouvelle point, dans lesquelles la lumière ne
pénètre jamais; ceux qui ne font point un exercice modéré
et habituel, y sont surtout sujets.

Les principales causes occasionnelles du farcin sont les
mauvais aliments, surtout les aliments secs, qui sont

vasés, poudreux, le trèfle donné pour toute nourriture ;
des eaux insalubres, qui dissolvent mal le savon, dans
lesquelles les légumes cuisent mal ; le travail forcé, surtout
les courses rapides, trop longues, trop répétées ; le grain
donné à discrétion dans les intervalles des travaux excessifs, la cessation d'un travail journalier nécessitée par un
clou de rue, une sole brûlée, etc. ; les transpirations arrê-
tées, surtout après le repas, par des pluies froides, par un
air froid et humide, par une immersion assez longue dans
l'eau froide ou glacée, etc. Le farcin est aussi quelquefois
la suite des gourmes imparfaites, d'eaux aux jambes, de
gales supprimées ; enfin il résulte souvent de la contagion.

Traitement préservatif. Éviter la consommation de fourrage altéré ; consacrer à un autre usage les écuries qu'on
ne peut rendre salubres en élevant le sol, en faisant des
ouvertures correspondantes qui renouvellent l'air, en enlevant la terre qui rend les murs humides, en pratiquant
des fossés pour faire écouler les eaux ; éviter les refroidissements subits, ce qui arrive après la course lorsqu'on
laisse les chevaux étant en sueur refroidir dans le repos,
au lieu de continuer la marche en ralentissant peu à peu
jusqu'à ce que la respiration soit tranquille et que la sueur
soit passée. Avoir soin de faire bouchonner avec de la
paille molle brisée tout le corps des chevaux en sueur, et
surtout des chevaux de rivière, quand ils finissent de travailler ; leur mettre une couverture dès qu'ils sont rentrés
dans l'écurie, leur faire prendre dans du son ou de l'avoine
60 à 90 grammes de sel de cuisine par jour, et diminuer
la quantité du foin.

Traitement curatif. Lorsque les boutons sont rares et

séparés les uns des autres, et qu'ils restent longtemps sans s'abcéder ou sans changer de nature, il suffit le plus souvent, pour les faire disparaître, de les enlever avec le fer, le feu ou les caustiques ; la plaie se cicatrise et il n'y paraît bientôt plus. Mais si ces boutons sont très rapprochés ou en chapelets, il faut, outre l'application du feu, administrer à l'intérieur des préparations sulfureuses et antimoniales combinées avec les amers et les fortifiants. Nous n'entrerons pas dans les détails de ce traitement, car cette forme de farcin est une maladie grave qui réclame toujours le secours du médecin-vétérinaire.

Mesures de police sanitaire. L'isolement et la séquestration sont de rigueur, ainsi que la désinfection après la mort ou la guérison. Le farcin étant transmissible à l'homme, on se lavera au savon après avoir touché un cheval farcineux. Ceux qui portent des excoriations aux mains ne doivent pas le panser.

MALADIES D'ACCIDENT.

—

HÉMORRHAGIE.

On arrête le sang des blessures en les lavant avec du vinaigre ou avec un mélange de 45 grammes d'acide sulfurique et d'un demi-litre d'eau. Si l'hémorrhagie continue, on place sur la plaie de l'étoupe ou de l'amadou que l'on assujettit à l'aide d'un bandage. Enfin, si ces moyens sont sans efficacité, on n'a plus d'autre ressource que de cautériser la plaie avec un fer rouge ; il se forme alors une croûte qui ferme l'orifice des vaisseaux sanguins et arrête l'hémorragie; l'espèce de brûlure qui résulte de cette opération se traite avec succès par l'eau froide. On lave fréquemment la plaie avec ce liquide, et on la recouvre de compresses qui en sont imbibées et que l'on renouvelle le plus fréquemment possible.

PLAIES, BLESSURES.

On appelle *plaie* toute solution de continuité faite aux parties du corps par une cause quelconque.

Traitement. Lorsque la plaie est récente et peu profonde, il suffit de la laver fréquemment avec de l'eau-de-vie camphrée ou de l'eau blanche, et de la recouvrir de plumasseaux imbibés de la même liqueur. Mais si elle est profonde et accompagnée de déchirure, il faut en nettoyer la surface en la lavant avec de l'eau fraîche, rapprocher les bords autant que possible, et les maintenir dans cette position par quelques points de couture. Si les bords deviennent durs, tendus, douloureux et rouges, on y appliquera des cataplasmes émollients, par exemple de farine de graine de lin, et on aura même recours, s'il est nécessaire, à une saignée.

Les blessures qui sont profondes et qui ont quelque étendue, ne se guérissent jamais sans suppuration; il suffit alors de favoriser l'écoulement du pus et de tenir la plaie proprement. Si la suppuration tarde à s'établir, ou si le pus est de mauvaise nature et que la plaie ait un aspect bleuâtre et livide, on lavera la partie, toutes les deux ou trois heures, avec un mélange de 2 jaunes d'œufs battus dans 30 grammes de térébenthine et un demi-litre d'eau de chaux. Si, au bout de quelques jours, la suppuration ne prend pas un meilleur caractère, on placera sur la plaie de petits plumasseaux d'étoupes trempés dans la composition suivante :

Térébenthine. . . . . 30 grammes.
Poudre d'aloès et de myrrhe, de chaque. 4 »
Essence de térébenthine. . . . . . 15 »
Le pansement doit être répété deux fois par jour.

Il arrive assez souvent qu'il se forme des excroissances charnues, fongueuses, qui saignent facilement et qui dépassent les bords de la plaie; on les détruit en les saupoudrant d'alun calciné ou de précipité rouge, ou, à défaut de ces substances, de sucre blanc.

FRACTURES.

Ce genre d'accident est très-grave chez les chevaux, et réclame impérieusement les soins de l'homme de l'art. Nous n'en parlerons donc pas ici.

ENTORSE, ALLONGE OU MÉMARCHURE.

L'entorse est un effort violent, à la suite duquel les ligaments et les tendons d'une articulation quelconque sont froissés et meurtris.

Symptômes. Les entorses des membres se reconnaissent facilement à la boiterie, et leur siége, au gonflement, à la chaleur et à la sensibilité de la partie malade.

Causes. Les faux pas, les chutes, les efforts que fait l'animal pour retirer son pied engagé dans un bourbier ou entre deux pavés, telles sont les causes les plus fréquentes de l'entorse.

Traitement. Lorsqu'on s'aperçoit de l'entorse au moment même où elle vient d'arriver, il faut chercher à prévenir l'inflammation ; on y parvient soit en faisant sur le membre malade des ablutions d'eau froide, soit, mieux encore, en faisant entrer l'animal dans l'eau jusqu'à l'articulation blessée, et en l'y laissant au moins pendant une heure. Au sortir de ce bain, on appliquera sur l'endroit malade un cataplasme composé de suie de cheminée et de blancs d'œufs, ou des compresses imbibées d'eau fortement salée. Ces moyens, répétés pendant plusieurs jours, s'opposent souvent au développement de l'inflammation. Néanmoins si elle survient, on fera usage de cataplasmes émollients, tels que farine de graine de lin ou de feuilles de mauve hâchées et cuites dans de l'eau. Enfin lorsque la douleur et la boiterie commenceront à se dissiper, on arrosera ces cataplasmes d'un peu d'extrait de saturne. Il est bien entendu que le repos est nécessaire jusqu'à parfaite guérison.

ÉCART D'ÉPAULE.

Symptômes. L'épaule est écartée du poitrail, et devient gonflée et douloureuse ; l'animal marche, suivant l'expression vulgaire, en *fauchant.*

Causes. Cet accident résulte du tiraillement de la jambe de devant par l'effet d'un faux pas, d'une chute, d'une contusion, etc.

Traitement. La plupart des vétérinaires sont dans l'usage de prescrire en pareil cas les saignées, les émollients et les frictions spiritueuses. Mais ces remèdes ont presque toujours pour effet de laisser passer la maladie à l'état chronique. Le traitement suivant, indiqué par M. Beugnot, est de beaucoup préférable tant sous le rapport de sa brièveté que sous celui du peu de douleur qu'il occasionne aux animaux. « Un écart récent étant reconnu, dit cet auteur, je fais sur toute l'étendue de l'épaule malade, depuis le garrot jusqu'à la distance de trois à quatre pouces de l'articulation du bras avec l'avant-bras, une friction avec 180 grammes de teinture de cantharides. Cette friction doit être faite lentement, avec beaucoup de soin, et concentrée particulièrement à la partie supérieure et à la pointe de l'épaule. La partie ne doit pas être dénudée de ses poils qui font office d'éponge et retiennent la liqueur appliquée sur la peau. Je mets près d'une demi-heure à faire cette friction qui, je le répète, ne saurait être faite avec trop de soin. Lorsqu'elle est terminée, le cheval doit être attaché au ratelier, dans un endroit où il ne puisse ni se coucher ni se frotter. Douze heures après cette friction, on en fait une seconde avec les mêmes soins et la même quantité de teinture; on en fait une troisième douze heures après la seconde, et tout est fini; il n'y a plus alors qu'à attendre l'effet du traitement. Ainsi il suffit de trois frictions en vingt-quatre heures avec 540 grammes de teinture de cantharides. Ce traitement donne lieu à un engorgement considérable de la partie frictionnée, et à la formation d'un grand nombre d'ampoules qui ne tardent pas à crever. On tient le cheval attaché au râtelier pendant une semaine. Dix à douze jours après les frictions, les poils commencent à tomber par larges plaques croûteuses, mais ne tardent pas à être remplacés par d'autres poils, et quinze à dix-huit jours après le commencement du traitement, le cheval est ordinairement guéri. Il arrive parfois que ce traitement ne donne pas lieu à une guérison complète, mais seulement à une diminution notable de la boiterie. Dans ces cas, assez rares, on recommence le traitement sur nouveaux frais, et après le second traitement, la boiterie a le plus souvent disparu. »

La teinture de cantharides à employer en pareil cas se prépare en faisant digérer à l'action d'une douce chaleur, pendant trois à quatre jours :

<pre>
Cantharides . . . . . 60 grammes.
Euphorbe 60   »
</pre>
pulvérisés dans un litre d'eau-de-vie à 22°.

CONTUSIONS OU MEURTRISSURES.

Lorsque la contusion est légère, il suffit de la frictionner avec de l'eau-de-vie camphrée ou d'y appliquer des compresses imbibées soit d'eau de Goulard, soit d'un mélange d'un litre d'eau fortemant salée et d'un verre d'eau-de-vie. Mais si elle est grave et qu'elle ait intéressé quelque partie essentielle, par exemple la poitrine, il faut, outre ces applications extérieures, pratiquer de suite une et même deux saignées, et mettre l'animal au régime. Les abcès qui surviennent fréquemment à la suite des contusions se traitent comme les abcès ordinaires; c'est-à-dire qu'après avoir hâté leur maturité par l'application de cataplasmes émollients, on en fait l'ouverture avec un bistouri ou un canif, et qu'on panse la plaie avec de la charpie ou de l'étoupe enduite d'onguent basilicum.

BRULURE.

Les animaux ne sont guère exposés aux brûlures que dans le cas d'incendie des écuries ou par suite de l'application des cautères par une main malhabile. Quand la brûlure est superficielle, et surtout récente, il faut aussitôt appliquer sur la partie endommagée un cataplasme de pommes de terre râpées, qu'on renouvellera quatre fois par jour; ou bien on lavera fréquemment la brûlure avec de l'eau vinaigrée ou de l'eau de Goulard. Si l'accident est grave, il est prudent de faire une saignée, de couvrir la brûlure avec des cataplasmes de farine de graine de lin, et de donner à l'animal des breuvages rafraîchissants, par exemple de l'eau d'orge ou de la décoction de guimauve. Lorsque l'inflammation est dissipée, on panse la plaie avec du cérat ordinaire.

MALADIES DONT LE SIÉGE N'EST PAS DÉTERMINÉ.

—

ÉPILEPSIE.

Symptômes. Les attaques d'épilepsie surviennent ordinairement sans être annoncées par aucun symptôme; néanmoins l'animal qui en est menacé témoigne quelquefois de l'anxiété, et il est saisi d'étourdissement et de vertige. Quand l'accès se déclare, l'animal reste un instant immobile et ne tarde pas à tomber. Dans l'écurie il s'appuie quelquefois contre la muraille ou tire son licou avec tant de force qu'il le rompt et se renverse en arrière. D'autres fois il tombe tout à coup comme frappé de la foudre; il demeure un moment tranquille, ensuite ses membres sont agités de mouvements convulsifs; ses mâchoires sont serrées, ses lèvres sont saisies de spasme, il rend par la bouche une salive écumeuse, une sueur générale s'empare de lui, et il devient insensible aux coups. La durée de l'accès varie; elle est ordinairement de cinq à dix minutes et se prolonge rarement au delà de vingt minutes. Lorsqu'il est passé, l'animal reste quelque temps en repos comme s'il dormait, ensuite il se relève, reprend sa respiration, se secoue et paraît aussi bien portant qu'auparavant. Les accès se renouvellent tantôt plusieurs fois dans la même semaine, tantôt ils sont séparés par des intervalles de plusieurs mois et même de plusieurs années.

Traitement. L'épilepsie est incurable lorsqu'elle est ancienne et que les accès se renouvellent très-fréquemment; mais elle peut être traitée avec succès lorsqu'elle est récente et que l'animal qui en est atteint est d'ailleurs bien portant. Si l'animal est robuste et sanguin, on le saignera et on lui donnera des boissons rafraîchissantes, par exemple, on lui fera prendre trois ou quatre fois par jour 32 grammes de salpêtre dans un demi-litre d'eau; on lui donnera des lavements et on le mettra à un régime moins substantiel. S'il rend des vers, on traitera comme nous l'indiquons à l'article *vers.* Si tous ces moyens sont sans efficacité, on ajoutera au fourrage de l'animal, trois fois par jour, 45 à 60 grammes de la composition suivante :

Racine de valériane. . 120 grammes.
Racine d'angélique . .   90   »

Feuilles d'orangers . . 120 grammes.
Racine de calamus . . 90 »

le tout réduit en poudre. On continuera l'usage de ce remède pendant plusieurs semaines. On obtient aussi de bons effets d'un vésicatoire ou d'un séton au cou.

MAL DE CERF OU TÉTANOS.

Le tétanos est une espèce de convulsion avec très-grande roideur, qui commence par les mâchoires et gagne ensuite les membres et tout le reste du corps.

Symptômes. La maladie, comme nous venons de le dire, commence par la mâchoire; on remarque d'abord que l'animal a de la peine à les ouvrir et qu'il ne les meut que de gauche à droite, et de droite à gauche; quand le spasme fait des progrès, les oreilles se dressent, les yeux se retournent et s'ouvrent largement ; le cou devient tendu et immobile. Peu à peu tous les muscles se roidissent, une sueur froide couvre l'animal, sa respiration devient pénible et râlante, et il agite constamment la queue. Au bout de trois ou quatre jours, l'animal ne peut plus desserrer les mâchoires; il est roide sur ses jambes et a l'air d'être cloué sur le pavé; il a la queue retroussée, les oreilles droites, et le nez tendu vers le râtelier : il ouvre les naseaux et répand par la bouche une salive gluante.

Causes. Le tétanos attaque principalement les chevaux de race noble et fougueuse ; la cause ordinaire de cette maladie est une douleur violente produite par une blessure qui a atteint un nerf ou un tendon, ou un os; elle peut aussi résulter d'une fatigue excessive et d'un refroidissement. Elle est plus fréquente en été qu'en hiver.

Traitement. Cette maladie est presque toujours mortelle; elle est cependant moins dangereuse lorsqu'elle provient d'un refroidissement ou d'un excès de fatigue que lorsqu'elle a pour cause une blessure. Il ne faut plus rien espérer lorsque les mâchoires sont serrées, que le pouls est rapide et dur, et qu'il est déjà survenu des convulsions. L'animal périt alors au bout de neuf ou quatorze jours.

Si la maladie est encore à son début, et que l'on puisse écarter suffisamment les mâchoires de l'animal, on administrera de huit en huit heures, dans un demi-litre d'eau, une potion composée de 16 grammes d'assa-fœtida dissoute dans de l'eau, et auxquels on aura ajouté 4 grammes de camphre pulvérisé et 4 grammes de laudanum liquide. Si le cheval est robuste, sanguin, et s'il a le pouls dur et rapide, on lui fera une saignée de 2 à 3 kilogr. On frottera en même temps les muscles de la mâchoire, trois fois par jour, avec un mélange de 128 grammes de liniment ammoniaco-camphré, et 32 grammes de teinture d'opium. L'animal devra être tenu chaudement; on emploie même quelquefois avec beaucoup de succès une espèce de bain de vapeur que l'on prépare de la manière suivante : on jette sur l'animal une couverture qui l'enveloppe entièrement, et on place sous cette couverture un vase rempli d'une décoction bouillante de poussière de foin, de fleurs de camomille et de recoupes de blé. On frotte ensuite fortement avec un morceau de laine toutes les parties atteintes par le spasme.

Lorsque le tétanos provient d'une blessure, il faut rechercher avec soin, pour les extraire, les corps étrangers et les esquilles qui pourraient se trouver dans la plaie; si celle-ci est sèche et enflammée, on rétablira la suppuration en y appliquant un cataplasme de farine de graine de lin, et on l'entretiendra à l'aide d'un emplâtre de térébenthine.

RHUMATISME.

Symptômes. Cette affection, qui présente divers degrés d'intensité, est quelquefois accompagnée de fièvre. Elle débute ordinairement par un frisson froid, bientôt suivi d'une chaleur générale. L'animal est triste et abattu; il ne peut se remuer qu'avec peine et douleur, et il se tient les jambes pliées sous le ventre. Ses sabots sont brûlants et très-sensibles au toucher; il en est de même des tendons et des muscles des jambes. Sa respiration et son pouls sont accélérés. Lorsque la maladie est encore peu avancée, l'animal peut se tenir debout, seulement on remarque qu'il évite de s'appuyer sur l'extrémité du sabot; plus tard la marche lui devient très-pénible. Si les quatre pieds sont attaqués à la fois, il est presque incapable de se tenir debout et reste couché en battant des flancs et en témoignant une vive douleur.

Causes. Toutes les causes capables d'arrêter la transpiratiou, mais surtout l'humidité froide, peuvent produire cette maladie qui accompagne souvent l'inflammation de quelque organe, par exemple du diaphragme et des intestins.

Traitement. S'il n'y a ni fièvre ni inflammation des sabots, il suffit de mettre le cheval dans une écurie modérément chaude, de lui donner une bonne litière et six ou huit fois par jour gros comme un œuf de l'électuaire suivant :

Sel ammoniac. . . . . 60 grammes.
Camphre . . . . 15 »

Foie de soufre. . . . . 30 grammes.
Baies de genévrier et calamus, de chaque. 60 »
Farine et eau, quantité nécessaire pour lier le tout.

S'il y a au contraire de la fièvre, et que les sabots soient enflammés, on agira de la manière suivante : on enlèvera les fers de l'animal, on le placera sur une bonne litière, ou mieux encore, si cela est possible, on le maintièndra dans de l'eau froide jusqu'au-dessus du genou pendant plusieurs heures de suite. Si le cheval ne peut pas se tenir sur ses jambes, on enveloppera ses sabots d'étoupes et on les humectera avec de l'eau froide, ou ce qui est encore préférable, on les entourera de neige ou de glace.

Outre ce traitement local, il faut s'occuper de combattre la fièvre ; on y parvient en pratiquant une ou plusieurs saignées de 3 à 4 kilogr., et en administrant à l'intérieur l'électuaire suivant :

Salpêtre et sel ammoniac, de chaque. 60 grammes.
Sel double . . . . 240 »
Farine et eau quantité suffisante.

On fait cesser la constipation, lorsqu'elle existe, à l'aide de lavements d'huile, de savon, et d'eau salée.

IMMOBILITÉ.

Cette maladie est particulière au cheval et a quelque analogie avec l'affection appelée *catalepsie* chez l'homme.

Symptômes. Les symptômes de l'immobilité ont été décrits par Huzard de la manière suivante : on ne s'aperçoit ordinairement de la maladie que quand elle est déjà un

peu ancienne, et à la difficulté que l'animal éprouve à reculer
quand il a fait de l'exercice. L'animal non échauffé recule souvent assez bien ; au bout d'un exercice plus ou moins prolongé et fort, cette difficulté de reculer se prononce ; enfin
quand l'animal est fatigué, elle devient extrême : au lieu de se
porter en arrière, il lève la tête et tourne de côté. Ses jambes
sont roides, il ne les fléchit point ; s'il parvient à en porter
une un peu en arrière, c'est d'une seule pièce, sans la fléchir
et en lui faisant labourer la terre ; enfin si on lui croise les
jambes de devant, il les laisse dans l'attitude où on les a
mises, et il reste ainsi sans bouger des laps de temps assez
considérables. Quand l'accès est porté à ce degré, l'animal
a un aspect particulier ; ses yeux sont fixes et sa vue trouble ; ses oreilles sont immobiles, droites, en arrière, et
l'animal n'entend point ; les coups ne l'émeuvent que très-
peu, il reste immobile et ce n'est qu'avec difficulté qu'on le
fait changer de place. Quand la maladie augmente, il survient des accès convulsifs dans lesquels l'animal tremble,
se débat, secoue la tête avec violence et s'abat ; cette convulsion passée, il retombe dans son état d'immobilité.

Causes. L'immobilité est une maladie de nature nerveuse, dont la nature et les causes ne sont pas encore bien
connues.

Traitement. Les moyens mis en usage pour guérir cette
affection ont généralement été infructueux ; mais un bon
régime hygiénique et l'administration de quelques bons
cordiaux diminuent la fréquence et l'intensité des accidents, et mettent l'animal en état de rendre plus longtemps
des services.

PARALYSIE DES POULAINS.

Symptômes. Huit à quatorze jours après sa naissance, le poulain est attaqué de paralysie aux membres postérieurs ou antérieurs ; il se forme bientôt à l'une des articulations de la jambe une tumeur assez volumineuse, très-étendue, douloureuse, brûlante, dans laquelle on sent la fluctuation d'un liquide, et qui rend une humeur visqueuse lorsqu'on y pratique une incision. Le poulain est ordinairement atteint de la diarrhée ; il ne peut plus se tenir debout, il dépérit de plus en plus et finit par crever au bout de deux à six semaines, ou, s'il ne succombe pas, il reste toute sa vie chétif et mal conformé

Causes. Cette maladie, qui est particulière aux belles races, et qui attaque particulièrement les femelles, paraît avoir pour causes la mauvaise nourriture de la mère, le refroidissement du poulain, l'humidité des écuries, etc.

Traitement. Il faut avant tout changer la nourriture de la mère jument, et améliorer son lait en mélangeant trois ou quatre fois par jour avec son fourrage quelques cuille- rées de la composition suivante :

Calamus . . . . 60 grammes.
Absinthe . . . . 60 »
Craie . . . . . 60 »
Baies de genévrier . 60 »
Cumin et fenouil . . 60 »

le tout pulvérisé.

On donnera en même temps au poulain, toutes les trois

ou quatre heures, une cuillerée à café du remède suivant, dans un peu de lait tiède :

Coquilles d'huîtres calcinées. . . 30 grammes.
Valériane . . . . 30 »
Calamus. . . . . 30 »
Camphre . . . . 4 »
Essence de térébenthine . . . . 4 »

Le poulain doit être tenu chaudement, dans une écurie sèche, bien aérée et bien garnie de litière.

Les tumeurs aux jambes s'étuvent toutes les deux ou trois heures avec de l'eau de savon tiède ou avec une décoction de graine de lin bouillie dans du lait, et le soir on les frotte avec un mélange par parties égales d'onguent d'althæa et d'onguent mercuriel. Lorsque la tumeur est ouverte, on la traite de la même manière, seulement on y injecte deux ou trois fois par jour un autre mélange par parties égales de teinture de myrrhe et de teinture d'aloès. Quand l'ulcère a beaucoup d'étendue, on le couvre d'étoupes enduites de l'onguent digestif suivant :

Térébenthine. . . . . . . 30 grammes.
2 jaunes d'œufs.
Essence de camomille. . . 30 »

On renouvelle ce pansement tous les jours.

RAGE OU HYDROPHOBIE.

Symptômes. En général la rage s'annonce chez le cheval comme chez le chien, par la tristesse et le dégoût ; lorsque l'accès survient, l'animal frappe la terre des pieds de devant, hennit, rue, secoue la tête ; ses yeux deviennent rouges, animés, il se livre à des mouvements désordonnés, mord les corps environnants, se mord quelquefois lui-même ; quelquefois il a les liquides en aversion, d'autrefois il se jette sur eux avec fureur comme pour les mordre, ou continue de boire jusqu'au moment de périr. Il mange peu, tire la langue et rend beaucoup d'écume. Plus tard il survient un tremblement général, le poil se hérisse, l'animal éprouve des souffrances très-vives et finit par succomber.

Causes. Cette maladie ne se déclare jamais, chez le cheval, qu'à la suite d'une morsure faite par un animal enragé.

Traitement. Il est le même que chez le chien. Voyez ce mot.

FIÈVRE PUTRIDE.

Symptômes. L'animal est triste, abattu, et sans appétit ; il baisse la tête ; ses yeux sont ternes, larmoyants, à demi fermés ; sa bouche brûlante, remplie de salive ; sa respiration courte, pénible, accélérée ; ses excréments fétides et quelquefois mous ou liquides. Lorsque la maladie fait des progrès, il survient de la diarrhée et il se forme dans différentes parties du corps, notamment aux cuisses et à la tête, des tumeurs plus ou moins volumineuses. Le sang que l'on tire de la veine reste longtemps liquide, et, lorsqu'il se coagule, la partie séreuse est très-considérable relativement aux caillots. Le pouls est mou, facile à déprimer, plus ou moins rapide, et donne de 60 à 80 pulsations par minute. Les battements du cœur, qui concordent avec ceux du pouls, sont très-sensibles du côté gauche et même du côté droit de la poitrine, et deviennent bondissants lorsque la maladie fait des progrès.

La durée de cette fièvre est de sept à vingt-un jours.

Causes. La fièvre putride attaque rarement les chevaux bien nourris et bien soignés. Elle se déclare principalement chez les animaux qui sont affaiblis par une mauvaise nourriture, par la privation d'aliments ou par des travaux excessifs. Les chevaux des pays bas, d'une constitution lâche, y sont surtout exposés.

Traitement. Le traitement de cette maladie ne peut être suivi de succès qu'autant qu'il est conduit avec soin et persévérance. On mettra le malade dans un endroit chaud, sec, bien aéré ; on le couvrira avec une couverture, on le bouchonnera le plus fréquemment possible, et on lui lavera de temps en temps la bouche avec du vinaigre. On lui donnera pour nourriture de l'avoine, de l'orge, des pois égrugés, du foin de bonne qualité, etc., et pour boisson de l'eau légèrement salée, ou blanchie par des recoupes. On administrera à l'intérieur, trois fois par jour, 30 grammes de la composition suivante que l'on mêle au fourrage :

Racine de valériane. . .	120 grammes.
» » calamus . . .	90 »
Gentiane rouge	60 »
Baies de genévrier . . .	18 »

le tout pulvérisé et bien mélangé. Si l'animal ne peut pas avaler, on donnera à cette poudre la forme d'un électuaire en y ajoutant 60 grammes de farine, 60 grammes de recoupes et la quantité d'eau nécessaire pour lier le tout :

la dose sera alors de 60 grammes qu'on administre quatre fois par jour, en les déposant sur la langue de l'animal. S'il y a diarrhée on ajoute à cet électuaire 15 grammes de teinture simple d'opium. Le vin est aussi un excellent remède dans cette maladie; on peut en donner un quart de litre soir et matin.

Le développement des ampoules et des tumeurs est ordinairement d'un heureux augure; à moins que la gangrène ne s'y mette.

MAL DE FEU OU D'ESPAGNE.

On désigne vulgairement, sous ce nom, une maladie dans laquelle le cheval a l'air triste, porte la tête basse, ne se couche que rarement, s'éloigne toujours de la mangeoire, avec fièvre et un battement de flancs considérable.

L'expérience prouve que le mal de feu n'est ordinairement qu'un symptôme d'une autre maladie, telle que la pneumonie, la pleurésie, etc. Aussi renverrons-nous le lecteur à ces articles, quant aux causes et au traitement.

CHARBON.

Cette maladie est une des plus graves auxquelles les animaux soient sujets; elle consiste dans le développement, sur différentes parties du corps, de tumeurs qui tendent à la gangrène.

Symptômes. Le charbon s'annonce par le dégoût, la perte d'appétit, le tremblement, l'abattement des forces, la fièvre, et par une chaleur assez manifeste aux oreilles, au front et aux extrémités. Quelquefois cette chaleur ne se manifeste que dans l'endroit où la tumeur doit se montrer.

Celle-ci apparaît ordinairement tout à coup; elle est dure, de la grosseur d'une fève, présente un bourbillon à son centre, et s'accompagne de chaleur brûlante et de douleur très-vive; lorsqu'elle a pris tout son développement, la partie sur laquelle elle est placée devient froide, insensible et se gangrène; d'autres fois le charbon se montre sous forme de tuméfaction qui acquiert en peu de temps un volume considérable. La mort arrive ordinairement dans le court espace de vingt-quatre à trente-six heures.

Causes. Le charbon est éminemment contagieux, et peut même se communiquer à l'homme; mais il se développe aussi spontanément. Ses causes ne sont pas encore bien connues; il résulte en général des vicissitudes des saisons, des longues sécheresses et des longues pluies, de l'usage d'aliments avariés et d'eau altérée, de la malpropreté des écuries et des fatigues excessives.

Traitement. Dès que la tumeur apparaît, il faut s'empresser de l'amputer jusqu'au vif avec un bistouri ou tout autre instrument tranchant; on cautérise ensuite la plaie avec un fer rouge, et on administre à l'intérieur une décoction obtenue en faisant bouillir 30 grammes de racine de gentiane et 30 grammes d'écorce de chêne dans 1 litre 1/2 d'eau, à laquelle on ajoute 8 grammes d'acide sulfurique. Ce breuvage s'administre en une seule fois. La plaie se panse avec de l'onguent vésicatoire, et lorsque les escarres sont tombées, on la pense avec des plumasseaux imbibés d'eau-de-vie camphrée.

VORACITÉ ET DÉPRAVATION DE L'APPÉTIT.

La voracité consiste dans un appétit excessif, et la dépravation de l'appétit, dans un besoin qu'éprouve l'animal de manger des substances qui ne sont point des aliments, telles que de la terre, du fumier, du foin gâté, de l'urine, etc.

Traitement. On donnera un purgatif, et lorsqu'il aura produit son effet on fera boire à l'animal de l'eau mélangée de craie. On fournira au cheval une bonne litière et on le fera travailler rudement. Si ce régime ne suffit pas, on donnera le remède suivant : prenez racines de guimauve une poignée, graine de lin, racine de réglisse, de chaque 60 grammes; faites bouillir le tout dans 1 litre d'eau, passez la décoction à travers un linge, et ajoutez-y 60 grammes d'huile de lin. On donne au cheval la moitié de cette dose le matin à jeun. On continue jusqu'à ce que l'animal ait repris son appétit ordinaire et son embonpoint, car il est alors ordinairement très-maigre.

PERTE DE L'APPÉTIT.

Nous ne nous occuperons ici de la perte de l'appétit qu'autant qu'elle se présente chez un animal du reste sain et bien portant. Car on conçoit facilement que lorsqu'elle dépend d'une autre affection dont elle n'est que la conséquence, c'est contre cette dernière seulement que le traitement doit être dirigé.

Causes. La perte de l'appétit reconnaît des causes très-variées; elle peut dépendre de la qualité de la nourriture, ce qui arrive lorsqu'on donne à l'animal des aliments gâtés ou auxquels il n'est pas habitué. Il refuse aussi quelquefois de manger lorsqu'on le met dans une écurie à laquelle il n'est pas accoutumé, surtout si elle est sombre, sale et humide. Les chevaux qui travaillent peu et ne prennent pas d'exercice perdent également l'appétit, ainsi que ceux qu'on emploie à des travaux très-rudes après un long repos. Enfin il arrive souvent que lorsqu'un animal cesse de manger, il faut en attribuer la cause à l'état des dents et de la bouche.

Traitement. Lorsqu'après avoir recherché la cause de la perte de l'appétit et y avoir remédié, l'animal continue de refuser les aliments, il faut supposer en lui une altération des fonctions digestives. On cherchera donc à stimuler et à fortifier l'estomac; dans ce but on administrera le remède suivant :

Feuilles d'absinthe . . .	120 grammes.
Racine de galanga. . . .	45 »
Semence de cumin. . . .	45 »
Baies de genévrier. . . .	120 »
Sel de cuisine	180 »

on pulvérise le tout, on le mélange exactement et on en donne 60 grammes le matin, à midi et le soir dans une certaine quantité de fourrage. Si le cheval salive beaucoup, est constipé ou atteint de diarrhée, on lui administrera de préférence un purgatif, par exemple 350 à 400 grammes de sel de Glauber dissous dans 1 à 2 litres d'eau ; on donne cette dose par tiers, de quatre en quatre heures, jusqu'à effet purgatif.

CARIE.

La carie est aux os ce que la gangrène est aux chairs.

Causes. Elle provient ordinairement du séjour prolongé d'une humeur sur la surface de l'os, de fractures, de contusions, d'ulcères, et surtout de ce que l'os, dans une plaie qui le laisse à découvert reste longtemps à nu et exposé au contact de l'air.

Traitement. Dans le traitement de la carie, il s'agit d'arrêter les progrès du mal et de détruire la partie cariée en la séparant de la partie saine.

Les remèdes propres à s'opposer aux progrès de la carie sont la teinture de myrrhe et d'aloès, l'eau-de-vie camphrée, l'essence de térébentine, dont on imbibe de petits plumasseaux que l'on applique sur la partie cariée.

Il peut cependant arriver que ces topiques soient insuffisants, c'est alors qu'il faut détruire la partie cariée : on y parviendra par l'application du feu. La carie une fois desséchée par le feu, la partie qu'elle avait envahie se détache au bout de quelques jours de la partie saine, et il ne reste plus qu'un ulcère simple qui se traite comme une plaie ordinaire.

ABCÉS.

On donne le nom d'*abcès* à une collection de pus dans une cavité accidentelle, dont la formation est due à la production de ce liquide au milieu des tissus. L'inflammation détermine l'exsudation d'un fluide qui se métamorphose en pus.

Le pus est de deux espèces : blanc jaunâtre, épais, crémeux, d'une odeur fade, on le dit *bon* et *louable;* liquide, d'une couleur jaune verdâtre, brunâtre, gris sale, etc., d'une odeur fétide, repoussante, il prend le nom de *sanie.* Entre ces deux extrêmes, se présentent plusieurs variétés intermédiaires.

Symptômes. — Dès que l'inflammation d'un organe tend à la suppuration, il se forme un abcès. La tuméfaction inflammatoire accompagnée de chaleur et de douleur prend du développement; elle est dure, rénitente, puis elle se circonscrit et se limite. L'abcès se ramollit du centre vers la circonférence et se change en une tumeur molle, élastique, fluctuante. Au point le plus saillant, la peau s'amincit, sa surface s'humecte, le poil tombe, l'épiderme se détache, une ouverture s'y forme; elle donne issue au pus qui s'écoule au dehors. Les parois de la cavité se rétractent, se rapprochent et finissent par adhérer. Lorsque la suppuration continue, et c'est ce qui a lieu dans tous les abcès de quelque étendue, des bourgeons charnus, des granulations s'élèvent du fond et des parois de l'abcès, prennent de la consistance, remplissent la cavité, gagnent le niveau de la peau; la suppuration se sèche; une croûte, sous laquelle se produit la cicatrice, couvre la superficie. Des granulations petites, coniques, rougeâtres, uniformes, ne dépassant pas le niveau des bords de la plaie, conduisent à la cicatrisation. L'absence de bourgeons, des végétations boursoufflées, luxuriantes, saignant au moindre attouchement, qui finissent par s'élever au-dessus des bords de la solution de continuité; celles qui restent pâles, flasques, qui se couvrent d'un pus liquide, ne conduisent pas à la cicatrisation.

Les amas purulents profondément situés ne présentent pas le caractère de la fluctuation; la présence du pus est décelée par la durée et la marche de l'inflammation, par la tuméfaction œdémateuse du pourtour et de la superficie de la tumeur.

L'ouverture spontanée d'un abcès est loin d'être constante, ou bien elle se fa.. trop tard. Le pus, par son séjour prolongé, fuse entre les tissus, donne ainsi naissance à de grands désordres et à les foyers étendus.

Traitement. La maturité des tumeurs inflammatoires qui tendent à s'abcéder est activée par une couche épaisse d'un corps gras et la chaleur humide que l'on maintient au moyen de cataplasmes émollients. Si le travail inflammatoire se ralentit, que la tumeur dure, peu chaude et sensible, on l'excite par l'huile de laurier, au besoin par l'onguent vésicatoire.

La tumeur ramollie, l'abcès arrive à maturité; on n'attend pas l'ouverture spontanée, on plonge la pointe du bistouri dans le point ramolli de la peau, on agrandit ensuite l'ouverture, afin de donner un libre écoulement au pus; l'incision est prolongée vers la partie déclive.

Dans les abcès profonds, on commence par diviser le tégument, le doigt va ensuite à la recherche du point fluctuant, qui est percé par l'instrument tranchant.

L'abcès ouvert, le traitement varie suivant quelques circonstances qui se présentent dans sa marche vers la cicatrisation. Une suppuration bonne et louable, avec une granulation convenable, n'exige que des soins de propreté, des pansements aux étoupes sèches. Les granulations lentes à se produire sont provoquées par des excitants, l'onguent basilicon, le digestif, l'eau-de-vie, une teinture alcoolique résineuse. L'excitation est-elle exagérée, on la calme par les cataplasmes émollients. Des végétations luxuriantes sont détruites par des caustiques plus ou moins énergiques, l'alun calciné, le sulfate de cuivre, la chaux vive, le nitrate de mercure, le feu, etc.; on applique ensuite un appareil compressif.

Les légers caustiques sont encore indiqués lorsque les végétations s'élèvent au-dessus du niveau de la peau et s'opposent à la cicatrisation.

PLAIES.

On donne le nom de *plaie* aux solutions de continuité des parties molles avec division de la peau ou des muqueuses, et produites instantanément.

Symptômes. Les phénomènes qui caractérisent une plaie sont : la division des parties avec le tégument qui les recouvre; leur rétraction de manière à écarter les bords de la solution de continuité, à la rendre béante; la douleur, la perte de sang, l'inflammation, et, si celle-ci gagne en intensité, la fièvre.

Les plaies varient suivant leur dimension, leur forme, les parties intéressées, la conservation ou la perte partielle de ces parties.

L'abondance des vaisseaux sanguins dans la peau et le tissu musculaire fait que toute solution de continuité est suivie d'une perte de sang. Tantôt les capillaires seuls sont divisés, d'autres fois des artères, des veines d'un certain calibre sont comprises dans la solution de continuité. Le sang s'écoule en nappe des capillaires, par jets des artères, les veines le laissent échapper par flots uniformes.

L'inflammation est la conséquence inévitable d'une solution de continuité. Elle s'établit au bout de quelques heures et atteint son apogée le lendemain ou le surlendemain. Légère, elle n'attire guère l'attention; intense, on a à redouter la gangrène, la terminaison la plus fâcheuse de l'inflammation. Sa gravité est indiquée par le degré de douleur, de chaleur et de tuméfaction. Des inflammations se résolvent bientôt, après la transsudation d'une matière plastique ; d'autres se prolongent, et la matière transsudée se transforme en pus.

Les plaies qui se réunissent par l'intermédiaire d'une matière plastique guérissent par *adhésion*, par *première intention*, mais il ne faut pas que l'exsudat soit abondant, car dans ce cas il écarte les bords de la plaie, et la réunion immédiate devient impossible. Le pus alors constitue le moyen de cicatrisation. Sur toute la surface de la plaie s'élèvent des granulations, des bourgeons charnus qui réunissent les parties divisées et remplissent les vides laissés par les pertes de substance. Le pus ne donne pas naissance aux granulations, c'est une matière accessoire qui leur sert de couverture protectrice. Des plaies suppurantes peuvent, dans des conditions défavorables, se transformer en ulcères.

Il arrive aussi que l'inflammation ne cède pas, qu'elle se termine par gangrène et met la vie de l'individu en danger. La division de gros vaisseaux et de nerfs ; les plaies contuses, déchirées ; l'introduction de venins, de poisons dans la solution de continuité ; la mauvaise constitution du blessé, sont les causes provocatrices les plus habituelles de la gangrène.

Des plaies étendues, intéressant des organes importants, faites sur des animaux irritables, allument une fièvre de réaction avec les phénomènes que nous avons exposés page 73.

Les plaies sont simples ou compliquées ; les premières se bornent à la simple division des tissus ; les secondes sont accompagnées de la présence d'un corps étranger ou d'autres états morbides.

Cause. Toute violence extérieure produite par un in-

strument tranchant, piquant, contondant, par une arme à
feu, la brûlure, un caustique.

Traitement. La réunion par première intention conduit le plus rapidement à la guérison, en laissant après
elle les moindres traces de cicatrisation. Pour user de ce
moyen, il faut que la plaie soit simple, que les parties
molles n'aient pas été froissées, que des corps étrangers
n'y séjournent point. Il faut en outre que les parties divisées puissent être maintenues en contact immédiat, et que
la plaie soit tout à fait récente. Les sutures pratiquées au
moyen de fils cirés et d'aiguilles courbes servent à remplir cette indication, mais on doit veiller à ce que l'animal
soit mis hors d'état de se frotter ou d'arracher les points
de suture.

Lorsque les conditions propres à la réunion par première intention font défaut, la suppuration intervient. Un
liquide transsudé baigne la plaie ; vers le deuxième ou le
troisième jour, commencent la suppuration et la formation de bourgeons charnus. Les soins consistent à diviser
complétement des parties qui ne sont que partiellement
entamées, et qui occasionneraient une tension, des tirail-
lements ; à donner un libre écoulement au pus, en incisant
les poches dans lesquelles il pourrait séjourner ; à rendre
perpendiculaires par l'instrument tranchant des plaies
horizontales. Ces plaies sont couvertes d'une étoupade
sèche, que l'on renouvelle suivant l'abondance de la suppuration. Si les chairs sont pâles, blafardes, sèches, le
pus de mauvaise nature, on les excite par une teinture
alcoolique, de l'onguent digestif, dont on couvre l'étoupade ; on continue ainsi jusqu'à ce que le pus redevienne
blanc crémeux, et que l'on ait obtenu la cicatrisation.

Quand la granulation est parvenue aux bords de la plaie, les pansements peuvent être discontinués ; le pus se sèche, forme une croûte sous laquelle la peau se régénère, comme dans la cicatrisation des abcès. Parfois les bourgeons charnus continuent à végéter et à dépasser le niveau de la peau ; leur développement est arrêté par l'application d'alun calciné dont on saupoudre la surface de la plaie.

Extraction des corps étrangers. Les corps étrangers qui séjournent dans les plaies exercent, suivant leur qualité, leur forme, leur volume et la nature des tissus avec lesquels ils sont en contact, une pression plus ou moins forte ; ils entretiennent une irritation permanente et la douleur. L'inflammation et la suppuration persistent, des végétations luxuriantes se produisent ; la guérison est rendue impossible, à moins que le corps étranger ne s'entoure d'une capsule et reste ainsi isolé des tissus.

Il faut prévenir ces effets, en procédant à temps à l'extraction du corps étranger ; le moment le plus favorable est celui où la blessure vient d'être faite, avant que la tuméfaction inflammatoire ait envahi la plaie.

Les matières liquides vénéneuses sont écartées au moyen de l'éponge trempée dans l'eau ou en injectant ce liquide dans la plaie. Des poils, des débris de paille s'enlèvent par le même procédé. Les corps durs enclavés dans les chairs s'extraient à l'aide des doigts, d'une pincette, d'une sonde courbe, d'un tire-balle. Si le corps ne cède pas, on débride le pourtour, afin de le dégager.

Hémorragie. Phénomène d'autant plus important que le calibre du vaisseau est plus considérable. Quoique la nature y pourvoie assez habituellement, en obturant le vaisseau par un caillot, il ne faut pas attendre, ce travail salutaire pouvant faire défaut, et, en tous cas, il ne se produit qu'après que l'animal a perdu beaucoup de sang. Il faut donc arrêter artificiellement la perte du sang. Les moyens hémostatiques sont : la compression, l'eau froide, les styptiques, les tamponnements, la ligature et le feu. Tous ces agents ont pour but la formation d'un caillot.

La compression s'exerce sur la peau qui recouvre le vaisseau lésé; le froid s'applique sur la plaie en y pressant continuellement une éponge trempée dans l'eau, en appliquant sur la plaie de la glace, de la neige. Les styptiques possèdent la propriété de faire contracter les vaisseaux et coaguler le sang; on comprend dans cette catégorie les acides, les sulfates de fer, de cuivre et de zinc, l'alun, l'acide tannique, le tannin, la créosote, l'eau de Rabel, etc. Des tampons d'étoupe sont imbibés de ces substances, appliqués sur la plaie et maintenus par un bandage compressif. L'amidon, la gomme, la colophane et autres matières absorbantes sont utilisées de la même manière. Lorsque l'on a eu recours au tamponnement, le bandage reste en place jusqu'à ce que la suppuration commence, ce dont on s'aperçoit à la mauvaise odeur; seulement on a soin de desserrer l'appareil. Le fer rouge a pour but la formation d'un carbon qui fait l'office de caillot obturateur; on applique le fer sur l'ouverture du vaisseau. Afin de rendre l'escarre plus épaisse et plus résistante, on y brûle du crin, de la colophane. Ces divers procédés hémostatiques se montrent insuffisants dans les hémorragies des gros vaisseaux, contre lesquelles le moyen le plus certain et le plus efficace est la ligature.

ULCÈRES.

Surfaces suppurantes, sans tendance à la cicatrisation,

et entretenues par un vice local ou par une cause interne. L'ulcère peut être la conséquence d'une plaie, mais il n'est pas, comme cette dernière, le résultat immédiat d'une violence extérieure.

L'ulcère s'établit par deux modes différents. Une plaie, un abcès, une contusion, etc., se transforment en ulcère par tout vice local empêchant la cicatrisation : tels sont la présence d'un corps étranger, des fusées de pus, la lésion des os, des cartilages, des tendons, des ligaments, la malpropreté, l'action de la chaleur, du froid, une granulation irrégulière, une suppuration de mauvaise nature, un traitement défectueux, etc.

Les causes internes qui donnent naissance à un ulcère sont les maladies dont l'ulcère n'est qu'un symptôme, comme dans la morve, le farcin.

Les ulcères offrent des différences, suivant leur aspect extérieur ; ces différences font aussi varier le traitement. Malgré les nombreuses divisions auxquelles ils ont servi de base, on peut ramener aux suivantes les ulcères dus à un vice local.

Ulcères calleux. Ils sont entourés d'un bord insensible, sec, induré et d'une épaisseur assez forte. La surface ulcérée, blanchâtre, lardacée, finit aussi par s'indurer et par devenir calleuse.

Les callosités sont un obstacle à la cicatrisation, on les détruit par la cautérisation et l'extirpation.

Ulcères corrodants ou phagédéniques. Ils s'étendent en superficie et en profondeur, par la destruction de la matière organique avec laquelle la sanie vient en contact.

La cautérisation et les pansements avec le chlorure de chaux, le vinaigre empyreumatique, la poudre de quinquina, d'écorce de chêne, de charbon et de camphre, une alimentation corroborante réussissent parfois à ramener une bonne suppuration.

Ulcères fongueux. Des végétations luxuriantes, mollasses, spongieuses, s'élèvent à leur surface. On détruit les chairs fongueuses par les caustiques.

Ulcères fistuleux. Conduits étroits s'étendant en longueur dans les tissus, et aboutissant assez souvent à un os, un cartilage, des ligaments, des tendons, etc. Les fistules se reconnaissent au premier coup d'œil au pus dont l'abondance n'est pas en rapport avec l'étendue de la surface ulcérée; une légère pression des parties avoisinantes amène du pus et indique la direction du trajet fistuleux, que l'on explore plus attentivement en y introduisant une sonde.

Suivant la région qu'occupe l'ulcère fistuleux et la disposition anatomique des parties, on donne un libre écoulement au pus, soit en pratiquant une contre-ouverture à l'extrémité de la fistule, soit en fendant tout le trajet fistuleux. Les injections avec la liqueur de Villate comptent de nombreux succès.

CONTUSIONS.

Lésions produites dans les tissus par le choc d'un corps à surface plus ou moins large, sans solution de continuité à la peau. Les tissus sont froissés, les fibres rompues, du sang épanché s'y infiltre; une inflammation plus ou moins intense s'en empare, une tumeur se forme. Elle se dissipe par résolution, s'abcède, et, si les tissus sont écrasés, broyés, la gangrène s'en empare.

Symptômes. Une tumeur plus ou moins volumineuse se développe avec rapidité; elle est formée par l'épanche-

ment d'un liquide et se présente sous trois aspects diffé
rents.

1° La tumeur est tendue, rénitente, chaude et douloureuse ; elle gagne de l'extension sans offrir une ligne de
démarcation bien tranchée. 2° Elle est molle, pâteuse ; la
douleur, la chaleur sont à peine marquées. 3° Elle est cir
conscrite, élastique, fluctuante.

Dans le premier cas, l'épanchement est nul ou presque
nul et l'inflammation considérable ; dans le second, le
liquide occupe les mailles du tissu cellulaire ; dans le troisième, il s'est réuni dans une cavité sous la peau.

Lorsque le corps contondant agit par une pression longtemps continuée, la peau devient dure, sèche, noirâtre ;
elle est frappée de gangrène. La partie gangréneuse se
détache par la suppuration du tissu sous-jacent.

Traitement. Dans toutes les contusions récentes, les réfrigérants et les résolutifs sont les meilleurs topiques ; les
cataplasmes d'argile et de vinaigre souvent renouvelés sont
appliqués jusqu'à ce que la chaleur et la douleur se dissipent. Si le froissement est considérable, que la partie semble paralysée , on a recours à l'eau-de-vie camphrée. Ils
suffisent assez ordinairement pour obtenir la résolution.
Dès que la tension et la douleur, au lieu de céder, augmentent, il faut cesser l'emploi des réfrigérants et les
remplacer par les émollients. Ces signes indiquent la
formation d'un abcès, que l'on ouvre aussitôt que la fluctuation annonce la présence d'un amas purulent.

Les plaques gangréneuses de la peau sont ramollies par
des onctions de corps gras et enlevées au moyen de l'instrument tranchant, quand elles commencent à se détacher.

MARÉCHALERIE.

—

La maréchalerie est l'art de forger et d'appliquer une espèce de semelle en fer sous le pied de certains animaux domestiques, dans le but d'empêcher l'usure de la corne, de guérir ou de pallier des maladies et de remédier à des défauts d'aplomb.

La maréchalerie a des rapports intimes avec plusieurs branches de la médecine vétérinaire. Elle fournit à l'hygiène un des moyens les plus puissants pour la conservation des pieds. Le sabot du cheval qui n'est pas ferré résiste difficilement aux causes d'usure qu'il rencontre sur nos routes.

La pathologie, ou l'étude des maladies, doit s'occuper nécessairement des affections du pied; elle emprunte à l'art du maréchal des moyens de guérir, qui consistent dans l'emploi des fers pathologiques. On peut dire avec raison que toutes les maladies du pied exigent l'emploi de la maréchalerie. Ne faut-il pas déferrer, sonder avec attention le pied correspondant au membre boiteux, pour voir si le sabot ne récèle pas la cause de la boiterie?

Les autres sciences fournissent au maréchal des notions nécessaires pour l'exercice intelligent de son art. Ainsi, l'anatomie lui apprend que le pied des animaux susceptibles d'être ferrés n'est pas entièrement formé par une masse inerte; elle lui révèle une organisation dont la connaissance doit le guider dans l'application de la ferrure; la physiologie lui enseigne que le pied jouit de certaines propriétés dont il doit bien tenir compte.

Avant d'entrer directement en matière, nous allons don-

ner sommairement l'anatomie et la physiologie du pied.
Nous déduirons de ces connaissances les principes sur
lesquels repose la ferrure; ensuite nous passerons à la
description des fers ordinaires et au mode de les appliquer
aux pieds.

Comme la ferrure a pour but accessoire de modifier les
mouvements des membres, nous indiquerons le résultat
que certains changements apportés aux diverses parties du
fer produisent sur l'animal en action, et nous arriverons
ainsi à des applications directes. Ce résumé sera terminé
par l'exposé de la ferrure pathologique.

ANATOMIE DU PIED.

Dans le langage ordinaire, on appelle pied l'extrémité
des membres recouverte de corne et composée d'os, de
ligaments, de vaisseaux, de nerfs et d'un tissu mou. Ces
parties sont renfermées dans la boîte cornée appelée *sabot*.

Le sabot, qui semble n'être formé que d'une seule pièce,
se sépare par une macération prolongée en trois parties
distinctes, qui sont la *muraille*, la *sole* et la *fourchette*.

La muraille ou la paroi représente une lame de corne
contournée sur la face antérieure du pied. Plus élevée
dans le milieu, elle diminue de hauteur de chaque côté, à
mesure que l'on se rapproche des talons; vers ce point,
elle se contourne sous le pied, se prolonge entre la sole et
la fourchette, pour constituer les *arcs-boutants*, dont la
réunion à la pointe de la fourchette forme un espace triangulaire dans lequel celle-ci est enchâssée, comme un coin
dans le bois. Des deux surfaces de la muraille, l'externe
est dure, lisse; l'interne, plus molle, se trouve surmontée
de feuillets cornés qui s'engrènent avec les feuillets de

chair du tissu sous-jacent. Outre ces surfaces, l'on y remarque encore deux bords : l'un supérieur, la *couronne* ou le *biseau*, réunit la muraille à la peau ; l'autre inférieur se soude à la sole par une ligne de démarcation bien tranchée, et dans laquelle s'enchâssent les clous destinés à fixer le fer.

La muraille se divise en *pince, mamelles, quartiers* et *talons*.

La pince est la portion antérieure, médiane, la plus allongée et la plus inclinée.

Les mamelles sont situées l'une en dedans, l'autre en dehors de la pince, au point où la muraille commence à se contourner.

Au delà des mamelles viennent les quartiers, dont l'externe est plus contourné et plus oblique que l'interne.

Deux protubérances cornées moins résistantes se rencontrent là où la muraille s'infléchit vers la partie postérieure du pied ; elle forme les talons.

La muraille est composée de fibres cornées placées longitudinalement les unes à côté des autres ; cette disposition explique le sens dans lequel se font les fissures appelées *seimes*.

La sole, qui recouvre la majeure partie de la face plantaire du pied, est une plaque cornée de forme semi-lunaire. Elle est fixée entre le bord plantaire de la muraille et les arcs-boutants. Sa face externe concave lui donne une disposition voûtée ; la surface intérieure poreuse reçoit les papilles de la chair de la sole. La corne molle intérieurement est sèche, cassante et écailleuse à l'extérieur.

La fourchette, composée d'une corne molle et flexible, a une forme pyramidale ; elle occupe l'espace triangulaire que les arcs-boutants laissent entre eux, et se prolonge jusque vers le milieu de la sole, dont elle dépasse le niveau. Sa base bifurquée se continue de chaque côté avec une bandelette cornée, qui est appliquée sur tout le contour du bord supérieur de la muraille. Elle est divisée dans le sens longitudinal en deux branches laissant entre elles un enfoncement qui a reçu le nom de *lacune* ou *fente* de la fourchette.

En comparant les pieds antérieurs aux postérieurs, on trouve les premiers plus larges et plus évasés ; les seconds plus allongés, d'une forme ovale, portent une sole plus concave, une fourchette moins volumineuse et des talons plus élevés.

L'épaisseur de la corne n'est pas la même sur tous les points. La muraille des pieds de devant a le plus d'épaisseur et de résistance en pince ; la corne s'amincit d'une manière inégale vers les talons, car le quartier interne est plus épais que l'externe, tandis qu'aux pieds de derrière les mamelles et les quartiers l'emportent sur la pince.

Le pied de la bête bovine est fourchu, c'est-à-dire divisé en deux portions que l'on appelle *onglons*. En les supposant réunis en un seul corps, ces onglons représentent un tout qui offre la forme ovalaire du pied du cheval, avec un quartier externe plus contourné et un quartier interne plus faible. La séparation des onglons, par un espace dit *interdigité*, rend la fourchette superflue ; il en existe néanmoins un rudiment qui dessine une grosse tubérosité molle constituant le talon.

Lorsqu'on débarrasse le pied de son enveloppe cornée, les parties molles qui se font jour sont : *la chair de la paroi* ou *le tissu feuilleté*, *la chair de la sole*, *la chair de la fourchette* et *la chair du bourrelet*. Ces divers tissus sont des expansions molles composées de vaisseaux, de nerfs et de tissu cellulaire. Appliqués d'un côté sur l'os du pied, se continuant supérieurement avec la peau, ils donnent attache de l'autre côté aux diverses pièces de corne qui entrent dans la composition du sabot, et prennent le nom de la région cornée à laquelle ils correspondent. Le mode d'attache n'est pas le même partout ; ainsi, la chair de la muraille ou cannelée, encore appelée tissu feuilleté, présente une série de lamelles longitudinales parallèles, correspondant exactement aux lamelles cornées. Ces deux espèces de lamelles se reçoivent mutuellement. La chair de la sole et de la fourchette offre de petites éminences papillaires, qui lui donnent un aspect velouté, dû à de petites villosités qui s'insinuent dans les pores de la sole et de la fourchette. Les arcs-boutants étant un prolongement de la muraille, le tissu feuilleté de celle-ci correspond et sert d'attache à ces pièces cornées du sabot.

La chair du bourrelet ou de la couronne, encore appelée *cutidure*, s'épaissit considérablement ; elle est logée dans le sillon creusé vers le bord supérieur de la muraille, et offre un aspect velouté, semblable à celui de la sole de chair.

Les tissus que nous venons d'énumérer jouissent d'une grande sensibilité ; il n'est donc pas étonnant de voir leurs maladies s'accompagner de fortes douleurs. Ils sont préparés à élaborer et à fournir les sucs servant à l'entretien de la corne, et à la reproduction de celle qu'une opération chirurgicale a enlevée.

La fourchette de chair ou coussinet plantaire ne possède pas la même structure que les parties précédentes. C'est une masse blanche, élastique, résistante et peu sensible. Appliquée par sa face interne sur l'os du pied et le tendon qui s'y insère, elle présente extérieurement la même disposition que la fourchette de corne.

Aux deux prolongements latéraux de l'os du pied sont fixés deux cartilages, et sur sa face plantaire s'insèrent les tendons fléchisseurs des membres par une large expansion que l'on appelle *patte d'oie*, et dont la lésion rend les clous de rue pénétrants d'une gravité extrême.

ÉLASTICITÉ DU SABOT.

Le pied des animaux jouit d'une certaine élasticité, c'est-à-dire, que pendant l'appui, les parties inférieures cèdent plus ou moins, pour revenir sur elles-mêmes quand la pression a cessé d'agir. Cette propriété n'est pas douteuse pour les animaux qui ont plusieurs doigts : ainsi, chez le chien, on trouve au centre de la patte du tissu fibro-graisseux, qui sert de coussin ; chez le bœuf il y a sous la sole, et surtout près des talons, un coussinet de même nature ; mais ces organes ne donnent pas seuls l'élasticité nécessaire au pied ; les doigts s'écartent aussi, et par là l'effet de la pression sur le sol est amorti. Enfin, chez tous les animaux polydactyles il y a une élasticité incontestable et nécessaire. Il faut donc bien que par analogie nous admettions aussi cette propriété dans le sabot du cheval. L'expérience, du reste, va nous en convaincre.

Que l'on mette en rapport la face plantaire du sabot avec l'empreinte que laisse sur un sol mou un pied non ferré, et l'on trouvera un diamètre plus grand dans l'empreinte. Ce fait suffirait déjà pour prouver que le sabot s'est dilaté pendant l'appui, si d'autres ne venaient le corroborer. Que l'on ferre un cheval de façon à mettre obstacle à la dilatation du sabot, et à l'instant même une gêne se manifestera dans la marche. Enfin, l'application d'un fer muni d'une petite herse perpendiculaire, ayant les dents

dirigées vers la muraille, et sans la toucher ; que l'on se
borne à ne fixer que la branche interne, afin de laisser au
sabot toute liberté de dilatation, l'on verra qu'après le
mouvement, chaque dent de la herse aura laissé son empreinte dans la muraille. Ces expériences simples démontrent à l'évidence la dilatation du sabot, chaque fois qu'il
prend un point d'appui sur le sol.

La sole contribue à produire la dilatation du sabot ;
lorsque le pied vient à l'appui, elle perd sa forme concave,
s'aplanit, entraîne la pointe de la fourchette et lui fait
opérer un mouvement de bascule.

Le sabot du cheval cède donc aux efforts des pressions
intérieures, et reprend sa forme et ses dimensions primi-
tives, dès que la force à laquelle il obéit vient à cesser. Si
cette propriété n'existait pas, les membres ne sauraient
résister aux chocs qu'ils éprouvent dans les mouvements.

FERRURE HYGIÉNIQUE.

Le fer des monodactyles figure une bande métallique
plus ou moins large, percée de trous et courbée sur champ,
de manière à représenter la forme d'un croissant.

Les principes de la ferrure rationnelle peuvent se résu-
mer ainsi :

1° *Garnir exactement le bord inférieur du sabot, afin de
le protéger contre l'usure ;*

2° *Disposer les étampures et la face supérieure de manière à ce que le fer soit fixé solidement sans nuire à l'élasticité du sabot ;*

3° *Augmenter ou diminuer l'épaisseur de certaines parties
de façon à avoir toujours un appui régulier sur la face
plantaire.*

Chacun de ces principes est susceptible d'un grand nombre de déductions.

Si le fer doit garnir exactement le bord inférieur du sabot, il ne faut pas qu'il le déborde. Ainsi, le prolongement en pince, des éponges très-longues, en saillie en dedans ou en dehors, sont autant de défauts à éviter ; de plus, le fer devra poser partout, c'est-à-dire être sur tous les points en contact avec la muraille. Comme le diamètre des pieds antérieurs n'est pas le même que celui des postérieurs, et que des différences se rencontrent encore dans les quartiers interne et externe, il s'ensuit que chaque sabot doit être garni d'un fer spécial. Le fer de devant sera donc arrondi en pince ; celui de derrière, plus étroit et plus allongé, aura la forme ovoïde du pied ; la branche interne possédera moins de tournure que l'externe, et l'on donnera plus de force à la mamelle du dedans qu'à celle du dehors. Le poids du fer mérite aussi de fixer l'attention ; trop lourd, il surcharge le membre et fatigue inutilement l'animal.

Le maintien de l'élasticité du sabot et la fixation solide du fer sont deux conditions indispensables à une bonne ferrure ; elles sont subordonnées à la disposition des étampures et de la force supérieure du fer. Les étampures correspondront donc aux régions les plus épaisses et les moins élastiques du sabot ; ces régions n'étant ni les talons dans les pieds antérieurs, ni la pince dans les postérieurs, il faudra en éloigner les étampures dans les uns, et les en rapprocher dans les autres ; ensuite percer le fer plus à maigre dans la branche interne que dans la branche externe.

La portion du fer, où la muraille prend son point d'appui, sera parfaitement horizontale, afin qu'elle n'ait pas de tendance à se porter en dedans ou en dehors, et qu'elle n'agisse pas contre les lames des clous.

L'uniformité de l'appui sur le sol rentrant dans les conditions d'une ferrure rationnelle, c'est un vice de renforcer certaines parties du fer ou d'abattre certaines parties du sabot sans motif plausible. L'examen du vieux fer fournit à cet égard des renseignements précieux : une usure extraordinaire sur un point donne la preuve que l'appui n'est pas uniforme, que c'est là qu'il a principalement lieu.

La pince mesurée de la rive antérieure à la voûte est prise pour unité. Quatre longueurs de pince déterminent la longueur totale des fers de devant; trois longueurs et demie donnent la largeur prise de la rive externe d'une branche à l'autre; un quart de longueur précise l'épaisseur du fer dans toute son étendue. La distance entre l'éponge et la première étampure est de sept quarts de longueur, et l'on prend trois quarts pour la mesure de l'intervalle entre les étampures.

Les dimensions en longueur et en largeur sont les mêmes pour les fers de derrière; leur épaisseur équivaut à un tiers de longueur de pince; l'écartement de la dernière étampure de l'éponge mesure une longueur et demie, et celui des deux étampures de la pince, deux longueurs.

Le fer du mulet présente quelques différences de forme, dues à la configuration naturelle du pied de cet animal. Les branches en sont plus droites, la pince est plus ou moins prolongée, et les étampures percées plus à gras, surtout du côté externe où elles doivent se trouver au milieu de la branche.

Les fers de l'âne ont une forme allongée comme ceux du

mulet, mais ils ne possèdent que six étampures percées à maigre.

Le fer du bœuf consiste en une petite plaque représentant le quart d'un ovale. Le bord droit correspond à la rive interne ; il n'est pas tout à fait rectiligne, car il doit suivre le creux qu'offre la face interne de l'onglon. Du milieu de cette rive part un petit pinçon ou un prolongement mince plié à angle droit, de manière à passer entre les deux onglons, à se rabattre sur la muraille et à donner plus de fixité au fer. Le bord externe ou convexe représente la rive extérieure ; elle est percée dans le sens de sa longueur de cinq ou six étampures maigres ; la dernière, en avant du talon, se trouve vers le milieu de la rive.

L'ajusture et la tournure précèdent l'application du fer.

L'ajusture consiste à préparer la face supérieure du fer, de manière à donner un plan horizontal au contour sur lequel s'appuie la muraille ; de ce point d'appui jusqu'à la rive interne, cette surface présente un plan oblique. Jamais l'inclinaison ne doit s'étendre de la rive externe à la rive interne ; cette disposition vicieuse fait que la muraille agit contre la lame des clous ; elle tend à rentrer, et des éclats, des délabrements de la corne en sont le résultat. La muraille restant libre du côté des talons, ceux-ci se rapprochent avec facilité, le rétrécissement du sabot en est la conséquence. Tels sont les inconvénients attachés à ce mode d'ajusture.

Le fer du bœuf réclame une concavité correspondant au coussinet plantaire.

La tournure du fer ou son contour est modelée sur le pied qui doit le recevoir.

APPLICATION. — Les instruments dont on se sert pour

appliquer les fers sont le brochoir, le boutoir, les tricoises, la râpe, le rogne-pied et le repoussoir.

Le pied levé est tenu par l'opérateur lui-même, par un aide ou fixé au travail, on emporte d'abord les rivets ou petits crochets, formés à la lame repliée du clou sur la face externe du sabot, puis on passe les mors des tricoises entre une des éponges du fer et le talon correspondant ; on bascule comme avec un levier, mais en évitant de tirailler et de porter l'effort sur les articulations. Pour l'éviter, il suffit d'appliquer à la face antérieure du sabot la main qui lui sert de point d'appui. Les tricoises soulèvent le fer qui entraîne les lames des clous ; un coup donné sur le fer à l'aide de cet instrument lui fait reprendre sa position première ; les clous font saillie et peuvent être enlevés avec facilité. En continuant ainsi sur toute l'étendue, le fer est enlevé sans avoir produit le moindre tiraillement.

On s'arme alors du boutoir pour parer le pied, c'est-à-dire, pour couper l'ongle qui est en excès. On tient cet instrument très-ferme dans la main droite, on en appuie le manche contre le corps, et en maintenant autant que possible cet appui, afin d'obvier à l'inconvénient de blesser l'aide ou l'animal. Après avoir paré le pied, on le fait poser sur le sol, à l'effet de s'assurer si tous sont égaux en hauteur. Ces préliminaires terminés, l'opérateur donne au fer la tournure ou la forme de la partie inférieure du sabot. Le fer étant encore chaud, on l'applique sur le pied avec la précaution de ne l'y laisser que le temps nécessaire pour s'assurer s'il suit parfaitement le contour du sabot et s'il pose partout. On enlève ensuite la corne brûlée, s'il ne s'en présente que par plaques isolées, mais l'on n'y touche pas quand tout le contour de la muraille est roussi ; ce signe indique que le fer pose partout. Lorsque le fer ne touche pas tous les points, l'appui devient inégal, la ferrure peu solide, le cheval n'a pas d'assurance, le fer est sujet à se casser et la sole à se contusionner. Le vieux fer donne l'indice de l'uniformité de l'appui ; les points où la pression a été plus forte sont polis, brillants.

Lorsque le fer touche exactement toutes les parties du bord inférieur de la muraille, on le fixe par des clous ; c'est l'opération que l'on appelle *brocher*. L'on commence par brocher deux clous, un de chaque côté, puis on lâche le pied, afin de s'assurer si le fer a conservé sa position. Cette précaution prise, l'on achève l'opération.

Pour bien brocher, il faut frapper à petits coups, et s'attacher plutôt à frapper juste que fort ; les lames des clous, maintenues d'abord entre le pouce et l'index, reçoivent l'appui de l'un des manchons des tricoises, si elles menacent de plier. Le coup est sonore quand la lame pénètre dans la bonne corne ; il fait entendre un bruit sourd et mat, si la pointe se dirige dans le vif. Pendant la ferrure, une attention soutenue est indispensable, et toute distraction peut avoir des conséquences fâcheuses. D'autres précautions sont encore nécessaires : la lame du clou, qui se coude en dedans, comprime le vif et fait boiter ; le clou qui casse, soit en l'enfonçant, soit en le retirant, peut avoir le même inconvénient ; en brochant trop haut ou trop bas, l'on s'expose à piquer, à serrer le vif, ou à ne pas fixer assez solidement le fer et à faire éclater la corne ; les lames doivent sortir à un point qui correspond à la direction des étampures et toutes seront placées sur une ligne circulaire ; enfin, les clous du quartier interne ne seront pas brochés aussi haut que ceux du quartier externe.

Les clous étant brochés, l'on en coupe l'extrémité, et la faible portion restante est rabattue sur la corne à coups de brochoir ; c'est l'action de *river*. Le petit crochet qui en résulte a pour destination de maintenir le clou en place et de donner plus de solidité au fer.

Cette partie du manuel terminée, on enlève, au moyen de la râpe, l'excédant de corne qui surmonte le fer. Il faut bien se garder de râper jusqu'à la couronne, car cette pratique pernicieuse rend le sabot sec et cassant.

Ferrure anglaise et ferrure française. La ferrure anglaise diffère, sous plusieurs rapports, de la ferrure française. La face supérieure du fer français offre, de la rive externe à la rive interne, un talus qui embrasse les éponges. Cette disposition possède l'inconvénient, déjà signalé, d'imprimer aux talons une tendance à se rapprocher et de faire agir la lame des clous contre la muraille. Les éponges n'ayant pas plus d'épaisseur que la pince, qui est relevée, imprime à chaque pas un mouvement de recul, imperceptible à la vérité, dans les exercices ordinaires, mais qui n'est pas sans importance dans les courses de vitesse. Les étampures carrées et très-larges ont l'avantage de permettre de diriger avec facilité la lame des clous, mais cet avantage est compensé par l'usure que subit leur grosse tête carrée ; celle-ci alors, se posant comme une pyramide sur sa base, présente un instrument dangereux pour les pieds du cheval. La tête aplatie du clou anglais n'offre pas cet inconvénient.

Quant au fer anglais, l'appui qu'il donne au bord inférieur de la muraille, et dont nous avons fait ressortir les avantages, lui mérite la préférence sur le fer français. L'épaisseur des éponges laisse au cheval toute l'étendue de ses mouvements et l'empêche de buter ; enfin le niveau

de la pince met obstacle au recul signalé. La rainure dans
laquelle se logent les têtes des clous ne constitue pas un
caractère particulier au fer anglais.

FERRURE CORRECTIVE.

La ferrure, dont la description précède, est applicable
aux pieds bien conformés, à aplombs et à mouvements réguliers. Si la forme du sabot ou les mouvements présentent des anomalies, la ferrure doit subir des modifications ;
elle a un but accessoire à remplir. C'est par une ferrure
raisonnée que l'on parvient, sinon à rétablir toujours, du
moins à corriger les vices de conformation et à imprimer
une direction régulière aux mouvements. Avant d'entreprendre une ferrure corrective, il faut pouvoir se rendre
compte des effets qu'une modification du fer exerce sur une
partie ou sur la totalité du sabot. Ainsi, l'amincissement
des éponges ou l'allongement de la pince rejette le poids du
corps sur les tendons ; des modifications contraires, les
talons hauts et la pince courte, produisent un effet opposé.

Si, pendant la progression, on considère l'un des membres antérieurs au moment où le pied prend son appui sur
le sol, l'on s'aperçoit que, pendant un certain espace de
temps, le corps continue le mouvement progressif qui lui
est imprimé, sans que l'appui cesse. Ce membre prend
une direction plus ou moins oblique, selon la longueur de
la colonne et l'étendue de terrain embrassée ; or, plus cette
obliquité est grande, plus le tendon se trouve distendu ;
cette position sollicite l'animal à accélérer la flexion du
membre. Celui-ci se redresse régulièrement, lorsque le
pied pose bien à plat, mais qu'il se trouve incliné par une

différence de hauteur entre les deux quartiers, l'extrémité, tout en se redressant, sera rejetée du côté le moins élevé.

C'est sur ce principe qu'est basé le rétablissement de l'harmonie dans les mouvements des chevaux qui forgent, qui se coupent, qui billardent, de ceux, enfin, qui sont panards ou cagneux. Définissons d'abord ces défauts, avant d'indiquer les moyens de les corriger.

Le cheval *forge* lorsque, dans le mouvement, il atteint les membres antérieurs avec les pieds postérieurs. Ce défaut exige un fer court à éponges très-minces aux pieds de devant, et un fer à pince tronquée aux pieds de derrière.

L'animal se *coupe,* quand, à chaque mouvement, le pied se porte en dedans et heurte la face interne du membre opposé. L'on a recours, pour y remédier, à un fer qui porte une bosse à la branche interne. Si le défaut est peu prononcé, il suffit d'une ferrure ordinaire, très-juste en dedans. Le cheval peut aussi se couper par fatigue ou par faiblesse ; l'on conçoit que dans ce cas le repos et une nourriture substantielle soient les moyens le plus convenables. L'on a encore recours, pour abriter la partie, à une manchette en cuir ou en caoutchouc, que l'on fixe au-dessus du boulet ou à la partie du canon qui reçoit les atteintes.

Le cheval *billarde,* si dans la marche le pied est jeté hors de la ligne horizontale du corps. La ferrure qui convient dans ce cas est la même que celle que nous allons recommander pour le pied cagneux.

La pince dirigée en dedans rend le cheval *cagneux ;* il est *panard,* lorsqu'elle prend une direction opposée. Les moyens correctifs du premier défaut consistent à parer le contour interne du sabot, et à appliquer un fer dont la

brânche correspondante ait plus d'épaisseur. On corrige
le second défaut par un mode de ferrure opposé au précédent.

Le repos, la sécheresse de la corne, une ferrure vicieuse
concourent à resserrer les talons et à donner au pied du
cheval la conformation de celui du mulet. Afin de prévenir
le grave inconvénient qui en résulte, puisqu'il conduit à
l'*encastelure*, l'on applique un fer dont les éponges présentent un plan incliné de dedans en dehors, et l'on fait
travailler l'animal. L'encastelure étant produite et le cheval hors de service, il faut avoir recours au fer à pantoufle
expansive. Cet appareil présente à la face supérieure des
éponges, deux petits montants qui prolongent la rive interne, et qui viennent se loger dans l'excavation près des
arcs-boutants, de manière à exercer une pression sur la
face interne de la muraille. Celle-ci cède, lorsque, au
moyen d'une forte vis, l'on écarte les deux branches du fer.

FERRURE PATHOLOGIQUE.

L'exploration d'un pied souffrant, l'application d'un fer
sur ce pied, demandent des précautions; une certaine
délicatesse dans le maniement, dont on s'abstient lorsqu'il
s'agit d'un pied sain. Après l'enlèvement du fer, l'on commence par s'assurer si la chaleur n'est pas plus élevée qu'à
l'état normal; en comparant les deux pieds, il est toujours
facile de percevoir la plus légère augmentation de température. Ensuite, on pare le pied, et on le sonde soit en
frappant à petits coups sur la muraille au moyen d'un
morceau de bois ou du brochoir, soit en comprimant la
sole dans tout son pourtour avec les mors des tricoises. Il
arrive que les talons élevés et desséchés empêchent la pres-

sion exercée sur ces parties d'être ressentie, malgré les bleimes que l'on y découvre après avoir abattu la corne surabondante, et qui sont la cause unique de la boiterie.

Les clous sont retirés successivement; si une portion de la lame reste séjourner dans la corne, accident que l'on appelle *retraite*, il est nécessaire de la chasser à l'aide du repoussoir ou de l'enlever par un moyen quelconque. L'absence de cette précaution pourrait ébrécher le boutoir; mais là ne se bornerait pas l'inconvénient; l'impulsion communiquée par cet instrument à la retraite est susceptible de la faire dévier, de la pousser contre le vif, ou de l'y faire pénétrer.

En replaçant le fer sur un pied malade, il faut bien se garder de lui imprimer des secousses; à cet effet, l'on fait usage de clous à lames très-minces, et on les chasse dans les anciens trous. Une bonne précaution à prendre, lorsque l'on broche, consiste à donner un appui au sabot, en soutenant la muraille du côté opposé, à l'aide des tricoises.

Les opérations les plus fréquentes que l'on pratique sur le pied, et qui réclament une ferrure pathologique, sont la *dessolure*, la *seime*, la *bleime*, le *clou de rue*.

Dessolure. — La dessolure est une opération qui consiste à enlever la sole et la fourchette chez le cheval; dans la bête bovine, l'opération se borne à l'extirpation de la sole. La dessolure peut être partielle ou totale.

La première n'est qu'une ouverture plus ou moins grande faite à la face plantaire du pied; on se sert pour la pratiquer du boutoir, de la rainette ou de la feuille de sauge. A l'aide de ces instruments, l'on enlève la corne par couches minces, de manière à amincir de loin les bords de la plaie. Une section à pic est toujours vicieuse.

Dans la dessolure totale, on enlève d'un seul coup la

sole et la fourchette. A cet effet, le pied est paré à plat, sans trop amincir la sole; on creuse jusqu'à la rosée une rainure dans la direction de la ligne blanche; puis avec la feuille de sauge l'on coupe la petite pellicule de corne restante, en faisant agir à plat le tranchant de l'instrument. La sole, détachée dans tout son pourtour, est soulevée en pince par un levier introduit dans la rainure. Cette partie de l'opération exige beaucoup d'attention; il ne faut prendre, sur l'extrémité du levier, qu'une portion de corne suffisante pour soulever la sole; si l'on en prend davantage, l'instrument doit être poussé trop en avant, et l'on déchire les tissus vivants. La sole étant un peu détachée, on la saisit avec les tricoises, le pied étant fixé, et par un mouvement de bascule en arrière d'abord, ensuite sur les quartiers, on l'arrache; les bords de la plaie sont régularisés, et l'on applique le fer à dessolure, en suivant les préceptes indiqués pour la ferrure d'un pied souffrant. Le creux que laisse l'opération est rempli avec des plumasseaux successivement plus grands, que l'on maintient au moyen d'éclisses en bois ou en fer. Ces plumasseaux seront disposés de façon à exercer une compression uniforme et modérée; elle a lieu, quand les éclisses cèdent légèrement sous la pression du pouce.

Le fer à dessolure, devant laisser à découvert la plus grande étendue possible de la surface plantaire, et être en outre léger afin de ne pas surcharger le pied, représente dans toutes ses parties un fer très-étroit que l'on fixe par six clous, nombre suffisant pour le faire adhérer pendant le repos auquel l'animal est condamné. Les crampons sont rabattus de manière à laisser entre eux et la branche du fer assez d'espace pour y glisser une plaque que l'on maintient en pince par deux clous qui la traversent. Cette

disposition de l'appareil permet les pansements ulté-
rieurs, sans être obligé de déferrer. Lorsque l'usage du
membre se rétablit, et quoique la cicatrisation ne soit pas
encore achevée, l'on applique un fer plus fort et plus large
garni d'étampures plus nombreuses.

La dessolure, chez les grands ruminants, s'exécute avec
la rainette double et la feuille de sauge, absolument
comme dans la dessolure partielle des monodactyles. Les
plumasseaux, disposés dans le sens de la longueur de l'onglon, sont fixés par une bande de toile de trois à quatre
aunes de long sur trois pouces de large. Le milieu de la
bande est passé dans le pli du paturon, les extrémités sont
ramenées et croisées sur la face antérieure; on passe alternativement chacun des deux bouts de la bande sur les
talons et l'onglon, et à chaque tour l'on fait un nœud
d'emballeur sur la partie antérieure de l'onglon. Arrivé
au bout de la bande, on la ramène sur le paturon, auquel
on l'attache par un nœud. Le pied avec cet appareil est
enveloppé dans un morceau de toile.

Seime. On appelle ainsi une fissure de la muraille, qui
se forme dans le sens de la direction longitudinale des
fibres de la corne. Celle qui existe en pince prend le nom
de seime *en pied de bœuf*, et de seime *quarte*, quand elle
se trouve aux quartiers. La première est plus commune
aux pieds postérieurs, et la seconde, au quartier interne
des pieds de devant. Les seimes ne font boiter que quand
le vif est pincé entre les bords de la division.

La seime peut disparaître par l'application d'une pointe
de fer sur la partie de la couronne correspondant à la solution de continuité; mais si la marche est douloureuse,
il faut amincir en biseau les bords de la division. Cette
opération terminée, l'on ajuste le fer de manière que la

portion de corne divisée soit maintenue en place dans une immobilité complète. Sans cette disposition, la fissure ferait des progrès à chaque mouvement, et à mesure que la corne se régénère.

Il arrive que la seime se complique d'une excroissance de corne à la face interne de la muraille; cette colonne cornée, très-épaisse, comprime les tissus vivants. L'évulsion de la portion de la paroi qui en est le siége reste le seul remède efficace.

Bleime. — Cette contusion de la sole vers les talons, au point où le tissu feuilleté se replie sous la face plantaire du pied, est le résultat d'une cause mécanique, qui a pour effet de déterminer une extravasion sanguine plus ou moins considérable, suivie d'inflammation. La partie solide du sang disparaît par résorption; la matière colorante reste emprisonnée entre les fibres cornées de nouvelle formation, et les teint en rose. Cet état constitue la bleime *sèche;* on la dit foulée, quand on trouve du sang noir épanché sous la corne, et *suppurée,* si le progrès de l'inflammation y a amené du pus.

Le traitement consiste à enlever la corne de la bleime par amincissement, à y appliquer ensuite un pansement simple, compressif, qui suffit pour amener la guérison.

Il est de règle, dans toutes les affections du pied qui nécessitent une opération, de ramollir préalablement la corne par des cataplasmes émollients, du moins lorsque l'opération n'est pas d'une nécessité immédiate.

SOINS A DONNER AUX PIEDS DES POULAINS.

Le poulain n'étant ferré qu'à l'âge de deux ans et demi à trois ans, il arrive que jusqu'à cette époque diverses causes modifient la forme du sabot et impriment aux extrémités des directions anormales.

Ces causes sont nombreuses et dépendent de l'état général de l'individu, de sa conformation, de la manière dont il est élevé, de la disposition des locaux, de l'état du sol, etc.

Examinons succinctement ces causes, pour qu'elles puissent être soigneusement écartées, et si elles ont déjà produit des modifications, celles-ci seront, dans le jeune âge, plus facilement combattues que lorsque l'animal sera arrivé à l'état adulte.

Le jeune animal qui est mal nourri, qui reçoit une très-grande quantité de nourriture peu substantielle, présente un ventre très-volumineux, ce qui donne un trop grand poids au corps, en raison de la résistance qu'opposent les tissus lâches de ces sujets. Il en résulte que les boulets cèdent en arrière sous le poids du corps, et le poulain est *assis sur ses boulets*. En outre, la pointe du jarret se dirige en dedans et la pince du sabot en dehors ; il est alors *clos de derrière*.

Le poulain qui reçoit une nourriture forte sous un petit volume, qui s'exerce sur un terrain dur, est léger ; le boulet ne se porte presque pas en arrière, la pince des sabots s'use, les talons s'élèvent, et il reste droit. Cette conformation se trouve surtout favorisée par la brièveté du paturon. Si, au lieu de laisser ce même animal en liberté sur un sol dur, on le tient à l'écurie sur une litière épaisse, le sabot ne s'use pas, et au bout de quelques mois il acquiert une telle longueur en pince, que le boulet est forcément porté en arrière, malgré la brièveté du paturon et la résistance qu'opposent les tendons.

Le poulain qui présente naturellement *des genoux de bœuf* a la pince du sabot portée en dehors ; le côté interne

s'use, et il devient de plus en plus panard, si l'on n'y remédie. Il se trouve aussi avoir ce défaut, quand la poitrine est très-étroite, les coudes rapprochés du corps, et
qu'on lui laisse peu de liberté.

La disposition des portes des écuries n'est pas dénuée
d'importance relativement à la direction du sabot. Si celles
par où se fait habituellement le service se trouvent derrière
le poulain, celui-ci se tourne continuellement de ce côté,
et ce mouvement s'opère sans que les pieds changent de
position; le jeune animal pivote sur la pince, les talons du
pied sur lequel il tourne se portent en dedans, et ceux du
membre opposé dévient en dehors; il en résulte qu'au
bout d'un certain temps, il est panard d'un côté, et cagneux de l'autre. Dès que le poulain reprend sa position
première, les pieds ne reviennent pas complétement dans
leur direction.

La forte inclinaison du sol de l'écurie fait que les jarrets
ont à supporter un poids trop fort, et qu'ils fléchissent au
delà du degré ordinaire; les *jarrets se coudent*.

L'humidité et la sécheresse ont aussi de l'influence, non
pas sur la direction des extrémités, mais sur la nature de
la corne et le volume du sabot. Chez le poulain qui a continuellement les pieds dans l'humidité, on trouve un sabot
grand, évasé et une corne peu résistante; au contraire, le
sabot est petit et la corne très-dure, lorsque le sol est
sec.

On voit, d'après ce qui précède, qu'on doit donner
beaucoup de soins aux poulains, car la plupart des défauts
que nous trouvons aux membres des chevaux, arrivés à
l'âge de pouvoir être utilisés, sont acquis et ne proviennent que de l'incurie de l'éleveur.

Exposons maintenant quelques-uns des moyens que la

maréchalerie emploie pour remédier aux défectuosités des pieds des poulains.

Lorsque le sabot, par défaut d'usure, est devenu trop long, il faut en retrancher une portion en pince et mettre le poulain en liberté pour que la corne s'use en raison de la croissance.

Le sabot est-il trop usé en pince, et les talons trop hauts, il faut abattre ces derniers et clouer en pince une petite plaque de fer, afin de reporter le poids du corps sur les parties postérieures du pied. Ce serait une erreur de vouloir obtenir trop brusquement la disparition de ces défectuosités, car on opérerait un tiraillement dangereux sur les tendons fléchisseurs, et un effet diamétralement opposé pourrait se produire. L'action du moyen correctif doit être lente et insensible.

Si le poulain est panard, l'on se gardera d'abattre la muraille interne, qui paraît plus élevée quand on lève le pied ; il faut, au contraire, appliquer sur ce quartier un morceau de cuir, fixé par de petits clous à tête plate, semblables aux clous de cordonnier, et abattre un peu de la muraille externe.

L'opposé se pratique pour l'animal qui est cagneux.

DEFAYS ET HUSSON.

DEUXIÈME PARTIE.

—

MALADIES DES BÊTES A CORNES.

NOTIONS PRÉLIMINAIRES.

DE LA SAIGNÉE.

On saigne ordinairement à la jugulaire et à la veine sous-cutanée abdominale.

La saignée à la jugulaire s'opère de la même manière et avec les mêmes instruments que chez le cheval ; seulement, au lieu de comprimer la veine avec le doigt pour la faire gonfler, il faut employer une petite corde qui entoure et étreint la base de l'encolure.

La veine sous-cutanée abdominale se trouve sur les parties latérales et inférieures du ventre où elle est très-sensible, surtout chez les vaches laitières. Pour la saignée, l'opérateur se place le long de l'épaule, le dos tourné du côté des parties antérieures de l'animal.

La quantité de sang que l'on peut tirer à une bête bovine est en moyenne de 4 kilogr. à 4 kilogr. 1/2.

DU SÉTON. — DU POULS.

Voir pages 71 et 73.

FIÈVRE CATARRHALE DES RUMINANTS.

Cette réaction fébrile dérivant d'une inflammation plus ou moins intense des membranes muqueuses, principalement de la muqueuse respiratoire, sévit au printemps et en automne, parfois sur un nombre d'individus assez grand pour lui donner le caractère épizootique.

Symptômes. — L'abattement, des frissons suivis d'une augmentation de température, sensible à la base des cornes et des oreilles, la marche vacillante sont les symptômes annonçant l'invasion de la maladie. La muqueuse nasale est rouge, sèche ; l'appétit presque nul ; la rumination rare s'exécute avec lenteur ; le mufle perd son humidité ; la toux se fait entendre.

La fièvre catarrhale des ruminants se complique assez souvent de pharyngite, de laryngite, de bronchite, et, chez les veaux, d'inflammations glandulaires du cou, qui se terminent par suppuration. Ces accidents empêchent les animaux de satisfaire à la soif ; ils augmentent les difficultés de la respiration et la gravité de la maladie.

Causes. Les causes que nous avons déjà énumérées produisent également le catarrhe des ruminants. Sous l'empire de certaines conditions hygiéniques, il n'est pas exempt de danger. Un pauvre hivernage, affaiblissant les animaux, les rend aussi moins aptes à résister aux intempéries atmosphériques, quand, au printemps, ils fréquentent les pâturages de bonne heure.

Traitement. Le séjour dans des étables chaudes, des couvertures, le bouchonnement, des soupes chaudes suffisent dans les cas ordinaires. L'intensité de la fièvre, les antécédents des animaux règlent la médication plus ou moins active à employer. Dans la fièvre inflammatoire bien prononcée, on administre des bains de vapeur et l'on mélange du nitrate de potasse aux boissons, jusqu'à l'établissement du flux muqueux; parfois l'on a recours à la saignée. De légers excitants sont plus convenables chez les animaux affaiblis par des privations antérieures. La semence d'anis, de fenouil, que l'on associe à la poudre de gentiane, des farineux, du foin, des racines préviennent la cachexie, imminente dans de semblables conditions.

MALADIES DE LA TÊTE, DES YEUX ET DES NASEAUX.

—

INFLAMMATION DU CERVEAU.

Symptômes. Cette maladie, qui est assez rare, est caractérisée par des alternatives de frénésie et de repos. Pendant l'accès, l'animal est agité, beugle d'une manière terrible et se heurte en aveugle contre les objets qu'il rencontre. A ce période de fureur succèdent des moments de calme : l'animal devient triste, baisse la tête; son regard est fixe, étincelant, ses yeux rouges, sa bouche brûlante, sa langue chargée, ses excréments rares et secs, sa tête, ses cornes et ses oreilles plus chaudes que de coutume, son pouls dur et rapide; enfin si l'on ne porte remède à cet état, la fièvre et l'abattement augmentent, et l'animal périt dans les convulsions.

Causes. Action prolongée des rayons du soleil sur la tête, contusions ou plaies à cette partie, passage subit du chaud au froid, etc.

Traitement. On commencera par une saignée de 6 à 9 kilogrammes qu'on répétera le lendemain s'il ne survient pas promptement de l'amélioration; on appliquera sur la tête de la neige ou de la glace, ou bien on enveloppera cette partie d'un linge imbibé d'eau froide. On donnera à l'intérieur, toutes les trois ou quatre heures :

> Salpêtre . . . . 15 grammes.
> Sel de Glauber . , . . 70 »
> Dissous dans un demi-litre d'eau.

La constipation se combat à l'aide de lavements composés de trois quarts de litre d'eau de savon à laquelle on a ajouté 16 grammes de sel, administrés toutes les trois ou quatre heures. L'animal doit être placé dans un endroit frais, et nourri avec des herbages verts.

On retire quelquefois de bons effets d'un séton passé des deux côtés du cou près de la nuque, le second ou le troisième jour de la maladie.

SAIGNEMENT PAR LES NASEAUX.

Causes. Un exercice trop violent ou trop prolongé, la rupture de quelque vaisseau à la suite d'une chute, d'un coup ou d'une contusion, etc., peuvent occasionner chez les bêtes à cornes une hémorragie par les naseaux.

Traitement. On appliquera tout autour de la tête et du cou de l'animal, des linges trempés dans de l'eau froide ou dans du vinaigre, et on introduira dans ses naseaux des tampons d'étoupes imbibés de vinaigre très-fort ou d'encre à écrire. Si le saignement de nez persiste, on jettera quelques seaux d'eau froide sur la tête et sur le corps; on saignera l'animal au cou ou au plat de la cuisse, et on lui donnera la boisson suivante : faites bouillir 90 grammes de racine de guimauve et deux poignées de feuilles d'oseille dans deux litres d'eau; passez la décoction et ajoutez-y 30 grammes de vinaigre. On administrera cette même décoction en lavements, ou bien on donnera des lavements de petit-lait et d'eau légèrement vinaigrée.

Il est important de ne pas laisser les tampons plus d'un quart d'heure dans les naseaux, de crainte que le sang, en s'écoulant par l'arrière-bouche, n'aille inonder la panse et le poumon.

MORFONDURE.

Cette maladie, qui est pour les animaux ce que le rhume de cerveau est pour les hommes, offre les mêmes symptômes, reconnaît les mêmes causes et se traite de la même manière chez les bêtes à cornes que chez le cheval.

Plusieurs autres maladies de la tête et des yeux, sont également communes aux bêtes bovines et chevalines, notamment l'APOPLEXIE, le MAL DE TAUPE, l'OPHTHALMIE, la CATARACTE et la GOUTTE SEREINE. Nous ne répéterons donc pas ce que nous avons dit de ces affections en parlant des maladies des chevaux.

MALADIES DE LA BOUCHE ET DE LA GORGE.

BLESSURES DE LA LANGUE.

Lorsqu'en examinant avec soin la langue d'une bête à cornes qui a perdu l'appétit sans présenter aucun signe de maladie, on aperçoit une blessure occasionnée par des grains, de la balle ou d'autres corps durs et pointus arrêtés dans le pli qui se trouve au fond et sur les côtés de cet organe, il faut d'abord enlever ce qui a produit cet accident et laver la plaie plusieurs fois par jour avec un mélange d'eau, de miel et de vinaigre, ou avec de l'eau salée. On doit avoir soin de ne donner pendant plusieurs jours à l'animal que du fourrage tendre et succulent.

ÉBRANLEMENT DES DENTS.

Symptômes et Causes. Si l'on examine l'intérieur de la bouche de l'animal, on s'aperçoit que les dents mâchelières vacillent et menacent de tomber. Cette maladie, qui empêche la bête de manger, se déclare surtout en hiver et au printemps, chez les animaux qui manquent d'air, qui prennent peu d'exercice, et qui sont nourris avec du fourrage dur, sec et grossier.

On remarquera qu'il n'est ici question que des dents mâchelières, celles de devant étant naturellement vacillantes chez les bêtes à cornes.

Traitement. L'ébranlement des dents est rarement une maladie particulière; il dépend presque toujours d'une autre affection, par exemple d'un cancer de la bouche ; et l'on conçoit que, dans ce cas, le traitement doit être dirigé contre l'affection principale. Cependant on peut toujours parvenir à donner plus de solidité aux dents en frottant fortement les gencives avec un mélange de suie et de sel de cuisine, ou, si ce remède est insuffisant, avec une solution de 30 grammes d'alun dans un demi-litre de vinaigre.

RELACHEMENT DE LA LUETTE.

Symptômes. Lorsqu'on voit un bœuf en bonne santé avaler avec difficulté la nourriture qu'on lui présente, il faut lui écarter les mâchoires et regarder au fond de sa bouche pour voir s'il n'a pas la luette relâchée.

Traitement. Si ce relâchement existe, on y remédiera en touchant la luette avec un morceau de bois plat et flexible saupoudré de poivre pilé. Si ce moyen, qui est assez difficile à pratiquer, ne réussit pas, on emploiera le gargarisme suivant : faites bouillir quatre poignées de feuilles de plantain dans un litre d'eau, passez à travers un linge, et ajoutez à la décoction deux verres de vinaigre et 15 grammes de poivre en poudre. Quand cette liqueur est refroidie, on élève la tête de l'animal, on lui ouvre la bouche, et on lui verse dans la gorge deux verres de ce gargarisme. On continue le même remède jusqu'à ce que la luette soit revenue à son état naturel.

ESQUINANCIE OU INFLAMMATION DE LA GORGE.

Symptômes. La région de la gorge est brûlante, gonflée et douloureuse ; l'animal éprouve de la peine à avaler, et les boissons lui sortent quelquefois par les naseaux ; il tend le cou, tousse fréquemment, respire avec difficulté, bat les flancs et salive. La salivation est aussi très-abondante lorsque l'impossibilité d'avaler provient de ce qu'un corps étranger s'est arrêté dans le gosier ; mais alors cette dernière partie n'est pas gonflée comme dans le cas d'esquinancie.

Causes. Cette maladie, qui est ordinairement très-bénigne, et se termine dans l'espace de 6 à 8 jours, est presque toujours occasionnée par un refroidissement subit.

Traitement. On pratiquera une saignée abondante, si l'animal est gros et sanguin ; on lui frottera ensuite le cou trois fois par jour avec un liniment composé de parties égales d'alcali volatil, d'essence de térébenthine et d'huile de lin ; dans les intervalles des frictions, on enveloppera cette partie avec un morceau de laine imbibé de la même composition. L'impossibilité d'avaler dans laquelle se trouve l'animal ne permettant pas de lui administrer des médicaments à l'intérieur, il faut lui laver de temps en temps la bouche avec un mélange d'eau, de vinaigre et de miel.

L'animal doit être placé dans un endroit chaud. Dès qu'il peut avaler, il faut lui donner de l'eau chaude dans laquelle on aura délayé des recoupes ou des tourteaux. Si la maladie se prolonge plus de 3 ou 4 jours, on passera deux sétons aux deux côtés du cou.

CORPS ÉTRANGERS DANS LA GORGE.

Symptômes. Le bœuf est, de tous les animaux domestiques herbivores, celui qui est le plus exposé à cette sorte d'accident, ce qui provient de ce qu'il saisit les aliments en masse et qu'il néglige de les mâcher; aussi arrive-t-il souvent que des corps assez volumineux, tels que des navets, des carrottes, des betteraves, des pommes de terre, s'arrêtent dans un point quelconque du conduit de l'œsophage. La présence de tous ces corps est annoncée par l'impossibilité ou la grande difficulté d'avaler les liquides et les solides : l'animal boit cependant; mais aussitôt que l'eau est avalée, l'œsophage se gonfle, et bientôt le liquide est rejeté par la bouche et les narines.

Traitement. Les habitants et les maréchaux de la campagne, dit M. Hurtrel d'Arboval, exécutent la pratique barbare de broyer le corps étranger avec un maillet, en frappant sur la portion de l'œsophage où il est arrêté, et même en faisant appuyer un morceau de bois sur le côté opposé, afin de rendre les coups de maillet plus efficaces. Ce moyen réussit quelquefois, souvent même; mais il n'est pas le plus avantageux, car on ne peut briser le corps étranger sans meurtrir les parties voisines. De tels actes ne doivent pas figurer dans la chirurgie vétérinaire : il vaut mieux essayer d'abord d'ébranler le corps par des manipulations bien dirigées. Ces manœuvres ne réussissent-elles pas, on a recours à un autre procédé; on emploie un instrument nommé *poussoir* à raison de l'usage auquel il est destiné, et qui consiste en une baguette flexible, de la grosseur d'un pouce, longue d'environ un mètre 50 centimètres; on fait des entailles à l'une de ses extrémités où l'on adapte un tampon de filasse ou d'étoupes recouvert d'un linge fin, le tout bien uni et fixé à une ficelle passant par les entailles; on enduit d'un corps gras le tampon et la baguette. Tout étant disposé, et l'animal assujetti debout, on lui fait avaler de l'huile, on lui étend la tête, on lui ouvre la bouche, on saisit la langue de la main gauche, on la sort, on introduit le poussoir ; dès que le corps est ébranlé, et si peu qu'il soit déplacé, il disparaît et on retire l'instrument avec précaution.

Dans le cas où le corps étranger résiste, où qu'il est placé dans un endroit inaccessible au poussoir, il faut tenter l'ouverture de l'œsophage, qui ne peut être pratiquée que par un vétérinaire.

MALADIES DE POITRINE.

HYDROPISIE DE POITRINE.

Symptômes. Les symptômes extérieurs de l'hydropisie de poitrine, chez les bêtes à cornes, peuvent se diviser en quatre périodes bien distinctes.

PREMIÈRE PÉRIODE. Respiration courte, pénible, et espèce de halètement qui augmente pendant le mouvement. Si l'animal se tient de préférence couché sur un flanc plutôt que sur un autre, c'est un signe qu'il n'y a de l'eau que d'un côté. On reconnaît qu'il y en a dans les deux lorsque l'animal ne peut rester couché ni sur le flanc droit, ni sur le flanc gauche. Il se repose presque toujours sur le plat du ventre ; quelquefois il se couche un instant sur ses genoux repliés ; mais il ne tarde pas à se relever. Chez les jeunes bêtes, on ne sent les battements du cœur que dans l'état de faiblesse ; mais ils deviennent sensibles lorsque l'animal fait le moindre mouvement. Si l'on porte la main à la région du cœur, on y sent des espèces de globules qui roulent et changent de place ; on entend en même temps des gargouillements dans la cavité de la poitrine : c'est à ces symptômes que l'on reconnaît l'hydropisie de poitrine. Le pouls est irrégulier, et un peu plus rapide que chez les vaches en santé. Les parties environnantes des yeux et du nez, la bouche, les gencives, la langue, etc., sont pâles et bouffies ; les yeux sont caves, ternes et humides ; l'intérieur du nez est enduit d'une humeur visqueuse, et la bouche remplie d'une salive dégoûtante ; les dents incisives sont déchaussées et ébranlées. L'animal se tient toujours debout pendant la rumination, ou se relève immédiatement lorsqu'il se couche en ruminant ; cette fonction est aussi moins fréquente que dans l'état de santé. Le lait diminue chez les vaches. Ces symptômes durent quelques semaines.

SECONDE PÉRIODE. Toux rauque et sèche. La respiration devient plus accélérée et plus courte, et l'animal commence à battre des flancs. Si la toux se joint à ces symptômes, c'est un signe que l'eau a pénétré dans la substance du poumon. Les battements du cœur sont quelquefois sensibles au côté droit de la poitrine, et l'on sent en même temps au côté gauche un battement notable produit par un corps dur et volumineux. Le lait est tari ; la bouche se remplit de mucosités.

TROISIÈME PÉRIODE. La toux est plus violente, la respiration très-pénible et râlante. L'haleine est fétide ; l'animal perd l'appétit et devient de plus en plus maigre.

QUATRIÈME PÉRIODE. L'animal a tout à fait cessé de manger et de ruminer. Son pouls devient de plus en plus dur et petit ; des muscosités fétides, claires, rougeâtres et brunes, lui coulent du nez ; sa poitrine râle, et il ne tarde pas à périr suffoqué.

Causes. Cette maladie est presque toujours la suite d'une inflammation des plèvres, c'est-à-dire des membranes qui tapissent la poitrine.

Traitement. L'hydropisie de poitrine chez les bêtes à cornes est généralement regardée comme incurable. Cependant, un médecin allemand, M. Lux, prétend avoir employé avec beaucoup de succès le carbonate de potasse dans le traitement de cette maladie. « Je guéris, dit-il, l'hydropisie de poitrine avec du carbonate de potasse, sans le secours d'aucun autre médicament. La dose pour un animal adulte est de 30 grammes, que j'administre, moitié le matin, moitié le soir, dans un demi-litre d'eau. L'expérience m'a appris que des doses moins fortes seraient insuffisantes. 15 grammes par jour suffisent pour les animaux qui ont moins de six mois ; mais, passé cet âge, il faut leur en donner 30 grammes. L'amélioration ne tarde pas à se déclarer ; la respiration devient plus libre, la toux diminue, l'appétit revient, l'animal se remet à ruminer, la sécrétion du lait reprend son cours chez les vaches, et la guérison est complète au bout de quatorze jours. »

PNEUMONIE OU INFLAMMATION DES POUMONS.

Mêmes symptômes et même traitement que chez le cheval.

POMMELIÈRE.

On donne le nom de pommelière à une espèce de phthisie pulmonaire à laquelle les vaches sont particulièrement sujettes.

Symptômes. Le premier symptôme qui se déclare est le hérissement du poil ; une toux sèche se manifeste de loin en loin, et devient de plus en plus fréquente ; mais elle est toujours faible et bien rarement suivie de crachement ou d'écoulement par les naseaux. A mesure que la maladie fait des progrès, la respiration devient courte, l'inspiration est pénible et se ralentit, tandis que l'expiration s'accélère. Au bout de deux ou trois ans, l'embonpoint de la bête diminue sensiblement ; ses mouvements sont faibles et lents ; elle se lève avec difficulté ; étant debout elle ne s'allonge plus. Si l'on appuie avec la main sur la surface générale du corps, elle ne témoigne aucune sensibilité, si ce n'est à l'échine, dans la région du dos, où la pression excite une douleur et des mouvements très-marqués. Tous ces signes augmentent d'année en année, et avec d'autant plus d'intensité que la bête est plus jeune : ainsi les génisses périssent à l'âge de trois ans ; les vaches âgées de cinq à six ans résistent jusqu'à celui de neuf, dix, onze et même douze ans. Quel que soit l'état de maigreur dans lequel tombent ces animaux, ils conservent toujours, et jusqu'à la fin, leur appétit ; mais ils ruminent et se meuvent avec beaucoup de lenteur. La fin de l'animal s'annonce par la difficulté de marcher, par la pâleur extrême des naseaux, des lèvres et de l'intérieur de la bouche, par le resserrement de la peau sur les os, par les rides des mamelles. Enfin l'animal succombe assez paisiblement, souvent un instant après avoir mangé.

Causes. Les causes de la pommelière, dit M. Delaguette, se trouvent principalement dans le défaut d'une suffisante quantité d'air atmosphérique pur, pour servir à l'acte de la respiration. Ainsi cette maladie règne dans les lieux où les vaches sont renfermées dans des habitations basses, étroites, qui n'ont presque pas d'ouvertures par lesquelles l'air puisse se renouveler, où le fumier séjourne longtemps, dont les murs sont imprégnés d'une humidité fétide. Les bêtes placées près des fenêtres ou des portes sont celles qui se défendent plus longtemps contre la pommelière; celles qui sont dans le fond de l'étable, dans les coins surtout où l'air ne se renouvelle que très-imparfaitement, sont celles qui y résistent le moins. Cette maladie attaque aussi les vaches qui sont rarement bouchonnées, et dont on ne renouvelle pas fréquemment la litière.

Cette maladie, qui est comprise dans celles qui sont sujettes à la rédhibition, a été regardée comme contagieuse; mais c'est à tort : on pourrait peut-être avec raison la croire héréditaire.

Traitement. Il n'y a guère de traitement curatif de cette maladie : des soins bien entendus peuvent ralentir sa marche, mais non l'arrêter tout à fait. On doit donc se borner à prévenir cette maladie, et on y parviendra en écartant toutes les causes qui peuvent la faire naître. On logera les vaches dans des étables spacieuses où l'air se renouvelle facilement; on ne laissera pas séjourner les fumiers dans les étables, dont le sol sera assez exhaussé pour que les urines s'écoulent au dehors. Les vaches seront étrillées et brossées journellement; elles auront de la litière fraîche. Enfin, on choisira des aliments de bonne qualité, et l'on corrigera l'eau par du son si elle est crue.

Le lait des vaches atteintes de la pommelière peut être nuisible à ceux qui en font usage. Leur viande ne paraît pas être malsaine.

POUSSE.

Symptômes. Cette maladie, qui est assez rare chez les bêtes à cornes, se reconnaît à la gêne de la respiration,

qui devient surtout pénible lorsque l'animal court ou est
employé au tirage.

Traitement. La pousse provient presque toujours d'une
affection des poumons. Cependant on peut apporter quelque soulagement aux bêtes qui en sont atteintes, en leur
donnant tous les matins, pendant huit jours, 60 grammes
de suc d'ognons et 60 grammes de rob de sureau dans un
demi-litre de bière. Une saignée est avantageuse lorsque
l'animal est robuste et bien nourri. Lorsqu'au bout de
quelques mois on ne remarque pas d'amélioration, le
meilleur parti à prendre est d'engraisser la bête pour la
tuer : il est inutile de dire qu'il faut alors rejeter les viscères de la poitrine.

TOUX.

Lorsqu'une bête à cornes tousse sans présenter d'ailleurs aucun symptôme de maladie, il faut en rechercher
la cause, soit dans un refroidissement, soit dans la mauvaise qualité d'un fourrage qui, ayant été altéré par des
inondations, est mélangé de terre et de limon.

Lorsque la toux provient d'un refroidissement, on donne
avec succès, soir et matin, un demi-litre de bière auquel
on a ajouté deux cuillerées de miel et deux cuillerées de
rob de sureau. L'animal doit en outre être tenu très-chaudement ; cette dernière précaution suffit souvent elle seule
pour faire cesser la toux.

Si la toux est occasionnée par la mauvaise qualité du
fourrage, il faut, si l'on n'en a pas d'autre, l'épousseter et
l'asperger d'eau salée avant de le donner au bétail, et administrer à l'animal le remède suivant.

Soufre . . . . . . 130 grammes.

Racine de gentiane . 130 grammes.
Fenouil. 130   »
Anis 130   »

On réduit le tout en poudre et on en donne, toutes les quatre à six heures, deux cuillerées à bouche dans un demi-litre d'eau tiède.

MALADIES DU VENTRE.

INFLAMMATION DU FOIE.

Cette maladie se déclare surtout en hiver, et chez les animaux qui sont nourris à l'étable.

Symptômes. Lorsqu'on appuie la main sur la région du foie, l'animal témoigne de la douleur; il perd l'appétit et cesse de boire; ses yeux, sa langue, ses gencives et ses urines, ont une teinte jaune plus ou moins foncée; il reste presque constamment couché, se tient avec peine sur ses jambes, et chancelle en marchant. Ses oreilles et ses cornes sont alternativement froides et brûlantes; si c'est une vache, le lait tarit ou bien il est jaunâtre et amer. Ces symptômes sont quelquefois accompagnés d'une toux sèche et pénible.

Causes. Mauvaise qualité de l'eau et des aliments, et quelquefois présence des vers dans les canaux du foie.

Traitement. Si l'animal est gras et robuste, on commence le traitement par une saignée de 3 à 4 kilogrammes.

On donne ensuite à l'intérieur la poudre suivante :

> Émétique . . . . 8 grammes.
> Salpêtre. . . . . 60 »
> Sel de Glauber . . 450 »
> Racine de gentiane . 95 »

on pulvérise le tout, on le divise en quatre paquets égaux et on administre un de ces paquets dans de l'eau, toutes les six à huit heures.

Si la maladie est chronique, on donne, soir et matin, une pilule composée de :

> Calomélas . . . . 4 grammes.
> Aloès. . . . . . 15 »
> Savon. . . . . . 15 »

on continue l'usage de ces pilules jusqu'à effet purgatif.

On fait en même temps dans la région du foie, c'est-à-dire au milieu du bas-ventre, des frictions avec un mélange de :

> Cantharides. . . . 15 grammes.
> Saindoux. . . . . 65 »

ou bien on y passe un séton.

S'il y a constipation, on donne de temps en temps des lavements de décoction de graine de lin.

INFLAMMATION DE L'ESTOMAC ET DES INTESTINS.

Symptômes. Douleurs et spasmes dans l'estomac et les intestins; l'animal est inquiet, frappe la terre avec les pieds de devant, se bat le ventre avec ceux de derrière, courbe le dos, se couche fréquemment pour se relever ensuite, grince des dents, beugle, est constipé et se regarde le ventre. Ses yeux sont rouges et étincelants, ses oreilles froides, ainsi que ses pieds et ses cornes ; son ventre est légèrement tendu, très-sensible au toucher. La mort survient au bout de quatre à cinq jours.

Causes. Cette maladie attaque les bêtes à cornes à la suite d'un refroidissement, ou lorsqu'elles ont mangé soit des plantes vénéneuses, soit de la chaux, des chenilles, des cantharides, etc.

Traitement. Saignée de 3 à 5 kilogrammes, qu'on répète si cela est nécessaire : administration, toutes les heures ou toutes les deux heures, d'un litre d'infusion de camomille avec égale quantité d'huile de lin ; lavements d'eau de savon, d'huile et de sel ; frictions sur le ventre avec un mélange de parties égales d'essence de térébenthine, d'alcali volatil et d'huile de lin ; bouchonnement fréquent du ventre avec un torchon de paille.

Lorsque la maladie est occasionnée par des plantes vénéneuses, on administrera, outre les remèdes précédents, une certaine quantité de vinaigre.

MÉTÉORISATION OU TYMPANITE.

Symptômes. La météorisation est une espèce d'indigestion occasionnée par des aliments qui fermentent dans le corps de l'animal, et y produisent une si grande quantité d'air que la panse devient tendue comme une vessie. Cette enflure est quelquefois si rapide que l'animal tombe comme frappé de la foudre. Toutes espèces de fourrages verts peuvent donner lieu à cet accident, soit que l'animal en ait mangé une trop grande quantité, soit qu'ils aient été couverts de rosée. Le trèfle et la luzerne sont les plantes qui l'occasionnent le plus souvent. Si l'on n'y apporte un prompt remède, la formation continuelle du gaz comprime et resserre la poitrine ; le sang se porte à la tête ; le pouls est plein, embarrassé ; les yeux, fortement injectés, paraissent sortir de leur orbite ; la bouche se remplit de bave ; les naseaux se dilatent ; il sort des vents par la bouche ; l'épine dorsale est voûtée ; la saillie de la panse augmente et l'animal périt suffoqué.

Traitement. Aussitôt que l'on reconnaît la météorisation, on doit administrer de suite des breuvages alcalins, tels que de l'eau de chaux, de l'eau de savon, de la lessive de cendres de bois neuf, et surtout l'ammoniaque liquide, aussi connue sous le nom d'alcali volatil. Ce dernier médicament est le plus énergique que l'on puisse employer en pareil cas ; la dose est d'une cuillerée dans un litre d'eau. On peut également administrer avec succès, et à la même dose, de l'eau de javelle ou du chlorure de chaux. On a aussi beaucoup vanté une liqueur appelée liqueur des Bohémiens, et dont la composition est la suivante : nitre 40 grammes, teinture de gentiane à 20 degrés 300 grammes, eau pure un demi-litre, liqueur d'Hoffman 90 grammes. La dose est d'une verrée.

Si, malgré ces breuvages, l'enflure fait des progrès ou continue, il n'y a plus d'autre ressource que de donner une issue artificielle au gaz qui remplit la panse, ce que l'on fait en plongeant au milieu du flanc gauche un trois-quarts garni de sa canule. Lorsque cet instrument est parvenu dans la panse, on retire le trois-quarts en laissant la canule par laquelle l'air s'échappe. La plaie produite par cette opération se guérit d'elle-même.

Dans le cas où l'on n'aurait point de trois-quarts, on pourrait faire la ponction avec un bistouri à longue lame ou avec un couteau bien affilé. Il serait bon alors d'introduire dans la plaie une canule en bois ou un morceau de sureau privé de sa moëlle pour faciliter la sortie des gaz.

DIARRHÉE.

Symptômes. La diarrhée est une affection dans laquelle les matières fécales sont évacuées plus fréquemment que dans l'état de santé, et sortent sous une forme liquide.

Causes. La diarrhée des bêtes à cornes reconnaît les mêmes causes que nous avons indiquées en parlant de la diarrhée du cheval; elle est quelquefois dangereuse si on la néglige. Il importe donc beaucoup d'en distinguer l'origine afin de la modérer, de l'arrêter, et d'en prévenir les suites fâcheuses en administrant les remèdes convenables.

Traitement. Lorsque la diarrhée survient au bœuf pour avoir mangé du foin ou de la paille moisis ou gâtés, et qu'elle dure plusieurs jours, avec amaigrissement sensible, il faut donner à l'animal des aliments de bonne qualité, du son mouillé avec du vin, et lui administrer en outre quelques breuvages d'une décoction d'orge grillée, moulue et arrosée avec du vin rouge. On le purgera ensuite avec 64 grammes de feuilles de séné, sur lesquelles on versera environ 1 litre d'eau bouillante, et auxquelles on ajoutera 32 grammes de sel végétal. Si, après l'usage de ces remèdes, la diarrhée ne s'arrête pas, si l'animal devient

triste, s'il est dégoûté, il faut avoir recours aux astringents, tels que le diascordium, à la dose de 32 grammes
dans 1 litre de bon vin, dont on continuera l'usage pendant cinq à six jours.

DIARRHÉE DU VEAU.

Les veaux qui tètent sont très-sujets à cette maladie, qui
en fait périr un grand nombre.

Symptômes. L'animal est triste, marche avec peine et
maigrit, son poil est hérissé et ses yeux abattus ; ses excréments sont liquides et salissent sa queue ainsi que ses
jambes de derrière. A ces symptômes se joint souvent la
fièvre.

Causes. La diarrhée se déclare surtout chez les jeunes
veaux dont les mères sont nourries avec du fourrage récolté dans des prairies humides et marécageuses, ou abreu-
vées avec de l'eau de mauvaise qualité. Elle résulte aussi
quelquefois d'un refroidissement.

Traitement. Changer la nourriture de la mère, et donner au veau, suivant son âge :

Rhubarbe . . . . . . 2 à 4 grammes.
Magnésie dans de l'eau. 4 à 8 »

Le remède suivant est aussi excellent : On fait bouillir
pendant dix minutes, dans un demi-litre d'eau, 30 grammes de racine de gentiane ou de colombo pulvérisée, on
passe à travers un linge fin, et on ajoute à la décoction
8 grammes de laudanum liquide. On administre toutes les
deux heures au jeune animal 16 grammes de ce médicament s'il est âgé de moins de quinze jours, 24 grammes

s'il est plus fort, et 30 grammes s'il a atteint son sixième mois.

On conseille aussi de donner au veau plusieurs fois par jour, jusqu'à guérison, des jaunes d'œufs délayés dans du vin rouge, et de lui administrer en même temps quelques lavements faits avec la racine fraîche de grande consoude, ou, à son défaut, avec de la graine de lin ou du son.

DYSSENTERIE.

Symptômes. Cette maladie, qui est quelquefois précédée de diarrhée, s'annonce par un frisson suivi de chaleur; l'animal éprouve des coliques, fait de grands efforts pour fienter, et ne rend qu'une petite quantité de matières glaireuses et sanguinolentes.

Causes. Les plantes âcres et échauffantes, les boissons de mauvaise qualité, des purgatifs trop violents, sont autant de causes de dyssenterie. Cette maladie peut aussi être occasionnée par un refroidissement ou par un changement subit de température; alors elle se déclare principalement au printemps et en automne.

Traitement. Faites d'abord à l'animal une saignée proportionnée à ses forces et à la violence du mal. Donnez des lavements de son et de graine de lin, et administrez un breuvage d'eau de riz, à laquelle vous aurez ajouté 30 grammes de gomme arabique par litre; la dose du riz est de 60 grammes qu'on fait bouillir, jusqu'à ce qu'il soit crevé, dans une suffisante quantité d'eau, et réduire à deux litres. Tenez l'animal à la diète pendant tout le temps du traitement. Quand les accidents seront diminués, purgez le bœuf avec 60 grammes de séné mondé, 250 grammes de tamarin et 30 grammes de sel d'epsom ; le tout bouilli dans une décoction de racines de guimauve.

CONSTIPATION.

Causes. La constipation a ordinairement pour causes la fatigue ou la trop grande chaleur.

Traitement. Les lavements d'eau tiède suffisent presque toujours pour la guérir. Cependant si elle persiste, il faut vider le boyau culier, mettre en usage la saignée, les breuvages de petit-lait, et donner du son mouillé pour toute nourriture. Deux jours après, si le bœuf n'a pas fienté, on le purgera avec 250 grammes d'huile de lin tiède et nouvellement faite, et on lui donnera la même huile en lavements à la dose d'un litre, auquel on aura ajouté 45 grammes de sel de cuisine dissous dans un verre de vinaigre.

MALADIES DES ORGANES GÉNITAUX ET URINAIRES.

—

BLENNORRHAGIE.

Cette maladie se déclare chez les taureaux à la suite d'accouplements trop fréquents.

Symptômes. Elle consiste dans l'écoulement, par la verge, d'une humeur blanchâtre ; elle ne paraît pas fatiguer beaucoup l'animal, mais elle est contagieuse et se communique facilement aux vaches que l'animal affecté peut saillir ; elle s'annonce chez elles par l'écoulement, par la vulve, d'une matière blanchâtre peu abondante qui sèche et s'agglutine à la partie inférieure de l'ouverture, et quelquefois en découle goutte à goutte.

Traitement. Lorsque le mal est récent, on le combat avec succès par la diète et par des lotions émollientes, faites, par exemple, avec de la décoction de guimauve ou de graine de lin. Plus tard, lorsqu'il est passé à l'état chronique, on substitue à cette décoction un mélange de vin et d'eau, par égales portions, dont on se sert également pour étuver la partie, ou, mieux encore, en injection. On administre en même temps à l'intérieur le breuvage suivant : faites bouillir, dans un litre et demi d'eau, 30 grammes de petite centaurée et 15 grammes d'absinthe ; passez à travers un linge et ajoutez à la décoction 30 grammes de nitrate de potasse. Donnez cette dose en deux fois.

INFLAMMATION DES REINS ET DE LA VESSIE

Symptômes. Cette affection, qui est assez commune, est difficile à caractériser. L'animal courbe le dos, et témoigne une vive douleur lorsqu'on appuie la main sur la région des reins, qui est alors plus chaude que les autres parties du corps. Il fait de fréquents efforts pour uriner, mais il ne lâche qu'une petite quantité d'une urine d'un rouge foncé. Sa démarche est raide et pénible ; il mange peu et est très-altéré. Ses yeux sont saillants et accusent la souffrance. Les excréments sont rares, durs, et leur évacuation n'a lieu qu'avec de vives douleurs.

Causes. Les plantes vénéneuses, les purgatifs trop violents, le refroidissement, des coups sur la région des reins, telles sont les causes ordinaires de cette maladie.

Traitement. L'inflammation des reins et de la vessie est assez facile à guérir lorsqu'on s'y prend de bonne heure. On commence le traitement par une saignée de 4 à 6 kilogrammes, et on donne à l'intérieur, toutes les deux ou trois heures :

> Salpêtre . . . . . 30 grammes.
> Crême de tartre. . . 60 »

dissous dans de l'eau.

On applique sur les reins des linges imbibés d'eau froide, que l'on renouvelle le plus fréquemment possible. S'il y a constipation, ou si les excréments sont très-durs, on vide le boyau culier avec la main et on donne des lavements de sel, d'huile, de savon et d'eau chaude. Au bout de quelques jours, on pratique deux sétons sur les reins, ou bien on frotte cette partie avec un mélange de :

> Poudre de cantharides . . 15 grammes.
> Essence de térébenthine. . 60 »
> Alcali volatil . . . . . 60 »

PISSEMENT DE SANG.

Symptômes. L'animal est triste, perd l'appétit, ne rumine plus, est altéré ; quand il marche, son train de derrière est raide et chancelant. Il a les cornes, les oreilles et les pieds froids ; la région des reins est chaude et très-sensible ; il y a tantôt constipation, tantôt diarrhée ; ce dernier cas est le plus favorable. Dans le commencement, l'urine est légèrement rouge, et sort sans douleur ; mais plus tard elle devient rouge foncé, contient quelquefois des caillots de sang, et occasionne de vives souffrances.

Causes. Le pissement de sang est assez rare chez les jeunes animaux, et se déclare principalement chez les taureaux et les bœufs. Il attaque les bêtes qui broutent au printemps les jeunes pousses du chêne, de l'aune ou du sapin; les insectes, et notamment les cantharides, qui se trouvent mêlés au fourrage, peuvent également l'occasionner : il en est de même d'un refroidissement. Cette maladie est souvent chronique et peut durer des mois entiers sans compromettre la vie; mais alors l'animal maigrit considérablement, tout en conservant l'appétit.

Traitement. Il faut changer le régime de l'animal, lui donner pour nourriture du bon foin et des recoupes, et lui administrer, toutes les douze ou dix-huit heures, la poudre suivante délayée dans un peu de bière :

> Valériane. . . . . 32 grammes.
> Angélique . . . . 32 »
> Camphre. . . . . 8 »

On pratiquera dans la région des reins, toutes les six ou huit heures, des frictions avec un liniment composé de :

> Huile de laurier. . . . . . 32 grammes.
> Essence de térébenthine . . . 32 »
> Poudre de cantharides . . . 8 »

S'il y a de la constipation, on donnera quelques lavements.

Lorsque l'animal urine peu, et qu'il y a lieu de craindre une inflammation de la vessie, il faut lui donner, toutes les trois ou quatre heures :

> Salpêtre . . . . 16 grammes.

Crême de tartre . . . . . 48 grammes.
Huile de lin 96   »

dans un demi-litre d'eau ; et continuer jusqu'à ce que l'urine devienne plus abondante. Dans les cas graves, il est bon de faire une saignée de 4 à 5 kilogrammes.

Le pissement de sang, comme nous l'avons dit plus haut, est souvent chronique ; il faut alors donner, trois fois par jour et trois jours de suite, 4 grammes de sucre de plomb dissous dans du lait.

RÉTENTION D'URINE.

L'urine ne pouvant s'excréter s'accumule dans la vessie et donne lieu à une rétention complète ou incomplète de ce liquide.

Symptômes. Outre les phénomènes de colique que présente l'animal, il se campe et fait des efforts pour uriner. Il ne s'évacue pas de liquide (*ischurie*), ou il s'écoule difficilement (*dysurie*), ou bien il ne sort que goutte à goutte (*strangurie*), avec douleur et ténesme vésical. L'exploration de la vessie par le rectum fait sentir le réservoir plein, tendu, la pression éveille de vives douleurs. La rétention se prolongeant, la fièvre s'éveille et au bout de vingt-quatre à trente-six heures la mort survient par gangrène ou rupture de la vessie.

La bête bovine vit encore huit à dix jours avec un épanchement d'urine dans l'abdomen. Les phénomènes annonçant cet accident sont l'odeur urineuse de la perspiration cutanée, et dans le ventre une collection liquide qui donne lieu à une fluctuation semblable à celle de l'épanchement hydropique.

16

Causes. La rétention d'urine est déterminée par le spasme du col de la vessie ou par un obstacle mécanique, tel qu'un calcul arrêté dans l'urètre, circonstance assez fréquente chez le bœuf; la compression de ce canal par des tumeurs empêche aussi le libre écoulement des urines.

Traitement. Quelle que soit la cause de la rétention, la première indication consiste à vider la vessie; par la main introduite dans le rectum, on exerce sur ce réservoir une légère pression dirigée d'avant en arrière, vers le canal de l'urètre. Cette manipulation et des frictions sèches exercées sous le ventre en avant du fourreau et le long de l'urètre suffisent assez souvent pour provoquer une évacuation. Si le spasme persiste, on administre une émulsion d'un gros de camphre, additionné de deux gros de vin d'opium, plus des lavements. L'application de la sonde est de rigueur lorsque la dilatation de la vessie peut faire craindre sa rupture. La seconde série de causes appartient à celles qui doivent être écartées par l'instrument tranchant ou le traitement spécial des tumeurs qui forment l'obstacle.

INCONTINENCE D'URINE.

Cette infirmité est symptomatique; elle accompagne la paralysie de l'arrière-train et celle du col de la vessie. Des calculs qui n'obstruent pas complètement le passage peuvent aussi y donner lieu.

Symptômes. — Le symptôme caractéristique est la perte des urines goutte à goutte, sans expression douloureuse.

Traitement. — L'incontinence qui ne dépend pas d'un calcul est combattue par l'usage de la noix vomique longtemps continué et à doses ascendantes.

Il arrive chez les veaux que l'ouraque ne s'oblitère pas et que l'urine persiste à couler par l'ombilic. Quand ce défaut ne disparaît pas spontanément au bout de deux à trois semaines après la naissance, on y met un terme en plaçant une ligature autour de ce qui reste du cordon ombilical.

PIERRE.

Symptômes. La présence de la pierre dans la vessie s'annonce ordinairement par les symptômes suivants : l'animal est agité, trépigne des pieds de derrière, se frappe le ventre avec les membres postérieurs, est triste et se couche fréquemment. Ses oreilles sont alternativement chaudes et froides. Dans le commencement, la pierre n'obstrue pas complétement le passage de l'urine et en laisse encore écouler quelques gouttes ; mais plus tard elle la retient entièrement. Si l'opération n'a pas lieu dès le début de cette dernière période, la vessie est extraordinairement tendue par l'urine qui s'y amasse, et y forme une inflammation suivie de gangrène. Alors la vessie crève, l'urine se répand dans la cavité du bas-ventre, et le bœuf meurt au milieu des plus horribles souffrances.

Opération. L'opération de la taille exigeant quelques connaissances anatomiques, ne doit jamais être tentée par le cultivateur. Nous nous abstiendrons donc de la décrire, le concours du vétérinaire étant indispensable en pareil cas.

MALADIES DES MEMBRES ET ACCIDENTS.

FRACTURE DES OS.

Lorsque la fracture a lieu chez un animal âgé et bien nourri, il vaut mieux l'envoyer à la boucherie que d'entreprendre un traitement long et dont le succès est douteux. Mais si la bête est maigre, ou si elle a beaucoup de valeur et que l'on tienne à la conserver, on procédera de la manière suivante : après avoir réuni l'os, on le maintient dans sa situation naturelle au moyen d'une compresse imbibée d'eau-de-vie camphrée, par-dessus laquelle on met des éclisses, ou morceaux de bois très-minces, soutenues par des bandes de toile. Cela fait, on arrose l'appareil quatre fois par jour avec cette eau-de-vie, et on abandonne le reste à la nature.

Lorsque ce sont les côtes qui sont cassées, comme il serait difficile d'y mettre un appareil, il faut se borner à les étuver fréquemment avec de l'eau-de-vie camphrée.

FRAGILITÉ DES OS.

Symptômes. Il suffit que l'animal fasse un saut ou qu'il se relève brusquement pour qu'il en résulte une fracture plus ou moins grave. Les jambes sont surtout exposées à cet accident. Du reste, l'animal ne présente aucun signe de maladie, si ce n'est quelquefois de la maigreur jointe au hérissement du poil et à la présence d'acides dans l'estomac ; on reconnaît cette dernière à ce que le bétail mange de la craie, de la terre, de la chaux, du cuir, du vieux bois, etc.

Causes. Cette fragilité des os se rencontre principalement chez les animaux qui paissent dans des terres marécageuses, ou qui sont nourris avec des pommes de terre
ou des raves cuites et fermentées. Elle est du reste peu
commune ; mais lorsqu'elle se déclare dans une localité,
elle attaque souvent des troupeaux entiers.

Traitement. Il faut d'abord transporter le troupeau dans
des pâturages plus secs, ou lui donner à l'étable une nourriture saine et abondante. Les bêtes malades doivent en
outre être soumises à un traitement intérieur. La composition suivante est très-efficace :

Baies de genévrier .	. 65	grammes.
Calamus	. 65	»
Foie de soufre . .	. 65	»
Craie	. 65	»

On pulvérise le tout, et on en donne, trois ou quatre
fois par jour, une cuillerée à chaque bête. Le remède suivant s'emploie également avec beaucoup d'avantage : on
prend parties égales de poudre de charbon, de sel de cuisine, de fleurs de soufre et de potasse ; on mélange bien le
tout, on en donne deux cuillerées chaque matin à l'animal, et on continue jusqu'à ce qu'il manifeste du dégoût,
ce qui arrive lorsqu'il touche à sa guérison.

FRACTURE DES CORNES.

Quand un bœuf s'est cassé une corne et qu'elle n'est
pas entièrement détachée, on la coupera, à l'endroit où elle
s'est fracturée, avec un fer tranchant rougi au feu. On ar-
rêtera ensuite l'hémorrhagie, en appliquant sur la partie
une poignée d'orties pilées avec du sel, et en recouvrant le

tout d'étoupes. On peut remplacer le cataplasme d'orties par des compresses de laine imbibées d'eau-de-vie et de vinaigre.

INTRODUCTION DE CORPS POINTUS DANS LES PIEDS.

Les jeunes animaux, qui ont la corne du pied encore molle, sont très-exposés à cet accident. Le premier soin doit être d'extraire l'épine, l'écharde ou le clou, en élargissant l'ouverture, si cela est nécessaire. Si la piqûre est récente et qu'il ne sorte point de pus de la plaie, il suffit d'y introduire un peu d'étoupes, pour empêcher les immondices d'y pénétrer, et d'entourer la partie malade de compresses imbibées d'eau vinaigrée, pour dissiper l'inflammation. Mais si le mal est déjà ancien, et si la suppuration s'est déjà établie, on procèdera d'une autre manière. On élargira la plaie, en lui donnant une ouverture deux ou trois fois plus considérable; on la remplira d'étoupes imbibées du baume suivant :

> Essence de myrrhe . . 15 grammes.
> Essence d'aloès. . . 15 »
> Esprit de camphre. . 8 »

Ces étoupes devront être maintenues dans la plaie à l'aide d'un bandage. On renouvellera l'appareil tous les jours jusqu'à parfaite guérison. Si le pus se faisait jour et se répandait dans l'intérieur du sabot, il faudrait agrandir encore l'ouverture, ou en pratiquer une seconde à quelque distance de la première.

ENTORSE OU FOULURE.

Symptômes. Les symptômes de la foulure sont les mêmes chez les bêtes à cornes que chez les chevaux.

Traitement. Lorsque la foulure est récente, il suffit de laver trois ou quatre fois par jour la partie malade avec un mélange :

>   Eau. . . . .   1 litre.
>   Extrait de saturne . .   90 grammes.
>   Eau-de-vie camphrée . 45   »

Mais ce remède est insuffisant lorsque la foulure est invétérée ; il faut alors le remplacer par le suivant : prenez :

>   Huile de lin . . .   180 grammes.

ajoutez-y, peu à peu et en remuant continuellement :

>   Acide sulfurique . .   8 grammes.
>   Huile d'achée . . .   90   »
>   Huile de térébenthine . 30   »

Frottez tous les jours avec ce mélange la partie foulée.

BLESSURES PRODUITES PAR LE JOUG.

Le repos, joint à des lotions d'eau froide, suffit presque toujours pour guérir les écorchures occasionnées par la pression du joug. Cependant, elles se cicatrisent avec beaucoup plus de promptitude lorsqu'on substitue à l'eau froide le mélange suivant :

>   Eau . . . .   1/2 litre.

Esprit de vin ou bonne eau-de-vie. 1 verre.
Extrait de saturne . . . . . . 4 cuillerées.

On lave la partie malade avec cette liqueur et on en imbibe des linges qu'on applique sur la blessure.

Au lieu d'écorchures il se forme souvent sur la partie où repose le joug, des tumeurs dures ou molles, plus ou moins volumineuses. On peut essayer de les résoudre par le repos et par les lotions d'eau froide. Mais si elles sont rondes, saillantes et molles à leur centre, il faut les frotter pendant quelques jours avec du saindoux ou tout autre corps gras, pour hâter leur maturité, et ensuite les ouvrir à l'aide d'un bistouri ou d'un canif. Le pus évacué, on lave la plaie plusieurs fois par jour avec de l'eau salée ou de l'eau mélangée d'eau-de-vie.

FONGUS AU GENOU.

Les bêtes à cornes s'appuyant sur leurs genoux toutes les fois qu'elles se lèvent, sont très-sujettes à cette maladie qui est surtout fréquente chez les vaches qui habitent des étables pavées.

Lorsque la tumeur est encore récente, et qu'il y a chaleur et inflammation, il faut la laver plusieurs fois par jour avec de l'eau froide à laquelle on a ajouté, par litre, 30 grammes d'acétate de plomb. Si elle est au contraire ancienne, on n'essaiera pas de la résoudre, mais on la fera suppurer en la frottant avec un onguent composé de :

Cantharides. . . . . 8 grammes.
Euphorbe . . . . . 8 »
Arsenic . . . . . . 8 »
Saindoux . . . . 30 »
Térébenthine . . . 30 »

Il faut éviter d'employer cette composition avec la main nue. On pratique les frictions tous les matins, pendant trois jours, ensuite on les cesse et on laisse l'onguent de la dernière jusqu'à ce que la croûte qui s'est formée se détache. Si la tumeur n'a pas alors complètement disparu, on continuera les frictions jusqu'à parfaite guérison.

MALADIES DE LA PEAU.

GALE DU BŒUF.

Symptômes. — L'éruption galeuse attaque de préférence les parties supérieures du corps, le long de la colonne vertébrale. Il s'y forme de petites vésicules qui s'ouvrent spontanément ou par les frottements auxquels excite le prurit ; l'épiderme se desquame, ou bien la partie se couvre de croûtes sous lesquelles une sérosité âcre ulcère la peau. On a désigné sous le nom de gale *sèche* la première variété ; la seconde a reçu la dénomination de gale *humide*.

L'acare de la gale du bœuf et un peu plus petit que celui du cheval.

Causes. On trouve les causes de la gale du bœuf dans les aliments avariés, les grains corrompus, les eaux stagnantes et altérées, la malpropreté des étables et celle des animaux eux-mêmes qu'on laisse couverts de crasse, de crotte et d'excréments ; dans le défaut d'exercice, dans la température et les vicissitudes atmosphériques, les temps humides, les pluies froides, etc. Enfin, dans la contagion, autrement dit le contact d'un animal sain avec un animal galeux.

Traitement. La gale du bœuf est aussi contagieuse que celle des autres animaux ; elle exige donc les mêmes précautions et les mêmes soins, pour en empêcher la propagation. Il faut avoir l'attention de séparer les animaux sains des animaux malades, de conduire de préférence sur des terrains secs et élevés ceux qui peuvent aller aux champs, et de tenir les autres dans des étables saines, à l'abri des courants d'air, de renouveler souvent la litière, de laver et de nettoyer fréquemment tout ce qui entoure les malades, etc.

Après avoir bien bouchonné, étrillé à fond et même jusqu'au vif, tous les endroits endommagés par la gale, on les lave avec une décoction de guimauve ou de graine de lin, le matin, à midi et le soir, jusqu'à ce que l'état de la peau soit en voie de s'améliorer. Alors, on substitue à ces décoctions celle de 120 grammes de tabac bouillis à petit feu, pendant un quart d'heure, dans 3 litres d'urine humaine et 1 litre de lait de vache. On emploie ce liquide en lotions, trois fois par jour ; et dès que la peau est nette, souple et flexible, on la frotte soir et matin avec un mélange de :

Fleurs de soufre	60	grammes
Potasse	30	»
Alcali volatil	15	»
Essence de térébenthine . .	45	»
Savon vert	500	»

Mesures de police sanitaire. Les faits de transmission de

la gale bovine à l'homme ne sont ni aussi nombreux, ni aussi bien constatés que ceux de la gale chevaline.

Après la guérison, on procède à la désinfection des étables et des objets qu'elles renferment.

DARTRES.

Mêmes causes et même traitement que chez le cheval.

POUS.

Ces insectes se développent particulièrement derrière les cornes et les oreilles, à la nuque et au garrot, chez les bêtes mal soignées et mal nourries. Ils pullulent souvent au point de faire périr l'animal de maigreur.

On peut l'en délivrer de la manière suivante : on fait bouillir, pendant une demi-heure, 1/4 de kilogr. de tabac dans 4 litres d'eau ; on passe à travers un linge, et on ajoute à la décoction :

Essence de térébenthine . . .   30 grammes.
Esprit de corne de cerf . . .   45   »

On se sert de cette composition pour laver une ou deux fois par jour, non-seulement les parties attaquées par la vermine, mais toute la surface de la peau. Ou bien on prend 1 litre de fort vinaigre, on y fait infuser pendant vingt-quatre heures :

Staphisaigre. . . . . . .   30 grammes.
Poivre   8   »

Le tout moulu, et on en lave l'animal. L'arsenic employé par quelques bouviers est dangereux.

TRANSPIRATION ARRÊTÉE.

La suppression de la transpiration peut avoir les suites les plus fâcheuses pour la santé de l'animal ; elle a lieu lorsque les bêtes à cornes sont mal bouchonnées, ou qu'on les fait passer trop subitement du chaud au froid.

Dès qu'on a lieu de croire que la transpiration est supprimée, il faut chercher à la rétablir en faisant avaler à l'animal une décoction de deux poignées de fleurs de sureau dans deux litres d'eau bouillante, en le couvrant chaudement et en lui administrant la même décoction deux heures après.

MALADIES DONT LE SIÉGE N'EST PAS DÉTERMINÉ.

—

ÉPILEPSIE.

Symptômes. Les bêtes à cornes beuglent d'abord, éprouvent des tremblements convulsifs généraux ou partiels qui surviennent subitement ; les paupières sont vacillantes, les pupilles dilatées, les naseaux ouverts ; il y a grincement des dents ; une bave écumeuse sortant de la bouche est mêlée de fragments d'aliments. Les membres se tordent, s'agitent, se fléchissent et s'étendent irrégulièrement ; les urines et les excréments s'échappent involontairement. Quelquefois le bœuf frappé d'un accès d'épilepsie mugit d'une manière effrayante, d'autres fois il ne jette aucun cri ; il chancelle, tombe par terre, meut ses jambes avec force, écume, bat des flancs et tient les mâchoires

serrées, ses membres restent quelque temps raides ou agités de mouvements convulsifs. Cet état dure un instant;
l'animal se relève et regarde autour de lui comme s'il re-
venait d'une profonde léthargie; enfin il recouvre tous ses
sens et se met à marcher et à manger comme les autres
bœufs.

Causes et traitement. L'épilepsie des bêtes à cornes provient des mêmes causes, et se traite de la même manière
que l'épilepsie du cheval.

RAGE.

Symptômes. Les symptômes de la rage sont beaucoup
plus alarmants, et leur succession, beaucoup plus prompte
chez le bœuf que chez le cheval. Voici le tableau qu'un auteur en a tracé : la maladie débute par la perte de l'appétit et l'agitation, et augmente dans l'espace de quarante-
huit heures; l'animal laisse tomber la tête, tout son
extérieur indique l'abandon ; il se couche beaucoup,
mange peu, mais boit souvent avec avidité l'eau qu'on lui
présente; les oreilles sont pendantes, l'œil trouble et
rouge, les mugissements plus fréquents que de coutume.
Des signes plus importants sont la ténesme et la courbure
de la région des reins, que l'on observe fréquemment, surtout vers le deuxième ou le troisième jour, et une strangurie accompagnée d'un écoulement abondant d'urine,
avec une grande excitation à l'accouplement, au point que
les sujets affectés mettent souvent le désordre parmi tout le
troupeau, en cherchant continuellement à se couvrir les
uns les autres. Au quatrième jour, la plupart restent couchés; la région des reins commence à se montrer paraly-

sée, le mouvement des membres postérieurs est chancelant et traînant, les flancs sont souvent excessivement affaissés. Dès lors la salivation est abondante; mais il sort rarement de l'écume de la bouche. Les animaux restent ainsi couchés jusqu'au huitième ou au neuvième jour; ils ont l'air assez éveillé, mais à la fin, ils ne peuvent plus lever la partie postérieure du tronc. Le ventre se gonfle chez la plupart, les matières fécales et les urines sont rendues involontairement et goutte à goutte: ils finissent par ne plus se lever et expirent très-lentement. La plupart continuent à boire jusqu'à leurs derniers moments. L'auteur n'a observé que trois accès de fureur, durant lesquels les bœufs affectés frappaient les murs de leurs cornes et poussaient des mugissements sourds; ces trois sujets ne burent pas d'eau, mais ne manifestèrent aucune horreur pour ce liquide.

Causes. La rage n'est jamais spontanée chez les bêtes à cornes; elle est toujours le résultat de la morsure d'un animal enragé. Elle se déclare six ou huit semaines et même plus tard, après l'accident.

Traitement. Il est le même que chez le chien.

TYPHUS CHARBONNEUX.

Le typhus charbonneux se rencontre assez fréquemment dans les campagnes; on le nomme *mauvais mal, feu, fièvre charbonneuse*, etc. M. Mathieu, médecin vétérinaire en chef du département des Vosges, a publié sur cette maladie d'excellentes observations auxquelles nous avons eu recours en rédigeant cet article.

Symptômes. Dégoût instantané, mufle sec, frissons,

trépignements, plaintes, presque toujours boiterie d'un membre postérieur, principalement de gauche, tumeurs plus ou moins élevées, chaudes et remplies d'air, sur certaines régions du corps ; elles conservent souvent l'impression des doigts. Température du corps très-irrégulière ; cornes et oreilles alternativement chaudes et froides ; bouche brûlante ; salive épaisse, gluante ; attrait pour l'eau froide, pouls petit, concentré et irrégulier ; excréments très-desséchés ou très-liquides et striés de sang ; ballonnement du ventre ; enfin mort de la seconde à la vingt-quatrième heure, sans que le port de la tête ait pu indiquer un état si critique.

Causes. La cause première du typhus charbonneux paraît, comme celle de la plupart des épidémies, devoir rester peut-être pour toujours cachée. Mais il n'en est pas de même des causes secondaires qui favorisent son extension. Le manque de nourriture, des aliments grossiers, vasés ou moisis, des étables basses, humides, sans air, des travaux accablants et renouvelés, telles sont les circonstances dans lesquelles les affections charbonneuses se développent avec le plus de facilité.

Traitement préservatif. Isoler le plus possible les animaux les uns des autres ; les nourrir peu, et asperger les aliments d'eau salée, ne pas les abreuver lorsqu'ils ont chaud ; vinaigrer légèrement la boisson, ou y dissoudre quelquefois de la couperose verte, jusqu'à ce qu'elle prenne une saveur astringente ; modérer les travaux et les proportionner à la nourriture ; éviter les pâturages lors des pluies, des brouillards ou d'un soleil trop ardent ; promener les animaux journellement si le temps le permet ; panser exactement, fournir une litière abondante et sèche, vider autant que possible les écuries, agrandir les fenêtres ; répandre de temps en temps dans les étables des vapeurs de vinaigre, ou de la fumée de graine de genièvre ou de plantes aromatiques. Si les animaux paraissent exposés à des congestions de sang, ce que l'on apercevra par le dégoût, la tête basse, pesante, par l'agitation des flancs, la salive gluante, la bouche chaude, les excréments secs, les yeux rouges, on s'empressera de leur tirer du sang et de les sétonner. Si les reins sont raides, on les frictionnera avec de l'huile de térébenthine pure ou chargée d'un tiers d'alcali volatil ; puis on les couvrira avec un sachet de fleurs de foin chaudes.

Traitement curatif. Saignée dans le principe, application sur la peau de vésicatoires, sétons, sinapismes, liniments ammoniacaux camphrés. Cautérisation des tumeurs ou engorgements qui offrent un caractère charbonneux ; scarification et lotion des plaies avec du chlorure de chaux concentré. Diète, boissons douces, farineuses, vinaigrées, salées ou nitrées. Breuvage rendu tonique et antiputride par le quinquina, les amers, les aromatiques, les ferrugineux. Si le mal intéresse la bouche, laver cette région avec de l'eau de feuilles de ronces vinaigrée ou miellée ; y ajouter quelques gouttes d'alcali volatil ou d'eau de Rabel, si l'on peut. Frictions excitantes sur les reins et le long de la colonne épinière ; pansement et propreté sévères.

FIÈVRE INFLAMMATOIRE.

Cette espèce de fièvre accompagne presque toujours l'inflammation des viscères ou des organes les plus importants.

Symptômes. Le pouls est dur et rapide, et donne 60, 80 et même 100 pulsations par minute ; le sang tiré de la veine est rouge-vif, plus épais qu'à l'ordinaire, et il se coagule promptement en masse, en donnant peu de sérum (tel est le nom que l'on donne à la partie liquide du sang). L'urine est rare et peu abondante ; les excréments sont durs, secs, et les yeux, rouges et brillants ; toute la surface du corps est chaude, principalement les oreilles, les cornes et les jambes ; les veines sont saillantes et très-visibles, surtout au cou et à la tête. L'animal perd l'appétit, mais il est très-altéré.

L'état de la bête malade s'aggrave presque toujours le soir. La durée de la fièvre varie suivant celle de l'inflammation dont elle est la conséquence ; mais elle persiste rarement plus de quatre à huit jours sans complication.

Traitement. Le traitement de la fièvre inflammatoire consiste en des saignées répétées, des lavements, etc. En général on ne doit s'en occuper que d'une manière secondaire, et s'attacher avant tout à combattre l'inflammation principale dont elle dépend.

JAUNISSE.

Symptômes. Les yeux, les lèvres, les gencives, la membrane du nez et le pis, se colorent en jaune ; la peau prend la même teinte chez les vaches blanches. Les urines ont également une couleur jaune verdâtre ; les excréments sont blanchâtres. L'animal est triste, abattu, alternativement constipé et atteint de la diarrhée ; il a la langue blanche, chargée, et il finit par périr de consomption ou d'hydropisie.

17

Causes. La jaunisse est toujours occasionnée par une affection du foie.

Traitement. Elle est très-difficile à guérir, car les maladies du foie sont presque toujours incurables. Cependant on emploie quelquefois avec succès le traitement suivant : on nourrit l'animal exclusivement avec du fourrage vert, et on lui donne deux fois par jour une cuillerée à bouche d'une poudre composée de :

> Rhubarbe . . . . 32 grammes.
> Aloès . . . . 30 »
> Calamus . . . . . . .100 »
> Valériane . . . . . . .100 »
> Sel de Glauber . , . . .100 »

Un auteur recommande de nourrir l'animal avec des choux pilés, des carottes, des pommes de terre cuites, du trèfle, des grains égrugés, et de lui donner tous les trois jours à jeun, dans un litre d'eau, le purgatif suivant :

> Aloès purifié . . . . . . 15 grammes.
> Jalap . . . . 8 »
> Sel de Glauber . . . . 60 »
> Le tout en poudre.

Lorsque l'animal est purgé, on lui fait prendre tous les jours une cuillerée de goudron avec de l'eau jusqu'à ce qu'il soit parfaitement guéri.

AMAS D'AIR ENTRE CUIR ET CHAIR.

Symptômes. On remarque une chaleur brûlante par tout le corps ; les battements du cœur sont durs et précipités.

Si l'animal trouve de l'eau, il s'y jette et s'y roule pour se rafraîchir. Il se développe de l'air entre la chair et la peau, et il en résulte à la tête ou dans toute autre partie du corps une tumeur mobile qui rend un son creux lorsqu'on la frappe, et ne tarde pas à s'étendre, si l'on ne met obstacle à ses progrès.

Causes. Cette maladie attaque les bêtes à cornes qui ont mangé des plantes vénéneuses. Celles qu'on nourrit à l'étable avec du fourrage sec n'en sont jamais atteintes.

Traitement. On fera de suite une saignée, et on donnera intérieurement :

        Nitre . . . . 30 grammes.
        Assa-fœtida 16   »

Dissous dans de l'eau, ou bien un mélange de :

        Vinaigre . . . . 1/3 de litre.
        Eau . . . . 1/2   »
        Sel . . . . une poignée.

Si l'enflure est considérable, ces remèdes seront administrés trois fois par jour ; on donnera en outre plusieurs coups de flamme dans la peau soulevée, et on fera sortir l'air en la pressant avec les doigts.

DÉPRAVATION DE L'APPÉTIT.

Symptômes. L'animal a plus d'appétit que de coutume, et cependant il maigrit considérablement ; il mange sa litière et ronge les objets de bois et de cuir qu'il rencontre ; sa démarche est abattue, ses poils se hérissent, et il se forme sous sa langue de petites ampoules remplies d'une humeur jaunâtre; souvent un redoublement de voracité est suivi de perte de l'appétit. Les os deviennent quelquefois si fragiles qu'ils se fracturent dès que l'animal fait un mouvement un peu brusque. Les symptômes caractéristiques de cette maladie, qui attaque surtout les vaches, est le besoin qu'éprouve l'animal de manger des substances terreuses, par exemple de la craie, de la chaux, etc.

Causes. Cette maladie paraît occasionnée par des aigreurs qui s'engendrent dans l'estomac par suite d'une mauvaise alimentation.

Traitement. On donnera une bonne nourriture à l'animal, on lui lavera de temps en temps la bouche avec de l'eau salée et vinaigrée, et on lui donnera tous les matins à jeun deux ou trois cuillerées de la composition suivante : craie, absinthe, gentiane et sel de cuisine, de chaque 100 grammes.

MALADIES PARTICULIÈRES AUX VACHES.

—

PART LABORIEUX.

Le veau est quelquefois si gros qu'il éprouve de la difficulté à passer. Il faut alors essayer de relâcher le col de la matrice en y injectant, à l'aide d'une seringue, une décoction de mauve, de guimauve ou de graine de lin, et ensuite employer la force pour tirer le veau. Si c'est sans succès, on doit appeler le vétérinaire, qui le coupera en deux avec un bistouri; on facilitera dans ce cas la sortie des morceaux en donnant à la vache du vin chaud pour la fortifier.

Le veau doit se présenter au passage les deux pattes de devant allongées et rapprochées, avec la tête en dessus. Quand les deux pattes se présentent seules, dit un auteur, gardez-vous de tirer le veau, car la tête est peut-être renversée sur les épaules, ce qui occasionnerait un trop violent effort; repoussez plutôt rapidement le jeune sujet dans le corps de la mère, afin que la tête reprenne sa position naturelle. Pour toute autre position contre nature, huilez la main et remettez le veau en situation. On tire le veau en lui passant un nœud coulant de corde à la mâchoire inférieure; mais il ne faut user de ce moyen que lorsqu'on ne peut faire autrement et que la mère est très-faible; des breuvages fortifiants, tels que du vin, de la bière, du cidre dans lesquels on aura délayé 30 grammes d'extrait de genièvre et 15 grammes extrait de gentiane, et même quelque peu d'eau-de-vie, en cas de grande difficulté, animent la vache, lui font faire des efforts et sont de beaucoup préférables. En même temps on donne deux lavements tièdes d'une infusion de feuilles de sauge. Le resserrement excessif de la matrice ne cause guère moins d'obstacle à la sortie du veau que sa faiblesse : pour la relâcher, saignez la vache au cou, à la quantité d'un litre; si cette saignée est infructueuse, réitérez-la six heures après; dans l'intervalle, administrez souvent des lavements de mauve ou simplement d'eau tiède.

Dans tous les cas de rétention du veau, mettez sur les reins de la vache un drap plié en quatre doubles et imbibé dans de l'eau tiède que l'on ne laissera pas refroidir ; donnez-lui pour nourriture du son légèrement mouillé et de l'eau tiède jusqu'à ce qu'elle ait mis bas.

Quand une vache porte deux veaux, la mise bas du second tarde plus ou moins ; on reconnaît sa présence à ce que la mère ne fait aucune attention au premier né, s'agite, regarde continuellement son flanc, et continue de faire des efforts et de pousser des mugissements ; si cet état fatigant se prolonge, aidez la vache en lui faisant prendre une bouteille de vin chaud, ou un litre et demi de bière, ou deux litres de cidre ; et en l'excitant à éternuer avec un peu de tabac ou de la racine d'iris de Florence en poudre.

AVORTEMENT.

On appelle *avortement* la mise bas qui a lieu avant terme ; cet accident peut survenir à toutes les époques de la gestation ; il est beaucoup plus fréquent chez les vaches que chez les autres animaux domestiques.

Beaucoup de causes, dit M. Delaguette, peuvent donner lieu à l'avortement, et quelques-unes de ces causes étant générales et agissant en même temps sur toutes les femelles en état de gestation d'une même contrée, l'avortement a été quelquefois regardé comme contagieux et épizootique ; mais il n'en est pas ainsi, et il n'a lieu en même temps sur beaucoup de femelles que parce qu'elles sont individuellement placées sous l'empire des mêmes causes.

Les causes générales qui peuvent occasionner l'avortement sont : la mauvaise nourriture ou sa trop petite quantité, la pâture dans des lieux marécageux où les vaches font des efforts plus ou moins considérables pour mouvoir leurs membres, une température constamment humide ou trop chaude et trop sèche. Les causes accidentelles sont des coups que les femelles se donnent en se battant, des heurts contre des portes trop étroites ou bien des chutes, des frayeurs, des indigestions, des coliques, des maladies plus ou moins graves. Quelques femelles sont disposées à l'avortement par leur tempérament; celles dites *taurellières*, qui sont très-souvent en chaleur, y sont très-sujettes.

Il est rare qu'une vache qui a avorté une fois n'avorte pas encore plusieurs fois, le terme de l'avortement se rapprochant chaque fois de celui de la mise bas naturelle, de sorte qu'avec des précautions à chacune de ces gestations, elle finit par mettre bas à terme.

Les signes de l'avortement sont à peu près les mêmes que ceux de la mise bas à terme; quelquefois, cependant, ils sont plus graves. Après l'avortement, quelques femelles ne paraissent pas souffrir, d'autres sont longtemps malades, surtout si ces causes sont de la nature de celles qui ont affaibli l'économie animale.

On peut chercher à prévenir l'avortement lorsque l'on présume quelques causes qui peuvent y donner lieu; les moyens varient suivant les causes. Ainsi, on changera les aliments lorsqu'ils sont de mauvaise qualité, on maintiendra les habitations très-propres, on renouvellera l'air dans celles qui sont petites, on évitera les pâturages marécageux. Si la vache a fait une chute, a reçu un coup violent, on la saignera et on la maintiendra pendant quelque temps à un régime rafraîchissant. On emploiera également la saignée pour les femelles pleines chez lesquelles on remarquera des symptômes de pléthore, tels que la rougeur de la bouche, des conjonctives, la plénitude des vaisseaux superficiels de la tête et du corps, etc..

RENVERSEMENT DE LA MATRICE.

La matrice se renverse quelquefois à la suite d'un accouchement laborieux ou d'un effort; elle descend alors du vagin et tombe quelquefois jusqu'au-dessous des genoux, sous la forme d'une masse rouge foncé dont la surface est parsemée de petits boutons de la même couleur et arrondis. Il faut se hâter de la faire rentrer; car si elle restait longtemps dans cette position, elle s'enflammerait, tomberait en gangrène, et l'animal périrait infailliblement.

Il faut donc la repousser dès qu'on l'aperçoit; pour cela, on prend un linge très-doux, on le trempe dans du lait tiède, on s'en enveloppe la main et on fait rentrer tout doucement la matrice dans le vagin. Lorsqu'elle est restée longtemps exposée à l'air, et qu'elle s'est desséchée ou salie, il faut auparavant la laver avec du lait. L'opération est beaucoup plus facile lorsque l'animal a les jambes de derrière plus élevées que celles de devant. Lorsqu'elle est terminée, on pousse dans le vagin un tampon d'étoupes imbibées d'une décoction d'une poignée de fleurs de sureau dans un quart de litre de vin rouge, ou de 48 grammes d'écorce de chêne dans un litre et demi d'eau. On fait ensuite aux lèvres du vagin quelques points de couture avec une aiguille enfilée de fil ciré. Le lendemain on découd le vagin afin d'imbiber les étoupes avec la même liqueur, et on continue ainsi pendant quelques jours. On donne à la vache une nourriture rafraîchissante et une bonne litière.

ADHÉRENCE DE L'ARRIÈRE-FAIX.

Dans le cours régulier des choses, l'arrière-faix se détache de lui-même 4 à 6 heures après le vêlage; mais quelquefois il n'en est pas ainsi, et alors, s'il ne tombe pas au bout de 24 à 36 heures, il peut en résulter des accidents graves tels que le renversement de la matrice. Au lieu de chercher à le détacher en le tiraillant, ce qui pourrait donner lieu à une inflammation mortelle, il faut administrer trois fois par jour dans un demi-litre de bière, une cuillerée de la poudre suivante :

Sabine séchée et pulvérisée. . . . 15 grammes
Baies de genévrier. 60   »
Fenouil d'eau concassés 60   »

On injectera en même temps avec une seringue dans les parties sexuelles, une décoction tiède de :

Sabine . . . . 45 grammes.
Graine de lin 60   »
Feuilles de mauve . . 60   »

bouillies pendant un quart d'heure dans deux litres de lait et un litre d'eau.

Si la vache est constipée, on lui donnera quelques lavements de décoction émolliente.

FIÈVRE DE VÊLAGE.

Cette maladie, qui attaque les vaches un à trois jours après la mise bas, est très-dangereuse et s'accompagne presque toujours d'inflammation de la matrice ou des intestins.

Symptômes. La vache perd l'appétit, frappe la terre du pied, reste continuellement couchée et ne peut se tenir debout. La maladie parvient en peu de jours à son dernier période. L'animal gît sur le flanc, la tête renversée du côté opposé ; il a les oreilles, les cornes et les jambes froides ; il beugle et grince des dents ; ses yeux sont fixes et hagards, son ventre ballonné et ses mamelles chaudes et gonflées. La délivrance n'a ordinairement pas eu lieu, et il sort des parties génitales une humeur gluante et fétide qui annonce l'inflammation de la matrice. Quelquefois la vache conserve sa gaieté et son appétit, et la difficulté qu'elle éprouve à se tenir sur ses jambes est le seul symptôme de maladie qu'elle présente.

Cette maladie a un cours si rapide que la mort survient dans l'espace de trois à cinq jours si l'on n'y porte remède ; car il est rare que la nature opère elle-même la guérison.

Causes. Les vaches bien nourries sont plus exposées que les autres à la fièvre de vêlage. Cette maladie est ordinairement la suite d'un refroidissement ou d'une parturition difficile.

Traitement. Pour que le traitement soit suivi de succès, il faut que les secours soient donnés dès le début de la maladie. On mettra l'animal dans une étable sèche et chaude, on lui fournira une bonne litière et on lui donnera intérieurement, toutes les 6 à 8 heures :

Salpêtre	30 grammes.
Sel de Glauber . . 200 à 250	»

dissous dans un litre de bière chaude.

Si la faiblesse est excessive, on administrera d'abord toutes les demi-heures, et ensuite toutes les deux ou trois heures :

Acide muriatique	4 grammes.
Esprit de camphre . . .	15 »
Esprit de corne de cerf . .	15 »

dans un demi-litre d'eau.

Il faut en outre bouchonner fortement la vache avec de la paille, et la couvrir d'une couverture de laine. Une saignée est quelquefois avantageuse aux bêtes grasses et bien nourries, mais elle doit être faite dès le début de la maladie; plus tard, lorsqu'il y a de la faiblesse et des spasmes, elle serait plus nuisible qu'utile. Le dos et les reins doivent être frictionnés deux ou trois fois par jour avec de l'essence de térébenthine. On traira les mamelles soir et matin, et si elles sont dures, brûlantes et gonflées, on les étuvera avec du lait ou de l'eau de savon tiède. Lorsqu'il y a constipation, ce qui arrive presque toujours, il faut donner quelques lavements.

INFLAMMATION DU PIS.

Symptômes. Le pis est gonflé, rouge et chaud, et douloureux au toucher. La vache a de la fièvre, est altérée; sa bouche est sèche et brûlante. L'inflammation du pis est quelquefois générale; d'autres fois, elle n'est que partielle.

Causes. L'inflammation du pis se déclare quelquefois peu de temps avant ou après le vêlage; elle peut aussi résulter d'une contusion ou d'un dépôt de lait.

Traitement. Si la vache est grasse et bien nourrie, on lui fera une saignée de 4 à 5 kilogrammes. On lui donnera ensuite à l'intérieur :

Salpètre. . . . . . . 30 grammes.
Sel de Glauber. . . . . 300 »

dans un demi-litre d'eau, en une seule fois.

On lavera le pis toutes les heures pendant la journée

avec de l'extrait de saturne, et le soir on le frottera avec un mélange de :

Onguent mercuriel . . . 60 grammes.
»   d'althæa . . . 60   »
Huile de lin 45   »

Si le gonflement est ancien, et que le pis soit dur sans être brûlant ni douloureux on le frottera toutes les trois ou quatre heures avec la composition suivant :

Camphre . . . . 4 grammes.
Onguent d'althæa . . . 60   »
»   mercuriel . . . 60   »
Essence de térébenthine . 8   »

L'onguent suivant est aussi très-bon en pareil cas :

Jaunes d'œufs 4
Camphre . . . . . . 8 grammes.
Alun en poudre . . . 8   »

Lorsque la tumeur s'ouvre, on fait sortir le pus, on lave l'ulcère avec du lait tiède et on le frotte avec de l'onguent d'althæa.

On aura soin, dans tous les cas, de traire souvent la vache pour prévenir l'engorgement des vaisseaux lactés.

INFLAMMATION ET CREVASSES DES TRAYONS.

Si les trayons sont enflammés et douloureux, on les étuvera plusieurs fois par jour avec de l'infusion tiède de sureau. On continuera de traire la vache, quelque douleur que lui cause cette opération.

Quand aux crevasses circulaires qui se forment aux

trayons, on les guérit promptement en les frottant avec de l'onguent de céruse; mais il faut alors, avant chaque traite, laver les trayons avec de l'eau chaude et du savon. Les croûtes qui recouvrent quelqueefois cette partie doivent être frottées jusqu'à ce qu'elles tombent, avec de l'huile de lin ou l'onguent d'althæa.

LAIT MÊLÉ DE SANG.

Il arrive assez souvent que le lait est mêlé d'une certaine quantité de sang qui lui donne une teinte rose plus ou moins foncée.

Causes. Cet inconvénient peut provenir de plusieurs causes : 1° de la constitution sanguine de la vache; 2° de l'usage de plantes vénéneuses; 3° de l'inflammation du pis; 4° de la rupture de petits vaisseaux occasionnée par le tiraillement excessif des trayons.

Traitement. Dans le premier cas, on saignera la vache, et on la nourrira avec des herbages verts et peu substantiels.

Dans le second, on changera l'alimentation de l'animal, on lui donnera du fourrage de bonne qualité, et pour boisson de l'eau blanchie par des recoupes; on lui administrera en outre, deux fois par jour, comme purgatif.

> Salpêtre. . . . . 15 grammes.
> Sel de Glauber. . . . 120   »

dissous dans un litre d'eau.

Des lavements d'eau de savon et d'huile de lin sont aussi quelquefois très-avantageux en pareil cas.

Lorsque le pis est enflammé, ce que l'on reconnaît à ce

que cette partie est chaude, rouge, gonflée et douloureuse au toucher, il faut faire une saignée de 4 à 5 kilogr., laver le pis fréquemment avec de l'eau froide, et le traire toutes les trois ou quatre heures en allongeant les trayons le moins possible.

Dans le dernier cas, la guérison est très-difficile parce que les vaisseaux déchirés se rouvrent à chaque traite; on ne l'obtient qu'à la longue en ayant soin de ne manier les trayons qu'avec beaucoup de précaution.

ANOMALIES DU LAIT.

Elles ont leur source dans la sécrétion, dans la composition du liquide et dans sa décomposition prématurée.

A. — *Anomalies de sécrétion*. — Deux vices atteignent la sécrétion : les mamelles le perdent; le liquide s'en écoule spontanément, c'est le flux laiteux ou la *galactorrhée*; la sécrétion diminue ou se tarit tout à coup, c'est l'*agalaxie*.

1° *Galactorrhée*. — Dans l'intervalle de la traite, le lait s'échappe goutte à goutte du trayon. Ce défaut, dû à une supersécrétion, peut aussi provenir d'une accumulation passagère du liquide dans les mamelles ou d'un relâchement dans le tissu du trayon. La première cause, la plus commune, s'accordant avec les intérêts de l'économie rurale, est considérée comme une qualité. Elle influe cependant sur la constitution de la vache, car la supersécrétion, avec ou sans perte par les trayons, finit par conduire au marasme et à la phthisie. Il faut donc, dans un intérêt de conservation, modérer les pertes de l'organisme, surtout si le lait est fort séreux, d'une qualité inférieure. La racine de persil, d'impératoire, jouissent de cette propriété; on les donne à la dose de quatre à six onces par jour, si l'on ne préfère mettre les mamelles à sec et engraisser l'animal.

2° *Agalaxie.* — Sans faire mention des mauvaises laitières, des vaches mal nourries, des maladies générales et locales, aiguës ou chroniques qui diminuent ou tarissent la sécrétion laiteuse, nous appliquons le mot *agalaxie* aux vaches saines chez lesquelles le lait diminue ou disparaît tout à coup. La cause de ce phénomène reste hypothétique.

On cherche à rappeler la lactation; outre la traction répétée, il est quelques agents médicamenteux qui favorisent la sécrétion : tels sont le soufre doré d'antimoine, les semences des ombellifères, l'anis, le fenouil, le cumin, le phellandre, la pimprenelle. Deux gros de soufre doré et deux onces de l'une de ces semences sont administrés chaque jour.

B. — *Anomalies de composition.* — La proportion normale des principes constituants du lait s'est modifiée, ou bien le liquide est mélangé de matières étrangères qui se décèlent par la saveur, l'odeur et l'aspect. Les anomalies appartenant à cette catégorie sont les suivantes :

1° *Lait séreux.* — Mince, très-fluide, ce lait fournit peu de fromage et de beurre; il a un reflet bleuâtre. Des fourrages peu nutritifs récoltés dans les années froides et pluvieuses, des résidus des distilleries, des brasseries, trop dilués, amènent une atonie des organes digestifs et transmettent au lait une surabondance de principes aqueux. L'indication de la cause qui est fondée dans le régime nous dispense de prescrire le remède.

2° *Lait gras.* — La richesse du lait en matières grasses

et caséeuses ne constitue pas un vice. Si l'économie rurale s'en accommode fort bien, il n'en est point de même des nourrissons, auxquels un lait très-riche occasionne des diarrhées et qu'il prédispose aux maladies inflammatoires. Il faut donc, dans l'intérêt des nouveau-nés, introduire l'élément aqueux dans le lait par une nourriture rafraîchissante.

3° *Lait calcaire.* — Il se distingue par une surabondance de sels calcaires qui, dans la cachexie tuberculeuse et la phthisie pulmonaire, sont éliminés par le lait et y forment parfois un dépôt. Ce lait de mauvaise qualité, indigeste, doit être exclu de la consommation.

4° *Lait sanguinolent.* Le lait de la vache se mélange de sang dans la congestion et l'inflammation des mamelles ou par la rupture d'un vaisseau dans ces organes. Les vaches dont les chaleurs se réveillent peu après le part y sont sujettes. Le sang s'y trouve en quantité assez minime; il s'y présente sous forme de tries ou de caillots qui se déposent au fond du vase, et qu'on aperçoit en décantant le lait. Le lait sanguinolent accompagnant parfois l'hématurie, il est à supposer que des causes communes le provoquent.

Le traitement varie selon les causes. Dans la simple congestion mammaire, on donne le sulfate de soude et le nitrate de potasse; on pratique même une saignée à la veine mammaire, et on couvre le pis d'une couche de terre glaise vinaigrée. Les moyens locaux destinés à combattre la mastite conviennent dans l'inflammation.

La congestion passive, qui se caractérise par l'absence de tout phénomène d'excitation locale ou générale, est traitée par les astringents, comme l'hématurie passive. Des lésions internes de la glande s'opposant à la traite, on donne issue au lait en introduisant de petits tubes dans l'ouverture du mamelon.

5° *Saveur et odeur du lait.* Certaines snbstances alimentaires et médicamenteuses communiquent au lait leur saveur et leur odeur. Celles que des expériences positives ont fait connaître, sous ce rapport, sont :

a. Les plantes de la famille des alliacées, qui transmettent au lait une odeur et une saveur d'ail très-prononcées.

b. L'absinthe lui donne un goût amer.

c. Les carottes données en abondance jaunissent le lait; la garance le teint en rose.

d. Le camphre, à haute dose, communique son odeur au lait; l'aloès le rend légèrement amer; la rhubarbe lui donne une nuance jaunâtre.

e. Les mamelles sont une voie d'élimination pour l'iode et ses composés, ainsi que pour l'arsenic. Le lait d'une femelle soumise à un traitement arsenical doit donc être exclu de la consommation; la dernière trace du poison ne disparaît que le trente-huitième jour après la dernière administration.

C. — *Décomposition prématurée.* — Les anomalies qu'il nous reste à faire connaître et qui, en économie rurale, constituent souvent un problème des plus laborieux, se reconnaissent à un caractère commun. Le lait pendant la traite est sain; abandonné à lui-même, il se décompose.

Causes. Plusieurs ont été invoquées, toutes sont encore environnées de mystère. On a accusé d'abord divers états morbides; et comme des vaches parfaitement saines donnent un lait sujet à se décomposer, on a eu recours à une affection occulte de l'appareil de chylification, ne se traduisant pas par des symptômes apparents. Cette hypothèse, dépourvue de base, n'est pas sérieuse.

On en a aussi cherché la source dans les aliments et les boissons, sans pouvoir établir une corrélation entre la cause et l'effet. Il est d'autant plus permis de la révoquer en doute, que le régime alimentaire le plus irréprochable n'a pas été à même de prévenir la décomposition du lait.

Enfin, étudiant de plus près l'influence des agents extérieurs, la température et ses variations, la propreté des vases et des lieux de conservation, on s'est rapproché de la vérité. En effet, ce genre d'anomalie ne se présente que durant la saison des chaleurs ; en hiver, il est exceptionnel et lié aux locaux où on conserve le lait : tels sont les appartements habités, les chambres à coucher. Le lait de la même vache, de la même traite, recueilli dans deux vases différents et que l'on ne dépose pas dans le même local, peut offrir d'un côté l'anomalie, de l'autre il restera sain. Le liquide altéré sert aussi de ferment ; une goutte versée dans le lait le plus pur ne tardera pas à lui imprimer un mouvement de décomposition. Ces faits démontrent à l'évidence que la sécrétion n'entre pour rien dans l'anomalie, que la cause de la décomposition se développe ultérieurement dans le lait lui-même.

Le principe de ces altérations réside dans la transformation du sucre de lait en acide lactique qui, à son tour, précipite le caséum. Celui-ci, agissant comme ferment, amène, avec le concours d'influences extérieures, la métamorphose des principes constituants du lait, et une perte dont trop d'exploitations rurales ont été victimes.

Nous allons décrire successivement les altérations appartenant à cette catégorie.

1° *Lait acide*. — La coagulation prématurée en est le caractère distinctif; elle se manifeste spontanément au bout d'un certain temps de repos, ou après que le lait a été exposé au feu.

L'acidité du lait, cause première de la coagulation, se développe par de grandes chaleurs, des temps orageux, dans des chambres sans courant d'air, des vases malpropres, surtout dans ceux en bois. On a remarqué que les pâturages non ombragés favorisent la formation de l'acide; la traite du matin étant bonne, celle du soir tourne. Le soleil dardant sur le pis provoque ce phénomène.

L'éloignement des causes prévient l'inconvénient; celles qu'il n'est pas dans la puissance humaine d'empêcher sont neutralisées en mélangeant au lait une petite dose de bicarbonate de soude.

2° *Lait visqueux*. — La traite donne un lait sain; abandonné à lui-même, la crème ne s'en sépare qu'imparfaitement. Dès qu'on veut l'enlever, on s'aperçoit qu'elle est visqueuse, filante. La saveur est fade, pâteuse; le beurre s'en extrait difficilement, il possède un goût désagréable et ne se conserve pas.

La fermentation muqueuse est la cause de ce phénomène; elle transforme le sucre de lait en une matière ressemblant à la gomme, et dénature le caséum. En ajoutant au lait une matière en fermentation, on produit cette altération à volonté.

La ventilation des chambres à lait, le lessivage des vases sont les remèdes contre le retour de l'altération.

3° *Non-séparation de la crème*. — La crème se présente sous forme de taches du diamètre d'une noisette; elles sont fort minces. Lorsqu'elle se sépare complétement, la couche se brise et s'enfonce. La fermentation se fait avec dégagement de gaz ; les taches sont de légères couches de crème soulevées, sous lesquelles se trouvent des bulles de gaz. Le moyen que nous venons de préconiser est tout aussi efficace dans le cas qui nous occupe.

4° *Non-séparation du beurre*. — Une couche peu épaisse de crème surnage ; entre elle et le caséum se forme une couche très-liquide. Le beurre ne se sépare de la crème qu'après de longues manipulations, ou ne s'en sépare pas du tout ; celle-ci conserve l'aspect d'une émulsion, mousse, déborde l'appareil, et enfin il se forme de petits caillots qui ne se prennent pas en masse.

Ce défaut se présente exclusivement en été ; on le fait disparaître en ajoutant du vinaigre de vin à la crème, avant d'en extraire le beurre.

5° *Lait amer*. L'amertume du lait dont il est ici question ne dépend pas des aliments, elle est un produit de la décomposition.

La crème se sépare irrégulièrement ; par places elle est colorée en jaune ; la majeure partie a un aspect sale. A un degré plus développé de l'altération, ces taches jaunes semblent être produites par de l'huile de lin que l'on aurait versée dans la crème ; les globules butyreux s'en sont séparés, ont conflué et forment les taches. D'une saveur douce d'abord, la crème ainsi que le caséum laissent un arrière-goût d'amertume dans la bouche. Cette saveur n'est pas uniforme ; très-prononcée dans certaines parties, elle n'existe pas dans d'autres. Le liquide finit par acquérir un goût rance, désagréable, repoussant. Ce lait donne un beurre rance et un fromage sans consistance ; la putréfaction s'empare vite de ses produits.

Un mauvais mode de conservation du lait contribue à développer le ferment qui donne lieu à la décomposition.

L'absence d'un local ayant cette destination, des chambres, des caves non aérées exercent leur influence sur ce genre d'altération; aussi est-il plus commun chez les petits cultivateurs privés des ressources nécessaires à se ménager une bonne place destinée à la conservation du lait.

6° *Lait bleu*. La traite fournit un liquide blanc; endéans vingt-quatre à soixante et douze heures, il prend une couleur bleu d'indigo. Le phénomène commence par quelques points isolés de la surface; ils gagnent insensiblement en étendue et en profondeur; la presque totalité du liquide prend cette nuance, ou bien les taches de la surface gagnent en profondeur, forment des colonnes isolées. Indépendamment de la couleur, le lait bleu éprouve encore d'autres modifications : il ne s'acidifie pas autant qu'un lait sain du même âge; le caséum donne un caillot moins consistant; le beurre, d'un blanc sale a une saveur désagréable. Une goutte de lait examinée au microscope y fait découvrir des myriades d'infusoires du genre vibrion. Lorsqu'on en mélange une trace avec du lait sain, le même phénomène s'y produit.

Dans une exploitation rurale le lait de toutes les vaches ne subit pas la transformation; sur un troupeau il n'en est ordinairement qu'une ou deux, mais par le mélange du produit de la traite de toutes les bêtes, la masse totale est infectée.

Il faut donc conserver isolément le lait de chacune d'elles, afin de connaître celle d'où l'altération procède. Soumise à un examen, elle ne présente aucune affection morbide, et l'on ne connaît aucun moyen de modifier la sécrétion laiteuse dans le sens de la disparition du phénomène, qui, du reste, est passager.

En agissant sur le lait, on parvient à empêcher la coloration de se produire. Le liquide tarde longtemps à s'aigrir; si on y ajoute une cuillerée à café de lait battu par litre et qu'on rende le mélange uniforme, il conserve ses qualités, mais il est aussi nécessaire de prévenir l'infection : dans ce but, on ne saurait trop recommander le lessivage de tous les instruments servant à la laiterie, ainsi que la ventilation du local où on conserve le lait.

7° *Lait jaune*. Un infusoire du même genre que le précédent donne au lait une nuance jaune. Les considérations que nous venons de faire valoir pour le lait bleu sont applicables au lait jaune.

—

TROISIÈME PARTIE

MALADIES DES BÊTES A LAINE.

NOTIONS PRÉLIMINAIRES.

DE LA SAIGNÉE.

On peut saigner le mouton sur différentes parties du
corps, au front, au-dessus et au-dessous des yeux, à
l'oreille, à la jugulaire, à la queue, etc. Mais la saignée à la
veine angulaire est celle qui a été conseillée par Daubenton, comme étant à la fois la plus facile et celle qui expose
à moins d'inconvénients.

Cette saignée, dit-il, se fait sur le bas de la joue du
mouton, à l'endroit de la racine de la quatrième dent mâchelière, qui est la plus épaisse de toutes; sa racine est
aussi plus grosse. L'espace qu'elle occupe est marqué sur
la face externe de l'os de la mâchoire supérieure par un
tubercule assez saillant pour être très-sensible au doigt
lorsqu'on touche la peau de la joue. Ce tubercule est un
indice très-certain pour trouver la veine angulaire qui
passe au-dessous. Pour faire cette saignée, le berger commence par mettre entre ses dents une lancette ouverte;

ensuite il place le mouton entre ses jambes et il le serre pour le fixer. Il passe la main gauche sous la tête de l'animal, et il empoigne la mâchoire inférieure de manière que ses doigts se trouvent sur la branche droite de cette mâchoire, près de son extrémité postérieure, pour comprimer la veine angulaire qui passe en cet endroit, et pour la faire gonfler. Le berger touche de l'autre main la joue droite du mouton, à l'endroit qui est à peu près à égale distance de l'œil et de la gueule. Il y trouve le tubercule qui doit le guider ; il peut aussi sentir la veine angulaire gonflée au-dessous de ce tubercule. Alors il prend de la main droite la lancette qu'il tient à la bouche et il fait l'ouverture de la saignée de bas en haut, à un demi-travers de doigt, au-dessous de l'éminence qui lui sert de guide.

On ne doit guère tirer en une seule fois à un mouton plus de 250 à 300 grammes de sang.

DU SÉTON. — DU POULS.

Voir pag. 71 et 73.

MALADIES DE LA TÈTE.

—

TOURNIS.

Cette maladie qui doit son nom au symptôme principal qui la caractèrise, a longtemps été regardée comme particulière aux bêtes à laine ; cependant il est prouvé qu'elle attaque aussi les bêtes à cornes, notamment les jeunes taureaux au-dessous de deux ans; elle s'observe aussi quelquefois chez l'homme. Elle est due au développement dans le crâne d'une espèce de ver nommé *hydatide*, qui a la forme d'une poche membraneuse d'un volume plus ou moins considérable. C'est ordinairement dans la première année de leur vie qu'elle affecte les agneaux; elle est moins commune dans la seconde, et plus rare encore chez les bêtes adultes.

Symptômes. Les premiers signes qui annoncent le tournis sont une marche incertaine et chancelante; l'agneau qui commence à en être affecté n'est plus aussi prompt à obéir aux chiens; il s'écarte du troupeau, marche à la tête ou reste à la queue, s'égare, se perd quelquefois: il erre çà et là, s'embarrasse quelquefois dans les broussailles, et ne sait plus s'en retirer : toute son échine est plus ou moins raide; il est lourd, troublé, pesant, ne bondit plus comme les autres; son œil est hagard, égaré, il prend une couleur bleuâtre et l'orbite semble devenir plus grande. Mais le symptôme caractéristique de cette maladie est l'action de tourner soit à droite soit à gauche, la tête baissée. Le côté sur lequel l'animal tourne, indique que c'est sur l'une des parties correspondantes du cerveau que s'est développée l'hydatide. Cependant quelques moutons tournent alternativement d'un côté et de l'autre; d'autres enfin ne tournent pas, ce qui arrive lorsque l'hydatide occupe le milieu du crâne. Il arrive aussi quelquefois que le ver est placé en arrière; dans ce cas l'animal porte la tête élevée, le nez au vent, marche assez vite droit devant lui, se heurte contre les corps qu'il rencontre et se renverse quelquefois. La maladie continuant ses progrès, l'action de tourner devient plus fréquente et dure plus longtemps;

l'animal éprouve des accès pendant la durée desquels il trotte en tournant ; il se fatigue, maigrit, ne peut plus manger, pert la vue et finit par mourir dans le marasme.

Causes. On a longtemps disserté sur les causes du développement de l'hydatide dans le crâne des bêtes à laine : on les a cherchées dans les aliments, le régime, l'état des mères-nourrices, le sevrage brusque et intempestif, le froid, la pluie, la rosée, etc. Il est certain, dit un auteur, que toutes ces choses influent sur l'état général des bêtes à laine ; mais le tournis est une maladie purement locale ; il importe peu à son développement que les bêtes aient été tenues à la bergerie ou dans les champs, qu'on les ait fait pâturer sur des montagnes ou dans des vallées, à l'ombre ou au soleil, qu'on les ait sevrées tard ou de bonne heure, puisqu'on voit l'affection se déclarer indistinctement dans l'une ou l'autre de ces circonstances diverses.

Traitement. Toutes les expériences auxquelles se sont livrés les vétérinaires pour parvenir à tuer le ver qui est la cause du tournis, ont été jusqu'à présent à peu près infructueuses, de sorte qu'on ne possède pas encore de traitement méthodique pour cette maladie. Chabert a essayé d'extraire l'hydatide en pratiquant à l'aide du trépan une ouverture dans l'os du crâne ; mais cette opération n'a pas présenté tout le succès qu'on en espérait, parce qu'elle met à découvert une trop grande portion du cerveau. La perforation à l'aide d'un trois-quarts, n'offre pas cet inconvénient ; mais il paraît que chez les animaux qui la subissent, le mieux n'est que momentané, et qu'il ne tarde pas à se développer de nouvelles poches vésiculaires. Enfin l'application d'un fer rouge sur les parois du crâne n'a pas un résultat plus satisfaisant.

INFLAMMATION DU CERVEAU.

Symptômes. L'animal est triste et baisse la tête ; il a les oreilles, la bouche et le front brûlants ; ses yeux sont rouges, larmoyants et enflammés ; il tremble, chancelle en marchant ou reste couché sans connaissance, la tête sur le sol. On remarque en même temps tous les symptômes de la fièvre ; le pouls donne 70 à 100 pulsations par minute (il n'en donne que 60 à 70 chez une bête saine). La bouche et le nez sont secs, les excréments secs et très-peu copieux, la respiration courte et pénible ; l'animal n'a plus d'appétit, ne rumine plus, est très-altéré, bat des flancs, frissonne et ne se remue qu'avec peine.

Causes. Cette maladie n'attaque guère que les jeunes animaux richement nourris. Elle est occasionnée par une alimentation trop substantielle, par la chaleur ou par des coups sur la tête.

Traitement. On mettra l'animal dans un endroit frais, si c'est en été ; on lui tondra la tête et on lui versera de l'eau froide sur cette partie plusieurs fois par jour. On lui pratiquera :

Une saignée de . . 96 à 192 grammes.

suivant sa force et son âge, et on lui donnera toutes les deux heures :

Salpêtre . . . . 2 grammes.
Crème de tartre. . 9 »

dans de l'eau.

Lorsque les symptômes les plus alarmants sont dissipés,

on passe un séton derrière l'oreille ou bien on frictionne le crâne avec un liniment composé de :

Poudre de cantharides . . 8 grammes.
Saindoux . . . . 15 »
Térébenthine . . . . . . 15 »

pour y déterminer la suppuration.

MALADIES DE LA BOUCHE, DE LA GORGE ET DE LA POITRINE.

APHTES DES AGNEAUX.

Symptômes. Cette malalie est analogue au *muguet* des jeunes enfants. Les agneaux qui en sont attaqués ont tout l'intérieur de la bouche et les lèvres couverts de petits boutons qui les tourmentent beaucoup, et leur ôtent la facilité de têter. Si le mal dure quelque temps, ils meurent faute de nourriture.

Traitement. On fait un mélange de poivre, de sel et de vinaigre, et avec un pinceau de linge trempé dans ce mélange, on étuve fortement et à plusieurs reprises la bouche et les lèvres de l'agneau.

ESQUINANCIE, OU INFLAMMATION DE LA GORGE.

Symptômes. Chaleur à la peau, yeux rouges, soif violente, perte de l'appétit, tristesse. L'animal baisse la tête, étend le cou, a la respiration sifflante et pénible, ouvre

considérablement les narines et semble manquer d'air.
Son cou est gonflé et très-sensible au toucher. Lorsque la
maladie augmente, l'animal ne peut plus avaler ; il reste
continuellement debout, fait de violents efforts pour reprendre sa respiration, et périt suffoqué si on ne lui porte
pas promptement remède.

Causes. Refroidissement subit.

Traitement. On fera une saignée abondante qu'on répétera plusieurs fois si on le juge nécessaire. On donnera à
l'intérieur l'électuaire suivant :

Salpêtre	15 grammes.
Sel double.	60 »
Acide muriatiqne . . .	8 »
Miel.	60 »

la dose est un morceau de la grosseur d'un œuf de pigeon
toutes les deux heures. Si l'animal est dans l'impossibilité
d'avaler, on lui versera dans la bouche un mélange de vinaigre, de miel et d'eau chaude. On tondra en outre la
partie du cou qui est le siége du gonflement, et on la
frottera avec un liniment composé de :

Alcali volatil	15 grammes.
Essence de térébenthine .	30 »
Esprit de camphre . . .	30 »

La boisson devra se composer d'eau légèrement vinaigrée,
et toujours tiède. L'animal doit du reste être placé dans un
endroit chaud.

CATARRHE.

Symptômes. Les bêtes à laine éternuent, leurs yeux sont
ternes et larmoyants ; il leur coule du nez une humeur

qui d'abord limpide devient épaisse et obstrue les narines ; l'animal éprouvant alors de la difficulté à respirer, tend le cou et reste continuellement la bouche ouverte.

Causes. Refroidissement.

Traitement Le catarrhe disparaît presque toujours de lui-même lorsqu'il est peu grave ; cependant il arrive quelquefois qu'il passe à l'état chronique ; alors il est contagieux, dégénère en une espèce de morve et peut faire périr l'animal.

Lorsque le catarrhe est léger, il suffit de tenir la bête chaudement. Mais s'il se prolonge et que l'animal maigrisse, il faut séparer celui-ci du reste du troupeau et lui donner toutes les trois heures gros comme une noix de l'électuaire suivant :

Fenouil	15 grammes.
Soufre	15 »
Sel ammoniac.	15 »
Sel de cuisine.	120 »
Essence de térébenthine. .	30 »
Miel.	225 »

TOUX.

La toux est un symptôme commun à plusieurs maladies, telles que la pourriture, etc. Nous ne nous occuperons ici que de celle qui dépend d'un catarrhe de la trachée ou des poumons.

Symptômes. Toux presque toujours accompagnée d'un écoulement de mucosités par le nez ; du reste l'animal conserve sa gaieté et son appétit. Cette espèce de toux dure ordinairement de 8 à 20 jours; si elle se prolonge davantage, et que l'animal maigrisse, c'est qu'elle dépend d'une inflammation ou d'un ulcère au poumon.

Causes. Cette toux catarrhale est occasionnée par le froid, l'humidité et quelquefois la poussière; elle se déclare surtout après la tonte.

Traitement. On tiendra l'animal chaudement, et on lui donnera pour boisson de l'eau blanchie par des recoupes. Si la toux continue malgré ce régime, on administrera une ou deux fois par jour la potion suivante :

Bière	1/6 de litre.
Jus de carotte	1 cuillerée.
Rob de sureau	1/2 »

Il n'y a rien à faire contre la toux lorsqu'elle a passé à l'état chronique; il faut alors tuer l'animal avant qu'une maigreur excessive l'ait déprécié.

INFLAMMATION DE POITRINE.

Symptômes. Abattement, faiblesse, perte de l'appétit, rumination incomplète, constipation, respiration très-accélérée et accompagnée de mouvements violents des flancs et dilatation des narines, toux sourde et douloureuse. L'animal est très-altéré; cependant il ne boit qu'à petits traits et à plusieurs reprises; il ne se couche pas ou du moins très-peu pendant tout le cours de la maladie; à la fin, il chancelle sur ses jambes et s'appuie contre la muraille; sa respiration s'embarrasse de plus en plus, et la mort survient au bout de deux à six jours de maladie.

Causes. Refroidissement subit. L'inflammation de poitrine attaque surtout les bêtes à laine après la tonte.

Traitement. Cette maladie est presque toujours curable lorsqu'elle est prise à temps. On commence par pratiquer une saignée abondante; on donne ensuite toutes les quatre ou huit heures 2 grammes de salpêtre et 48 grammes de crème de tartre dissous dans de l'eau. On administre des lavements d'eau, d'huile et de sel, et on passe un séton à chaque côté de la poitrine. Ce traitement, secondé par des boissons légèrement salées ou vinaigrées, suffit presque toujours pour amener la guérison. L'animal doit être placé dans un endroit chaud et bien aéré; il faut éviter de lui donner des herbages frais.

MALADIES DES INTESTINS.

—

INFLAMMATION DES INTESTINS.

Symptômes. L'inflammation des intestins offre les mêmes symptômes que la colique, dont nous parlerons tout à l'heure; seulement les douleurs sont plus vives, la soif plus ardente, et la fièvre plus considérable.

Causes. Elles sont les mêmes que pour la colique.

Traitement. Cette maladie est très-dangereuse; cependant on peut sauver l'animal en s'y prenant de bonne heure. On commence par :

Une saignée de. . . 160 à 250 grammes.

(une verrée ou une verrée et demie), et on donne ensuite, toutes les demi-heures :

> Salpêtre. . . . 2 à 4 grammes.

dans une décoction tiède de graine de lin.

On peut remplacer ce remède par une demi-tasse d'huile administrée également de demi-heure en demi-heure. On favorise en même temps l'évacuation des excréments au moyen de lavements d'huile, de lait et de savon. La meilleure boisson que l'on puisse donner à l'animal est de l'eau tiède mélangée de recoupes, ou de tourteaux pulvérisés. A mesure qu'il survient de l'amélioration, on peut lui donner un peu de fourrage vert ; mais les aliments secs tels que le foin lui seraient nuisibles tant que la guérison n'est pas complète.

COLIQUES.

Symptômes. L'animal éprouve de vives douleurs dans le ventre ; il tourne souvent les yeux vers cette partie, courbe le dos, se roule par terre, cesse de manger, et bêle d'une manière lamentable. L'évacuation de l'urine et des excréments est supprimée. Cette maladie, lorsqu'elle se prolonge plus de dix-huit à trente heures, peut dégénérer en inflammation des intestins et devenir mortelle.

Causes. La colique peut provenir soit d'un refroidissement, soit d'une constipation prolongée. soit d'une indigestion. Elle est aussi quelquefois occasionnée par des vers.

Traitement. Lorsque la colique est la suite d'un refroidissement, on donne avec succès :

> Racine de gingembre. . . 8 grammes.

pilée dans un 1/4 de litre de bière chaude.

Si elle provient d'une indigestion ou si elle est occasionnée par des vers, il faut administrer toutes les trois heures 15 grammes de sel double dans de l'infusion de camomille chaude, ou 60 à 120 grammes d'huile mélangée d'eau de savon, et continuer jusqu'à ce que la colique se calme ou qu'il y ait purgation. Les lavements d'eau, de sel et d'huile, sont aussi très-efficaces en pareil cas.

DIARRHÉE.

La diarrhée fait souvent périr un grand nombre de bêtes à laine.

Causes. Une indigestion, une nourriture trop humide, peu propre à rétablir les forces de l'animal, ou gâtée, ou moisie, et la faiblesse de l'estomac, en sont les causes ordinaires.

Traitement. Lorsque la diarrhée n'est point accompagnée de fièvre, de dégoût, de tranchées, d'amaigrissement, et qu'elle ne se prolonge pas trop, on doit la regarder comme un bénéfice de la nature et ne pas s'empresser de l'arrêter. Mais s'il se manifeste quelque accident, ou si la diarrhée dure plus de trois ou quatre jours, il faut donner à l'animal de l'eau de riz à plusieurs reprises, ou bien si l'on veut couper plus court :

Thériaque. . . . . . . 4 grammes.

dans un 1/2 verre de bon vin.

MALADIES DU VENTRE ET DES ORGANES URINAIRES.

—

MÉTÉORISATION.

Les indigestions que l'excès des herbes vertes et succulentes cause trop souvent aux bêtes à cornes, ne sont pas moins meurtrières pour les bêtes à laine, et quelquefois elles le sont davantage.

Symptômes. L'animal perd tout à coup sa gaieté, s'arrête, cesse de manger et baisse la tête. Son ventre est gonflé, tendu, surtout du côté gauche, et résonne lorsqu'on le frappe. Il courbe le dos, tient ses pattes rapprochées et tend la queue. Ses yeux sont saillants, sa respiration pénible et ses narines très-dilatées. Au bout de quelques heures, et même quelquefois d'une demi-heure, il succombe par suite de la rupture de l'estomac.

Causes. Elles sont les mêmes que chez les bêtes à cornes.

Traitement. Il est peu de maladies qui réclament un secours aussi prompt. Dès que l'on s'aperçoit des premiers symptômes, il faut plonger à plusieurs reprises l'animal dans de l'eau froide, ou l'en arroser jusqu'à ce qu'il commence à frissonner ; alors on le fait courir et on l'entretient dans un mouvement continuel. Si le mal s'aggrave, il faut lui administrer tous les quarts d'heure 1 verre de vinaigre, ou bien 1 cuillerée à café de chaux dans du lait, ou mieux encore 30 à 40 gouttes d'alcali volatil dans 1 verre d'eau. L'eau de savon donnée en abondance produit aussi de bons effets.

Si ces moyens sont insuffisants, la ponction à l'aide du trocart est urgente.

FALÈRE.

La falère est une maladie particulière aux bêtes à laine, qu'elle fait périr avec une rapidité étonnante. On ne l'a encore remarquée que dans le midi de la France. Ses effets sont si prompts, que l'animal qui en est atteint passe tout à coup de l'état de santé parfaite à celui qui précède une mort violente; en une ou deux heures il périt.

Symptômes. Les animaux malades tombent tout à coup dans un état de stupeur, portent la tête basse, chancellent, trébuchent, quelquefois essaient d'uriner, tombent sur les genoux et se relèvent pour vaciller et tomber de nouveau. Ils ne voient plus, n'entendent plus, ont de violentes convulsions dans les yeux et dans la tête; ils grincent des dents, ont la respiration de plus en plus pénible; le ventre se gonfle, une bave quelquefois écumeuse sort par la bouche; des excréments liquides et verdâtres s'échappent par l'anus; l'animal ne tarde pas à expirer, quelquefois en une heure de temps, le plus souvent au bout de deux heures ou trois au plus. Le gonflement du bas-ventre continue à augmenter jusqu'à la mort.

Causes. La falère semble avoir beaucoup de rapport avec la météorisation ou indigestion d'herbes vertes. Elle se manifeste dans les parties du pays qui ne sont ni mouillées habituellement, ni sèches, mais qui ont de temps en temps de l'humidité, et lorsqu'on a inconsidérément mené les troupeaux sur les prairies artificielles après des pluies ou de grandes rosées, ou avant que le soleil les ait dissipées. Elle est encore plus fréquente lorsque le vent de la mer souffle et répand de l'humidité sur les plantes.

Préservatif. Le meilleur traitement préservatif, consiste dans l'attention de ne pas faire sortir les troupeaux immédiatement après la pluie ni par la rosée, mais seulement quand les plantes sont bien essuyées, et de donner aux bêtes à laine quelques aliments à la bergerie avant de les faire sortir, afin que, moins affamées, elles ne prennent pas aux champs une trop grande quantité d'herbe fraîche et trop succulente.

Traitement. Cette maladie est sans remède. Comme les bêtes qui en meurent sont bonnes à manger et que l'innocuité de leur chair est reconnue, on tue de suite, dans le Roussillon, les individus attaqués, et on les vend au boucher, ou on les consomme. La viande est belle et ne porte aucune atteinte à la santé des personnes qui en mangent.

MAL DE SANG, SANG DE RATE.

Symptômes. L'animal s'arrête tout à coup, paraît étourdi, chancelle et trébuche sur ses quatre jambes ; il ouvre la bouche, il écume et rend du sang par le fondement et par le canal des urines ; bientôt il tombe à la renverse, bat du flanc, râle et meurt, quelquefois dans l'espace d'une demi-heure, d'un quart d'heure et même de quelques instants. Alors on voit sortir de sa bouche et de ses narines un sang noir et épais ; son corps ne tarde pas à se gonfler et à se putréfier. Si on l'ouvre, on voit tous les vaisseaux de la peau remplis de sang et les chairs violettes ; la rate est volumineuse et gorgée, ce qui fait donner à cette maladie le nom de *sang de rate.* Cette maladie est plus fréquente pendant l'été que dans les autres saisons ; on la voit dans toute sa force pendant les mois de juillet et août ; elle décline en septembre. Commune dans les années sèches, elle tue un plus grand nombre d'animaux les jours où il fait très-chaud, surtout les jours d'orage. Plus un animal est fortement constitué, plus il y est exposé.

Causes. Les causes du mal de sang, dit Tessier, auquel nous empruntons ces détails, sont, outre la constitution des individus, 1º le régime qu'on fait observer aux bêtes à laine pendant toute l'année et surtout à l'époque où la maladie est la plus fréquente ; 2º la sécheresse et la chaleur de la saison où elle paraît particulièrement ; 3' une course trop précipitée au milieu du jour pendant l'été. Cette maladie attaque principalement les bêtes à laine qui sont nourries pendant une grande partie de l'année de fourrage et de grains secs, et qui parquent en plaine pendant les mois de juillet et d'août, sans aucun abri contre l'ardeur du soleil.

Traitement. Tout remède est inutile dès que la bête tombe attaquée du sang ; mais c'est un avertissement pour préserver les autres. Il n'y a pas un moment à perdre ; on doit saigner sur-le-champ tous les individus qui par leur force ou par la couleur vermeille des yeux, des lèvres et de la bouche, annoncent un état de plénitude sanguine. On se trompe rarement sur le choix, si l'on pratique cette opération sur les animaux qui marchent toujours à la tête du troupeau. Quelques jours après, on fait prendre quelques bains aux bêtes que l'on a saignées, et on leur fait boire de l'eau légèrement vinaigrée.

MALADIE DE BOIS.

Quand les bêtes à laine sont conduites dans les bois à l'époque où les bourgeons se développent, elles en mangent souvent au point de devenir malades. Les pousses de chêne sont surtout dangereuses.

Symptômes. L'affection n'est pas aussi prompte que la météorisation ; le plus grand nombre des animaux qui y succombent, résistent jusqu'au dix-huitième ou vingtième jour. Les premiers symptômes sont une sécheresse générale ; les urines sont crues et abondantes, et les excréments durs ; il y a de la chaleur à la peau ; les bêtes ont de la fièvre et cessent de ruminer.

Traitement. On se bornera à mettre l'animal à la diète, et à lui faire prendre des boissons abondantes d'eau blanche, jusqu'à ce qu'il soit sensiblement soulagé. Les saignées paraissent être en pareil cas plus nuisibles qu'utiles.

INFLAMMATION DU FOIE, JAUNISSE.

Symptômes. L'inflammation du foie présente les mêmes symptômes chez les bêtes à laine que chez les bêtes à cornes ; seulement chez les premières elle est plus sujette à passer à l'état chronique et à s'accompagner de jaunisse. Quand un mouton en est atteint, son foie contient presque toujours des *douves*, espèce de vers qui se développent dans cette organe.

Causes. Mauvaise qualité de l'eau et des aliments. Les douves peuvent aussi occasionner l'inflammation du foie, mais en général leur développement est plutôt la suite que la

cause de cette affection, car elles ne peuvent guère se former que dans un foie malade; elles y existent quelquefois
en assez grande quantité pour en obstruer tous les conduits. Elles ne se développent que chez les animaux qui
digèrent mal.

Traitement. Il faut avant tout changer le régime et
améliorer la nourriture. On rétablit les organes digestifs
en donnant aux bêtes la composition suivante : parties
égales de sel, de baies de genévrier et de racine de gentiane pulvérisée. La dose est de 3 à 4 grammes par jour.
On administre pendant trois ou quatre jours, on en suspend
l'usage pendant une semaine, pour la donner de nouveau
pendant quatre jours, ainsi de suite jusqu'à ce que l'animal
soit guéri. Il est impossible de combattre directement les
douves; mais elles périssent et disparaissent lorsque la
digestion se rétablit.

GONFLEMENT INFLAMMATOIRE DES MAMELLES.

Lorsque, après la mise bas, le lait se porte avec trop de
force aux mamelles, il en résulte dans ces parties des duretés plus ou moins douloureuses, qui peuvent facilement
enflammer et entrer en suppuration.

Traitement. Si l'agneau n'a pas assez de force pour dégorger convenablement le pis, il faut traire la brebis de
crainte que le lait, en s'amassant dans les mamelles, n'en
augmente l'inflammation; on enduit en outre, deux fois
par jour, les parties malades avec du beurre frais, du
saindoux ou mieux encore du baume d'althæa. Si le gonflement, loin de diminuer, augmente, il y a lieu de croire
qu'il se terminera par un abcès: il faut alors hâter la for-

mation de cet abcès, en frottant le pis avec un corps gras, comme nous l'avons dit plus haut, et en le lavant fréquemment avec de l'infusion tiède de fleurs de sureau et de fleurs de camomille. Lorsque l'abcès est mûr, on l'ouvre avec un canif, et on lave la plaie avec de l'eau de savon tiède.

INFLAMMATION DES REINS.

Symptômes. L'animal offre les symptômes généraux de la fièvre, tels que la chaleur de la bouche, la sécheresse de la langue, et la rougeur des yeux. Il manifeste en outre une extrême sensibilité à la région des reins, et témoigne de la douleur lorsqu'on applique la main sur cette partie. Il perd l'appétit, la gaieté, et se tient le dos courbé; sa démarche est pénible et tendue, et ses jambes de derrière très-écartées; il éprouve un besoin pressant d'uriner, mais il ne lâche qu'une petite quantité d'une urine très-foncée et rouge sang. Il tourne souvent les yeux du côté des reins, et gratte la terre avec ses pieds. Enfin il survient un tremblement violent qui ne tarde pas à être suivi de la mort.

Causes. L'inflammation des reins peut être occasionnée par une lésion extérieure, telle qu'un coup sur le dos, ou une chute; mais elle se déclare le plus ordinairement chez les bêtes qui ont mangé des pousses de sapin, de chêne, d'aulne, ou des plantes vénéneuses.

Traitement. Changer le régime alimentaire de l'animal, lui faire une saignée, lui donner soir et matin :

    Salpêtre 4   grammes.
    Sel de Glauber . . . 15 à 30   »

dans de l'eau, lui faire boire une grande quantité de décoction de graine de lin ou de fleurs de mauve, et lui administrer des lavements d'eau et d'huile de lin. On obtient de grands avantages, dans le début de la maladie, de l'application de compresses imbibées d'eau froide sur la région des reins.

FLUX D'URINE.

Symptômes. L'animal lâche à chaque instant une quantité plus ou moins grande d'une urine limpide comme de l'eau ; il éprouve un grand appétit et une soif excessive, et manifeste une extrême sensibilité au ventre et aux reins lorsqu'on applique la main sur ces parties ; il écarte les jambes de derrière en marchant, et maigrit tout en mangeant beaucoup. Cette maladie peut durer plusieurs semaines et même plusieurs mois avant de devenir mortelle ; mais à la fin, l'urine mêlée de sang ne s'échappe plus qu'avec de grandes douleurs, et l'animal succombe.

Causes. Les pluies prolongées, et l'usage prolongé d'aliments trop aqueux, telles sont les causes principales de cette maladie, qui se déclare aussi chez les bêtes qui ont mangé certaines espèces de fourrages, telles que des pousses de sapin, du jeune feuillage de chêne, etc.

Traitement. Éloigner avant tout les causes qui ont occasionné le flux d'urine, et administrer tous les jours à l'animal :

> Camphre. . . . 1 gramme.

ou un gramme et demi broyé avec du jaune d'œuf.

Il suffit quelquefois d'ajouter de l'alun ou du vitriol **vert** à l'eau qui sert de boisson à la bête malade (1 à 2 grammes de ces ingrédients dans chaque litre d'eau).

PISSEMENT DE SANG.

Symptômes. L'urine est tantôt rouge, tantôt mêlée d'une grande quantité de sang ; quelquefois même l'animal urine du sang pur. La maladie commence par de la chaleur, de la soif ; le mouton a la démarche raide et pénible, il éprouve une grande sensibilité dans la région des reins, de fréquentes envies d'uriner et des coliques plus ou moins douloureuses. Si on n'y porte pas remède, le pissement de sang dégénère en inflammation des reins, et peut entraîner la perte de l'animal.

Causes. Cette maladie attaque particulièrement les bêtes à laine qui ont mangé des pousses de sapin, de chêne, d'aulne, ou des plantes vénéneuses.

Traitement. On donnera toutes les cinq à six heures 4 grammes de salpêtre et 15 à 30 grammes de sel de Glauber dans de l'eau. L'alun administré aux mêmes intervalles à la dose de 4 à 8 grammes, produit aussi d'excellents effets. En général la maladie est peu dangereuse et la guérison assez prompte lorsque, dès son début, on s'empresse d'éloigner les bêtes à laine des prairies humides, et lorsqu'on a soin de leur donner un peu de bon foin tous les matins avant de les sortir.

ULCÈRE DU BOUTRI.

Les bergers donnent le nom de *boutri* à l'extrémité de la verge des moutons.

La laine qui entoure cette partie y occasionne souvent en s'imprégnant d'urine et en se salissant de fumier, un ulcère qui peut, si on le néglige, nécessiter la castration complète de l'animal.

Traitement. Coupez la laine qui entoure le boutri, lavez la partie malade avec une forte décoction de racine de guimauve, et frottez l'ulcère avec du cérat ou du beurre frais. On doit tenir l'animal proprement et renouveler fréquemment sa litière.

MALADIES DES MEMBRES.

—

FOURCHET.

Le fourchet est une maladie particulière aux bêtes à laine.

Symptômes. Elle consiste dans une inflammation du canal biflexe (soudure ou réunion de l'onglon). Elle n'attaque ordinairement qu'un seul pied, et l'animal marche sur trois membres assez facilement; quelquefois elle attaque les deux pieds de devant ou les deux de derrière, mais jamais tous les quatre en même temps. Au commencement le mouton boite, devient traînard, boite de plus en plus, ne peut plus suivre le troupeau, et finit par tenir le pied constamment en l'air, ou par se porter sur les genoux si les deux pieds de devant sont malades. Si ce sont les deux pieds de derrière qui sont attaqués, l'animal reste constamment couché et souffre beaucoup. Les souffrances sont quelquefois assez vives pour déterminer la cessation de la rumination, le dégoût pour les aliments, la soif, la fièvre, le battement du flanc, le dépérissement et la mort.

Causes. Le fourchet est occasionné par la poussière, la boue et la terre, qui s'introduisent dans le canal biflexe lorsque l'animal fait de longues courses. L'affection est d'autant plus fréquente que les terrains sur lesquels pâturent les troupeaux sont plus durs, plus arides, plus secs, plus pierreux et plus échauffés par le soleil.

Traitement. Pour prévenir cette maladie, il serait bon de laver les pieds des bêtes à laine, après de longs voyages, en les faisant passer dans un ruisseau.

Le traitement du fourchet doit varier suivant le degré où il est parvenu. Tout au commencement, il suffit quelquefois d'extraire les corps étrangers qui se sont introduits dans le canal biflexe, de tenir le pied proprement, et de le laver plusieurs fois par jour avec de la décoction de guimauve. Si cela ne suffit pas, on pratique au pourtour du canal des lotions avec de l'extrait de saturne étendu dans de l'eau bien froide ou avec une dissolution de couperose verte. Lorsque les parties environnantes sont gonflées et brûlantes, on joint aux lotions l'application d'un cataplasme d'abord émollient et ensuite astringent dont on enveloppe tout le pied jusqu'au canon. Le cataplasme émollient peut se composer de fleurs de mauve, et de farine de graine de lin bouillies dans une suffisante quantité d'eau ; et le cataplasme astringent, de suie tamisée et délayée avec du vinaigre.

Si le mal augmente et entre en suppuration, il faut introduire la pointe d'un canif dans la peau qui recouvre la partie située entre le partage de l'onglon, la fendre, séparer le canal biflexe de cette peau, puis laver le pied avec une décoction mucilagineuse et l'environner de filasse ou de chanvre imbibés d'eau-de-vie.

PIÉTIN.

Le piétin, dit M. Beugnot, est une maladie du pied consistant dans le développement d'un ulcère qui intéresse d'abord exclusivement le sabot, et altère progressivement les parties intérieures.

Symptômes. Cette affection commence par un décollement de l'ongle vers le biseau et du côté du talon. Si l'on enlève la portion de corne décollée, les parties qu'elle recouvre se présentent dans leur état ordinaire et sont recouvertes d'un épiderme très-fin, humecté d'un fluide huileux. Ce décollement de l'ongle précède toujours la formation de l'ulcère qui s'annonce par une légère tuméfaction, s'établit sans abcès et tend toujours à creuser. Alors la bête boite, le pied devient chaud et douloureux, et la portion de corne détachée se durcit et se fendille. Comme la douleur est très-aiguë, les bêtes dépérissent promptement; si plusieurs pieds sont attaqués, elles restent couchées et continuent à manger dans cette position jusqu'à ce qu'un traitement convenable ou la mort ait mis fin à leurs souffrances. Le piétin, abandonné à sa marche naturelle, peut amener la chute de l'onglon, et des désordres qui gagnent successivement les parties supérieures.

Causes. Les boues âcres, les litières imprégnées d'urine et d'excréments sont, dit-on, les causes du piétin; la contagion paraît avoir beaucoup de part dans sa propagation.

Quand une bête en est attaquée dans un troupeau, il est bien rare que l'affection ne s'étende pas à plusieurs autres bêtes.

Traitement. On enlève la portion de corne détachée et les chairs filandreuses, et l'on cautérise l'ulcère, soit au moyen de l'eau forte, soit avec du vitriol bleu réduit en poudre très-fine et appliqué sur la partie préalablement mouillée avec de la salive ou avec de l'eau. L'opération dont il s'agit doit être faite aussitôt que l'on s'aperçoit de l'existence du piétin ; de cette manière on empêche les progrès de cette affection, et on obtient une guérison rapide. Si l'on attend trop tard, les désordres deviennent considérables, demandent une opération plus grave et des soins plus minutieux. Il faut alors entourer le pied malade d'étoupes recouvertes d'œgyptiac, et renouveler le pansement tous les jours ou tous les deux jours au plus.

MALADIES DE LA PEAU.

CLAVELÉE.

Ce nom a été donné à la variole du mouton, parce que les pustules ressemblent à la tête d'un clou. La clavelée, fréquente dans certains pays, n'apparaît que de loin en loin en Belgique.

Symptômes. — A des phénomènes fébriles précurseurs, très-prononcés, succèdent en plus ou moins grand nombre, à diverses régions du corps, principalement à la tête, à la face interne des cuisses et aux parties les moins garnies de laine de la poitrine et du ventre, de petites taches rouges, ressemblant à des morsures de puce. Du troisième au quatrième jour, de petits boutons s'y élèvent; trois ou quatre jours après, l'épiderme est soulevé par une lymphe claire, limpide, qu'on appelle *claveau*. Celui-ci se trouble, devient purulent, et les pustules prennent un aspect blanc-jaunâtre ou bleuâtre; elles sont entourées d'une aréole. Deux à trois jours après la période de suppuration, la pustule commence à se flétrir et à sécher; l'épiderme s'épaissit, perd sa transparence et forme avec le pus desséché une croûte d'un brun noir, sous laquelle un nouvel épiderme se régénère. Du huitième au quatorzième jour, la croûte tombe; la place qu'elle a occupée est rouge, dégarnie de laine; les poils laineux qui viennent par la suite, restent clair-semés.

La fièvre du début gagne en intensité pendant la période d'éruption; les yeux sont rouges, larmoyants, une matière limpide qui devient épaisse, muqueuse, s'écoule par les naseaux; la bouche laisse échapper de la bave, et la perspiration cutanée répand une odeur douceâtre spécifique, nauséeuse.

Lorsque les pustules sont parvenues à maturité, la fièvre se calme, pour se réveiller pendant la période de suppuration; elle disparaît lorsque commence la période de dessiccation, et l'animal entre en convalescence. Dans les cas qui doivent avoir une issue fatale, la fièvre redouble, prend un caractère adymique, les sécrétions de la bouche et des naseaux répandent une mauvaise odeur, une diarrhée colliquative met un terme à la vie.

La durée totale de la maladie, y compris la chute des

croûtes, est de trois à quatre semaines. Endéans les quatorze premiers jours, la tendance favorable ou défavorable
qu'elle veut prendre n'est pas équivoque.

Marche. Lorsque la clavelée éclate dans un troupeau,
elle commence par attaquer un ou deux individus, puis le
nombre augmente à des intervalles correspondant à la
durée de la période d'incubation, soit huit à quatorze
jours. Ultérieurement le nombre des malades s'accroît
chaque jour; mais il se passe plusieurs mois avant que
toutes les bêtes soient atteintes. Quelques individus, que
l'on peut évaluer à deux ou trois pour cent, en restent
préservés.

Différence. Dans le cours d'une épizootie claveleuse, il
se présente des déviations de la marche ordinaire, et qui
méritent d'être signalées.

Sur des animaux faibles et par des temps froids pluvieux, les pustules ne se développent pas; elles ne con-
tiennent que des traces de sérosité. La marche n'en est pas
moins normale, seulement la maladie ne parcourt point
ses périodes avec la même rapidité. Ou bien la sérosité
fait complétement défaut, l'éruption irrégulière reste à
l'état boutonneux. Les pustules sont isolées, *discrètes*, ou
très-nombreuses et serrées; elles se confondent et deviennent *confluentes*. Cette circonstance est toujours fâcheuse;
elle donne lieu à la tuméfaction de régions étendues
de la peau, à des ulcérations profondes, à la gangrène.
Des fœtus contractent la clavelée dans le sein de leur
mère.

Quel que soit son état de simplicité ou de complication,
la clavelée constitue une maladie fort grave. Dans les
conditions les plus favorables, la perte peut aller de dix à
vingt pour cent, atteindre même cinquante pour cent et au

delà. On doit s'attendre à des pertes considérables, lorsque l'éruption est abondante, irrégulière.

Autopsie. A l'inflammation des organes internes vient se joindre l'évolution des pustules sur les membranes muqueuses et parfois sur les séreuses.

Causes. La clavelée a un développement spontané dont l'origine est inconnue; sa genèse la plus commune dépend de la contagion, à laquelle plusieurs voies sont ouvertes. Le contact avec un mouton claveleux ou convalescent; le parcours de pâturages, de sentiers par où ont passé peu auparavant des troupeaux malades; le transport du virus par des corps auxquels il adhère, tels sont les peaux, le fumier, les hommes, etc. Le virus imprègne la lymphe des pustules, les sécrétions et les excrétions; il est volatil et se transmet par l'air aux troupeaux voisins, à une distance de plusieurs centaines de pas.

Traitement. La maladie doit parcourir toutes ses périodes; il n'est pas d'agent capable de l'arrêter dans sa marche, sans mettre la vie de l'animal en danger. Les efforts doivent donc tendre à neutraliser toutes les circonstances capables de rendre la clavelée irrégulière, maligne. Les bêtes vieilles, cachectiques, sont à écarter du troupeau; mieux vaut les sacrifier immédiatement que les conserver. Des bergeries resserrées, étouffantes, des temps froids, pluvieux, chauds et humides, les orages sont autant de conditions défavorables que l'on évite, pour autant qu'il est dans son pouvoir de le faire.

Ces précautions préliminaires prises, on choisit un séjour spacieux, frais, où l'air se renouvelle; on observe la plus exquise propreté, on veille à ce que le corps ne s'échauffe par le mouvement, ni ne se refroidisse par la pluie. Des racines, du vert en petite quantité, des boissons à la farine, au son, auxquelles on ajoute du nitrate de potasse, si la fièvre d'éruption est forte, voilà le traitement, il est entièrement hygiénique ; la clavelée n'en réclame pas d'autre, aussi longtemps qu'elle ne dévie pas de sa marche normale. Quand elle en dévie, la médication est compliquée, fort coûteuse et très-incertaine. Il est donc préférable de sacrifier les malades ou du moins de les éloigner du troupeau.

Mesures de police sanitaire. Elles tendent à garantir les animaux sains de la contagion. Comme les propriétaires ne comptent pas sur la visite de la clavelée, ils ne prennent point leurs dispositions économiques d'avance ; d'ailleurs, les mesures préconisées n'offrent aucune garantie. L'isolement du troupeau infecté ne saurait empêcher l'air imprégné de particules virulentes de pénétrer dans un domaine. Il ne reste qu'un moyen de conjurer le danger, c'est d'avoir recours à la clavelisation.

Préservatifs et clavelisation. Pour prévenir le développement de la clavelée, il faut, dit M. Hurtrel d'Arboval :

1° Écarter soigneusement du troupeau sain les personnes, les animaux de toute espèce et tous les objets qui, directement ou indirectement, ont pu avoir quelques rapports avec des animaux ou des lieux infectés.

2° Ne jamais conduire ou laisser passer un troupeau sain sur des terrains ou dans des chemins fréquentés par des bêtes claveleuses.

3° Entretenir les bergeries dans une exacte propreté, et y favoriser le renouvellement de l'air.

5° Enfouir les bêtes claveleuses mortes, ainsi que leurs peaux et leurs toisons, à une profondeur convenable.

5° Enfin on devra avant tout pratiquer la clavelisation.

Cette pratique a pour but de communiquer artificiellement la maladie à des bêtes saines.

Elle offre l'immense avantage d'imprimer un cours bénin à la clavelée, de diminuer considérablement la mortalité, qui se réduit à un ou deux pour cent, qui parfois est nulle; de mettre en quelques semaines un terme à la maladie qui, abandonnée à son cours naturel, se prolonge pendant des mois. Comme la clavelée n'attaque un individu qu'une fois dans sa vie, la maladie artificielle le préserve, aussi bien que la maladie naturelle, des récidives.

Dans les contrées où la clavelée fait de fréquentes apparitions, on inocule, chaque année, les agneaux âgés de quelques mois; on choisit, à cet effet, la saison la plus favorable. Là où la maladie est rare, on n'y a recours que quand le danger devient imminent ou que déjà le mal a pénétré dans le troupeau. On s'empresse d'en séparer les malades et d'inoculer les bêtes saines.

Procédé. La clavelisation consiste à insérer sous l'épiderme, au moyen de l'aiguille ou de la lancette, la lymphe des pustules ou le claveau.

Le claveau clair, limpide, est puisé dans des pustules parfaitement développées, du sixième au huitième jour après l'éruption naturelle, du dixième au douzième après une première clavelisation. Dans le premier cas, on donne la préférence aux éruptions bénignes; dans le second, on puise sur les individus dont les pustules accessoires sont le moins nombreuses.

La région la plus convenable à l'insertion est la face interne de l'oreille et la face inférieure de la queue, à deux ou trois pouces de distance de l'anus. Pour l'oreille, l'animal reste debout, maintenu par un aide ; pour la queue, on le fixe sur une table. L'aiguille ou la lancette chargée de claveau est introduite sous l'épiderme ; il suffit d'une seule piqûre.

Marche. Du troisième au quatrième jour apparaît une tache rouge, au centre de laquelle se forme un bouton qui a acquis son entier développement du huitième au neuvième jour ; du dixième au onzième, la pustule parvient à maturité ; du douzième au treizième, la dessiccation commence, et huit à quatorze jours après, la croûte tombe.

Les précautions à prendre à l'égard des bêtes clavelisées consistent à leur donner un séjour frais et sec. Une température élevée, l'encombrement ont des conséquences fâcheuses. En été, on les laisse à l'air ; en hiver, on les renferme dans des bergeries bien aérées.

Le régime diététique, durant la période d'éruption, est le même que celui commandé pour la maladie naturelle.

Une dizaine de jours après la clavelisation, on passe le troupeau en revue, et on réinocule ceux sur lesquels la première opération n'a pas réussi.

GALE.

Symptômes. L'animal aime à se frotter contre les arbres et contre les murs, et manifeste du plaisir lorsqu'on le chatouille ; il s'arrache la laine et se gratte avec les pattes toutes les parties qu'il peut atteindre. Si l'on visite la peau d'une brebis galeuse, on la trouve plus dure aux endroits qui démangent ; on y sent des grains qui résistent sous les doigts, et auxquels succèdent des écailles blanches ou de

petits boutons d'abord rouges et ensuite blancs ou verdâtres.

Causes. La gale est presque toujours transmise par contagion; cependant elle peut aussi être produite par la
malpropreté, par la privation des aliments ou la mauvaise
qualité de la nourriture. Elle attaque principalement les
bêtes qui sont entassées dans des bergeries chaudes et in-
fectes.

Traitement. Deux modes se présentent : les frictions et
les bains. Par les frictions les plaques galeuses sont couvertes d'un enduit; par les bains, on plonge le corps dans
un liquide antipsorique ou on le lave avec ce liquide.

Les frictions ont l'avantage de pouvoir être appliquées
en toutes saisons; elles offrent, par contre, l'inconvénient
de laisser échapper de petites plaques galeuses et de n'être
ainsi que des palliatifs. On a recours aux frictions quand
les circonstances ne permettent pas d'utiliser les bains.

Le jus de tabac, les décoctions concentrées de tabac
avec addition d'essence de térébenthine, d'huile empyreumatique sont les moyens les plus efficaces; ils ont le grand
désavantage de colorer la laine. Aussi leur préfère-t-on
généralement les bains.

Les bains donnent la garantie d'une cure radicale, et la
possibilité d'extirper la gale d'un troupeau. L'époque la
plus opportune pour leur emploi est l'été, immédiatement
après la tonte. Le bain de Tessier se compose d'un kilogramme d'arsenic, de dix kilogrammes de sulfate de fer et
de quatre-vingt-quatorze litres d'eau. Il suffit d'y plonger
une fois les animaux pour obtenir une guérison complète.
On ne saurait méconnaître que l'énorme dose d'arsenic ne
rende ce bain très-dangereux et n'exige de grandes pré-

cautions. Ce n'est donc pas sans motif que l'on donne la préférence au bain de Walz, tout aussi efficace, et n'offrant pas la chance d'empoisonner les animaux ainsi que ceux qui les manient dans les manœuvres du bain.

Ce bain se compose de :

Chaux vive . . . . 1,000 grammes.
Potasse . . . . 1,250 »
Huile empyreumatique . . 1,500 »
Goudron . . . . 0,750 »
Urine de vache. . . . . 50 litres.
Eau . . . . 200 »

On éteint la chaux vive par l'eau ; on ajoute insensiblement de ce liquide, jusqu'à ce qu'elle arrive à l'état de bouillie ; puis on y mélange la potasse, et à l'aide de l'urine, on forme du tout un lait de chaux assez consistant, auquel on ajoute l'huile et le goudron. On délaie le tout avec le restant de l'urine et de l'eau.

Ce liquide est préparé dans une grande cuve ; deux autres cuves se trouvent à portée. Deux hommes prennent le mouton par les membres, un troisième tient la tête ; il est plongé dans le bain, où on le maintient assez de temps, pour que la peau se mouille sur toute son étendue, la tête exceptée. L'animal, retiré du bain, est placé sur ses membres dans une cuve vide ; deux hommes expriment le liquide qui imprègne la laine, et frottent les plaques galeuses au moyen d'une brosse trempée dans la liqueur du bain ; toutes les croûtes sont enlevées. Le liquide qui s'écoule de la surface du corps peut de nouveau être utilisé.

L'opération terminée, les moutons sont exposés au soleil ; s'il pleut, on les renferme dans la bergerie pourvue d'une litière fraîche.

Après huit jours, on répète le bain, et dans l'intervalle on applique le liquide sur les croûtes, au moyen d'une brosse rude. Il est rare que l'on doive avoir recours à un troisième bain.

Mesures de police sanitaire. Si la gale du mouton ne se transmet pas aux animaux d'espèces différentes, elle est éminemment contagieuse pour ceux de même espèce, non-seulement par le contact immédiat, mais encore par des corps intermédiaires. Des moutons sains introduits dans des bergeries, des pacages occupés par des bêtes galeuses, passant près des arbres, des haies contre lesquels ces dernières se sont frottées, contractent la gale, lorsque des flocons de laine chargés d'acares y sont restés appendus. Dans un intérêt conservateur, il faut donc que les autorités interdisent la libre circulation aux troupeaux galeux.

Autre traitement. Un procédé employé depuis quelque temps en Allemangne avec beaucoup de succès, consiste à laver les bêtes galeuses avec la préparation suivante : On prend 2 kilogrammes de chaux récemment calcinée, on l'éteint peu à peu avec de l'eau, et lorsqu'elle est réduite en bouillie on y ajoute 2 kilogrammes et demi de potasse, on y verse une quantité d'urine de bêtes à cornes suffisante pour délayer le mélange, et on y met 3 kilogrammes d'esprit de corne de cerf rectifié, 1 kilogramme et demi de goudron, puis 100 autres kilogrammes d'urine de bêtes à cornes. Cette quantité suffit pour 400 moutons. Pour s'en servir, on saisit chaque animal par les pattes, et on le plonge dans le liquide en évitant d'en faire entrer dans sa bouche, dans ses oreilles et dans son nez, et après l'en avoir retiré on le frotte avec soin et on le met dans un endroit où il puisse se sécher. Au bout de huit jours on le visite, et si la gale n'est pas passée, on renouvelle l'opération.

Si le nombre des bêtes malades est peu considérable, on commence par les séparer du reste du troupeau, et on frotte les parties galeuses avec de l'huile empyreumatique ou avec un liniment composé de :

Goudron . . . . 1 kilogramme.
Beurre salé. . . . . . . 500 grammes.
Potasse . . . . 500 »

Il est bon de tondre l'endroit sur lequel on veut appliquer le remède.

Quand la gale est considérable; il faut tondre entièrement la bête et la frotter plusieurs fois par jour avec la pommade suivante :

Mercure éteint . . . . 30 grammes.
Gomme arabique pulvérisée . . 15 »
Poudre de racine d'ellébore . . 30 »

Il est bon de lui faire prendre en même temps, tous les jours, deux ou trois verres d'infusion de fumeterre.

DARTRES.

Symptômes. Les dartres se reconnaissent à de petits boutons qui forment des ulcères et des croûtes d'où suinte une humeur fétide. Il y en a cependant une espèce qui ne contient pas de fluide, et qui est sèche et farineuse.

Traitement. On mettra à part les bêtes malades et on

les lavera trois fois par jour avec une forte décoction de racine de réglisse dans laquelle on aura fait dissoudre 4 grammes de sublimé-corrosif sur 750 grammes de décoction. Si ce traitement, suivi pendant trois ou quatre semaines, ne produit aucun effet, on lavera les dartres deux fois par jour avec une décoction de :

Tabac . . . . . 60 grammes.
Vinaigre . . . . 1 litre 1/2

dans laquelle on aura fait fondre 60 grammes de sulfate de fer ou couperose verte.

Pour seconder ce traitement, on fera aux animaux une petite saignée, et on les mettra au régime de paille et d'eau blanche.

BOUQUET OU NOIR-MUSEAU.

Symptômes. Cette maladie, aussi connue sous les noms de *faux-museau, verveine, feu sacré,* etc., est une espèce de gale qui affecte ordinairement le museau des brebis, et s'étend quelquefois jusqu'aux tempes, au-dessus des oreilles. Elle survient aussi quelquefois aux lèvres et dans l'intérieur de la bouche des agneaux et des chevreaux.

Causes. Cette maladie se communique ; les bêtes qui en sont attaquées sentent continuellement une vive démangeaison qui les oblige de se frotter contre les rateliers et les imprègne de l'humeur qui les dévore. Le reste du troupeau, mangeant au ratelier, ne tarde pas à en être affecté.

Le bouquet se développe aussi de lui-même chez les jeunes agneaux qui ont brouté de l'herbe couverte de rosée ; il est mortel pour ceux qui tètent.

Traitement. Quand la maladie est récente, elle se guérit en frottant une fois seulement par jour la partie affectée avec un onguent de fleurs de soufre et d'huile d'olive. Si elle est au contraire invétérée, il faut frotter la partie avec un mélange de parties égales de chenevis, de soufre, d'ellébore noir et d'euphorbe.

Le berger qui a pansé l'animal doit, avant de rentrer dans la bergerie, se laver les mains avec de l'eau et ensuite avec du vinaigre; il est même plus prudent de confier le pansement à un valet de la ferme qui n'ait aucune communication avec le troupeau.

PIQURES D'INSECTES.

Deux espèces d'insectes attaquent particulièrement les bêtes à laine; ce sont l'hippobosque et l'œstre.

L'*hyppobosque* se tient caché dans la laine et y produit des tumeurs en y déposant ses œufs. Il est facile de guérir ce mal en enlevant les œufs et en frottant les tumeurs avec du saindoux.

L'*œstre* est une espèce de mouche qui dépose ses œufs dans les narines des jeunes bêtes à laine. Ces œufs donnent naissance à des larves qui se développent dans les sinus frontaux, et inquiètent extrêmement l'animal. Il est rare qu'il en résulte des accidents graves; mais l'animal perd l'appétit, s'écarte du troupeau, maigrit, remue presque continuellement, et rend par les narines une humeur plus ou moins épaisse. Il faut donc, autant que possible, écarter ces espèces de mouches, et surtout éloigner le troupeau du grand soleil. Une fois que l'insecte est parvenu à déposer ses œufs dans les narines de l'animal et que les larves sont écloses, il est difficile d'y porter remède;

cependant quelques auteurs recommandent d'insinuer du tabac à priser dans le nez du mouton; il arrive alors que l'animal, en éternuant, rejette avec des mucosités plus ou moins abondantes les vers qui le tourmentaient.

MALADIES D'ACCIDENT.

PLAIES, BLESSURES.

Les blessures occasionnées chez les bêtes à laines, soit par le ciseau des tondeurs, soit par les dents des chiens, se guérissent souvent d'elles-mêmes; mais il arrive quelquefois qu'elles deviennent le siége d'une éruption, ou qu'elles entrent en suppuration lorsqu'on les néglige. Pour prévenir cet inconvénient, il faut les laver avec de l'eau vinaigrée si elles sont récentes, ou avec de l'eau salée si elles sont déjà anciennes. Celles qui suppurent doivent être frottées avec de l'essence de térébenthine. De la sciure de bois, des cendres, de la poussière de charbon, mises sur les blessures au moment où le coup de ciseau vient d'être donné, sont également des remèdes très-simples et presque toujours efficaces pour prévenir tout accident et amener une prompte guérison.

FRACTURES DES CORNES.

Il arrive souvent que les béliers se fracturent les cornes. Cet accident ne peut être dangereux qu'à raison de l'hémorragie qu'il occasionne quelquefois.

On parvient à arrêter le sang en plaçant sur la plaie un linge que l'on tient constamment humecté avec de l'eau froide ou de l'eau vinaigrée ; si cette application ne suffit pas, on imbibe le linge avec un mélange de 60 grammes d'acide sulfurique et d'un demi-litre d'eau. Lorsque l'hémorragie est arrêtée, on met la plaie à l'abri du contact de l'air en la recouvrant d'un emplâtre de poix.

MALADIES DIVERSES.

CACHEXIE AQUEUSE OU POURRITURE.

Cette maladie, aussi connue sous les noms vulgaires de *douve, foie pourri, bouteille, bourse, games*, etc., n'est autre chose qu'une hydropisie générale. Elle n'est pas contagieuse, mais presque toujours épizootique, et détruit une très-grande partie ou la totalité des troupeaux qu'elle attaque. Elle règne plus particulièrement depuis le printemps jusqu'à la fin de l'automne.

Symptômes. Les premiers symptômes de la pourriture sont obscurs, variables et équivoques : l'animal a une démarche languissante et ne bondit plus ; il perd la gaieté et l'appétit, reste toujours en arrière du troupeau, baisse la tête et les oreilles, et ne fait aucune résistance lorsqu'on le saisit. Si l'on observe avec attention la membrane qui tapisse la bouche et le bout du nez, on la voit rouge et enflammée, surtout chez les jeunes animaux. Plus tard les membranes muqueuses deviennent pâles et décolorées ainsi que les lèvres ; la peau perd sa teinte rose, sa souplesse et la chaleur qui lui est naturelle ; la laine devient sèche, perd son élasticité, se casse facilement, tombe ou s'arrache de même, et souvent on enlève avec elle des lambeaux de peau. Les forces diminuent, le plat des cuisses et l'enfoncement qui existe sous l'œil se dessèchent ; en pressant sur les reins, la croupe s'affaisse et l'on renverse l'animal.

A mesure que la maladie fait de nouveaux progrès, ces symptômes augmentent d'intensité ; la laine tombe d'elle-même, la maigreur devient extrême ; il se développe dans le tissu cellulaire de l'auge un engorgement formé par une accumulation de fluide, d'abord peu considérable, mais qui fait des progrès assez rapides et devient bientôt saillant ; c'est ce que les bergers nomment bourse ou bouteille. Cette tumeur froide et molle est un des symptômes qui annoncent le plus de danger ; elle disparaît quelquefois la nuit et pendant le repos pour reparaître pendant le jour, surtout si l'animal broute ; elle finit par s'étendre, par occuper les joues et par persister ; elle est toujours d'un mauvais augure, et le signe certain d'un état incurable. Enfin, dans le dernier période du mal, la soif devient inextinguible, l'animal manifeste de la répugnance pour les aliments solides ; il survient une diarrhée qui l'épuise encore davantage, et un écoulement par le nez de mucosités d'une odeur infecte ; la vie s'éteint peu à peu, le malade languit, reste continuellement couché, et crève sans paraître souffrir. La maladie dure quelquefois six, huit mois, et même un an.

La pourriture est souvent compliquée de vers, notamment de ceux que les bergers nomment *douves*, qui se trouvent dans les canaux du foie.

Causes. La pourriture se manifeste de préférence dans les lieux bas et humides, les marécages, les vallées, les endroits abrités par des bois, ceux où il se trouve beaucoup d'eaux stagnantes, etc. Elle attaque les troupeaux qu'on mène paître trop matin, avant que la rosée soit entièrement dissipée ou trop peu de temps après la pluie ; ceux qui boivent des eaux corrompues, qui habitent des bergeries trop basses ou trop petites, trop chaudes et privées d'air extérieur et de lumière, etc.

Traitement. Le meilleur parti à prendre, dit Hurtrel d'Arboval, lorsque la cachexie aqueuse est sur le point de se déclarer, c'est de changer les troupeaux de lieu ou de livrer les bêtes à la boucherie ; à ce premier moment, elles ne présentent aucun danger pour la consommation.

Plus tard, lorsque la maladie est déclarée, mais qu'elle est encore récente, on peut lui opposer avec succès le traitement suivant : On donnera tous les jours aux bêtes malades une ration de foin ou de paille hâchée mêlée avec des pois égrugés, et l'on y ajoutera les ingrédients suivants, pour 35 bêtes :

Feuilles de rue	48	grammes.
Baies de genévrier . . .	48	»
Centaurée	48	»
Racine de gentiane rouge .	48	»
Sel commun	256	»

FIÉVRE INFLAMMATOIRE.

Symptômes. Perte de l'appétit, soif ardente, lassitude, rougeur des yeux, chaleur du nez, de la bouche et de l'haleine, respiration courte, évacuations nulles ou peu abondantes. Lorsque la maladie fait des progrès, l'animal éprouve du tremblement, sa respiration est pénible, et **sa** démarche mal assurée ; la membrane muqueuse de **sa** bouche devient froide et prend une teinte bleuâtre ; enfin l'animal tombe et périt dans les convulsions. La mort ou la guérison survient dans l'espace de douze à trente-six heures.

Causes. La fièvre inflammatoire se déclare ordinairement pendant les chaleurs de l'été, chez les bêtes à laine qui ont beaucoup de chemin à faire pour aller au pâturage, ou qui restent exposées à l'ardeur du soleil sans abri pour se mettre à l'ombre, et sans eau pour se désaltérer.

Traitement. Comme cette maladie n'attaque guère que les bêtes à laine robustes et sanguines, il faut se hâter de pratiquer une saignée de une à deux verrées ; on administrera ensuite à l'intérieur, de deux heures en deux heures :

Salpêtre . . . . 4 grammes.
Sel double. 16   »

dissous dans de l'eau, et on donnera pour boisson de l'eau légèrement vinaigrée et blanchie par des recoupes. On mettra l'animal dans un endroit frais ; sa nourriture devra se composer simplement d'une petite quantité de fourrage vert.

ÉPILEPSIE.

Symptômes. L'animal chancelle et tombe ; ses membres sont agités de mouvements spasmodiques, ses yeux se convulsent, sa bouche se couvre d'écume ; il grince des dents et laisse échapper involontairement ses urines et ses excréments. L'accès dure de 5 à 20 minutes, au bout desquelles l'animal se relève et se met à sauter et à manger comme auparavant. Lorsque les attaques sont peu fréquentes et qu'elles sont séparées par des intervalles de plusieurs semaines ou de plusieurs mois, la bête n'en souffre pas d'une manière sensible ; elle peut même donner naissance à des agneaux très-sains. Mais si les accès sont rapprochés, elle maigrit et finit par crever.

Causes. Elles sont les mêmes que pour l'épilepsie des chevaux et des bêtes à cornes.

Traitement. Ce qu'il y a de mieux à faire lorsque les accès sont multipliés, c'est de tuer l'animal, car il ne faut pas alors espérer de guérison. Mais lorsque l'épilepsie est récente et les attaques rares et de peu de durée, on peut essayer le traitement suivant : Passer deux sétons à la tête et les entretenir pendant plusieurs semaines ; si la bête est jeune et robuste, lui faire une saignée modérée ; enfin lui administrer ensuite tous les jours, pendant deux semaines, une pilule composée de :

Camphre	2	grammes.
Valériane	2	»
Huile de Dippel	2	»
Belladone	2	»
Assa-fœtida	4	»
Miel	30	»

PARALYSIE DES AGNEAUX.

Les agneaux à toison fine sont les seuls qui soient sujets à cette maladie ; elle ne les attaque plus guère dès qu'ils ont atteint l'âge de six à huit semaines; elle se déclare principalement en février, en mars et en avril.

Symptômes. L'agneau est triste, et reste presque constamment couché; ses membres sont saisis d'une raideur paralytique qui commence tantôt par les pattes de devant, tantôt par les pattes de derrière, pour s'étendre ensuite par tout le corps; l'animal est alors dans l'impossibilité de se remuer et même d'atteindre le pis de sa mère. Il se forme dans différentes parties du corps, et surtout aux articulations, des tumeurs plus ou moins volumineuses; enfin la diarrhée se déclare et la mort survient ordinairement au bout de 14 à 15 jours de maladie.

Causes. On n'est pas encore parvenu à déterminer les causes de cette maladie; les uns l'attribuent à la mauvaise qualité du lait de la mère, d'autres au refroidissement.

Traitement. Il est impossible de sauver l'agneau lorsqu'il ne peut plus téter ou que la diarrhée est survenue. Avant que le mal ait fait des progrès, on peut employer avec succès le traitement suivant : Laver les parties paralysées avec de l'eau-de-vie chaude, envelopper l'agneau avec des couvertures, et lui faire boire de l'infusion de sureau avec 25 à 50 centigrammes de camphre.

TABES DORSALIS.

On a donné ce nom à une maladie de la moëlle épinière caractérisée par les symptômes suivants :

Symptômes. La marche de cette affection est très-lente; on ne remarque d'abord dans les extrémités postérieures qu'une espèce de raideur qui semble provenir d'un état de faiblesse de cette partie ; mais peu à peu la démarche de l'animal devient de plus en plus pénible ; le train de derrière vacille et semble ne pouvoir suivre celui de devant ; l'animal est saisi d'un tremblement général, qui est surtout sensible à la tête et aux oreilles, et qui se manifeste principalement lorsqu'on soulève la bête et qu'on la laisse retomber par terre. La plus légère pression sur les reins suffit pour abattre l'animal. Chez quelques sujets, ces symptômes sont accompagnés d'une démangeaison au train de derrière qui les porte à se frotter contre les objets qui sont à leur portée. Enfin, dans le dernier période de la maladie, il survient de la diarrhée, et l'animal périt dans les convulsions.

Causes. Cette affection a encore été mal étudiée ; cependant on a remarqué qu'elle n'attaque que les mérinos, qu'elle n'est pas contagieuse, mais héréditaire, et que les jeunes animaux y sont plus exposés que les vieux. On l'attribue à différentes causes, notamment à un accouplement excessif et prématuré, à un changement subit de nourriture et à un refroidissement.

Traitement. Cette affection n'est curable qu'autant qu'elle est à son début. On peut alors essayer le traitement suivant : Tondre la région des reins, y pratiquer des scarifications ou y appliquer des ventouses ; quelque jours après cette saignée locale, passer des sétons aux deux côtés de la croupe, et les abreuver fortement avec de l'essence de térébenthine. S'il ne survient pas promptement de l'amélioration, il faut tuer l'animal.

On trouve dans le *Bulletin des sciences agricoles*, l'indication d'un préservatif qui a donné, dit-on, d'heureux résultats, et qui consiste dans l'administration de sulfate de soude (sel de Glauber) et de feuilles de laurier triturées. Dans les mois de septembre, octobre et novembre, pendant lesquels l'instinct sexuel est le plus développé, on donne alternativement, de quatre en quatre jours, aux brebis qu'on destine à la monte, du sel de Glauber et des feuilles de laurier, en comptant pour cent pièces de bétail 1 kilogramme 1/4 de sel de Glauber, et 1/2 kilogramme de feuilles de laurier. On donne ce médicament avec du gruau grossier d'avoine auquel on ajoutera les balles d'avoine ou de blé, ou des hachis de paille d'orge. Au mois de décembre et de janvier, quand l'état des brebis pleines est plus avancé, on leur donne alternativement de huit en huit jours, une fois le sel de Glauber et une autre fois les feuilles de laurier pilées. On doit avoir soin de leur donner comme nourriture du foin bien sec avec de bonne paille de blé de printemps et de bonne eau de source.

RAGE.

Symptômes. La rage se déclare chez les bêtes à laine trois à six semaines après qu'elles ont été mordues. L'animal perd l'appétit, est agité, bêle d'une voix rauque et d'une façon toute particulière, et manifeste une grande ardeur pour l'accouplement sans distinction d'âge ni de sexe. Au bout de douze à vingt-quatre heures, ses yeux deviennent troubles et enflammés, et sa démarche chancelante et incertaine; il s'écarte du troupeau, fait des bonds extraordinaires et cherche à s'enfuir lorsqu'on l'enferme. Il ne témoigne point d'aversion pour l'eau, mais il mord avec force tout ce qu'il rencontre; cependant il n'y a point d'exemples d'hommes qui en aient été attaqués et qui en soient devenus enragés. Cet état dure quelques jours

au bout desquels l'animal devient de plus en plus abattu.
et finit par périr dans les convulsions.

Causes. Morsure de l'animal par un chien, un loup ou
un renard enragé.

Traitement. Dès que la rage s'est déclarée chez une bête
à laine, il faut tuer l'animal et l'encrotter à une grande
profondeur avec son fumier et tous les objets que sa bave
ou ses dents peuvent avoir touchés. Cependant, s'il est
impossible de guérir la rage, on peut l'empêcher de se déclarer. Dès qu'un troupeau a été attaqué par un animal enragé, il faut le conduire dans l'eau, et examiner une à une
toutes les bêtes pour voir celles qui ont été mordues. On
lavera alors les plaies avec de l'eau salée ; on les brûlera
avec un fer rouge, et on répandra par-dessus de la poudre
de cantharides.

Il n'y a plus rien à craindre lorsque la rage ne s'est pas
déclarée dans les trois ou quatre premiers mois.

MALADIE ROUGE OU MAL DE SOLOGNE.

Cette maladie est ainsi nommée parce qu'elle est surtout
commune dans la Sologne.

Symptômes. L'animal ralentit sa marche, s'écarte du
troupeau, ne broute que la pointe des herbes et revient à
la bergerie avec le ventre aplati, l'air triste, les oreilles
basses et la queue pendante. Alors si on l'examine de près,
on lui trouve l'œil terne, larmoyant et presque couvert ;
les lèvres, les gencives et la langue sont blanchâtres ou
livides ; les naseaux sont remplis d'une humeur épaisse
qui les bouche ; les urines sont ordinairement rares et

coulent lentement; la tête est souvent gonflée ainsi que les jambes de devant. La faiblesse des bêtes malades est telle, qu'on les fait tomber facilement si on leur applique la main sur les reins; la laine, surtout celle de la tête, est hérissée et d'une mollesse extrême. Quand le mal est dans sa force, elles baissent la tête jusqu'à terre, l'épine du dos se courbe, les quatre pieds se rapprochent ; elles battent du flanc et respirent avec peine ; il sort de leur bouche une bave écumeuse ; souvent elles rendent du sang peu foncé par les excréments, par les urines ou par le nez. Quelques bêtes sont si abattues qu'elles boivent avidement quelque liquide qu'on leur présente. Aucune de celles qui bavent ou qui boivent abondamment ne guérit. La durée de la maladie est de six, huit, dix ou douze jours au plus; peu de temps avant la mort, il survient un flux considérable d'urine.

Causes. Le mal rouge attaque les bêtes à laine qu'on mène aux champs pendant toute l'année, quelque temps qu'il fasse, et qu'on laisse souffrir de la faim. Les ravages sont d'autant plus grands que les pâturages sont plus humides, et le printemps plus pluvieux.

Traitement. On nourrira l'animal d'herbes sèches et on lui donnera à boire des décoctions d'écorce moyenne de sureau ou d'hysope, de sauge et de pouliot, légèrement nitrées (4 à 8 grammes de sel de nitre par litre de décoction) ; ce régime suffit quelquefois pour amener la guérison lorsque le mal est peu avancé; mais ces cas sont rares, et l'affection est trop souvent mortelle. Les saignées et les rafraîchissements sont nuisibles dans cette maladie.

—

QUATRIÈME PARTIE

MALADIES DES CHIENS.

———

Les chiens sont sujets à diverses maladies, et, plus que tous les autres animaux, sujets à la *rage*, à la *gale* et aux maladies *vermineuses*. Une partie de ces animaux est enlevée par une maladie particulière à laquelle ils sont sujets et que l'on désigne sous le nom de maladie des chiens.

OPHTHALMIE OU INFLAMMATION DES YEUX.

Symptômes. Les yeux sont gonflés, rouges, larmoyants, chassieux ; les paupières sont même quelquefois entièrement collées par des mucosités ; lorsqu'on les écarte, on voit le globe de l'œil rouge et terne.

L'ophthalmie peut être aiguë ou chronique ; dans le premier cas, elle est plus intense et peut occasionner la perte de la vue. Dans le second, les symptômes sont moins graves, et les bords des paupières ainsi que leur face interne sont plus malades que l'œil lui-même.

Causes. Les causes peuvent être internes ou externes. Les causes internes sont l'échauffement, la réplétion, le défaut d'exercice, une nourriture trop substantielle, et quelquefois la faiblesse. Les causes externes sont la poussière, des coups, des contusions, un coup d'air, etc.

Traitement. Si le chien est gras, replet, et qu'il prenne peu d'exercice, on le mettra à la diète, on lui retranchera complétement la viande, on le fera courir, on mettra sa niche dans un endroit frais, on l'empêchera d'approcher du feu, et on lui fera boire du lait aigre. S'il est au contraire faible et maigre, on le mettra à un régime opposé à celui que nous venons d'indiquer.

Lorsque l'ophthalmie est violente, aiguë, et que le chien est sanguin et robuste, il faut lui faire une saignée à la jugulaire du côté de l'œil le plus malade ; on le purgera ensuite en lui donnant le matin, à midi et le soir :

Salpêtre. . . . . . 1 gramme.
Sel de Glauber. . . . 5 à 8 »

dissous dans un demi-verre d'eau. On aura soin de laver plusieurs fois par jour l'œil malade avec de l'eau froide jusqu'à ce que l'inflammation soit passée.

Lorsque l'animal a été blessé à l'œil ou qu'il y a reçu une contusion, il suffit, pour le guérir, de laver fréquemment la partie malade avec de l'eau froide.

GALE DU CHIEN.

Les affections cutanées sont fréquentes chez le chien ; on les confond sous la dénomination générique de *gale*, car, jusqu'à ce jour, les caractères différentiels entre les exanthèmes herpétiques et la gale, n'ont point encore été établis, parce que l'acare, le seul caractère qui permettrait de faire la distinction, n'a pas encore été découvert chez le chien. Ce diagnostic défectueux n'offre cependant pas des inconvénients, puisque le traitement des deux affections reste le même.

On a trouvé sur l'espèce canine l'acare des bulbes pileux en tout semblabe à celui de l'homme ; une autre espèce a été découverte dans les ulcérations du cartilage de l'oreille. Ces deux insectes ne doivent point être confondus avec l'acare de la gale.

Symptômes. La gale débute par de petites vésicules qui se transforment en excoriations ; elles se sèchent, les croûtes tombent et l'épiderme se desquame. Le prurit est vif, la peau se dépile et s'épaissit ; de temps à autre, la gale semble se dissiper à une région, pour prendre plus d'extension à une autre, et c'est ainsi qu'elle se perpétue pendant des années et même jusqu'à la fin de la vie. Les animaux maigrissent, ils répandent une mauvaise odeur ; leur aspect est repoussant ; le marasme ou une hydropisie met un terme à leur vie.

La gale ne se présente pas toujours sous la même forme, ce qui dépend de sa durée, de l'état d'embonpoint de l'animal et d'autres causes encore inconnues. On peut rapporter les formes à trois variétés, qui sont :

1° La gale *sèche*, dans laquelle l'épiderme tombe en lamelles plus ou moins foncées ; le poil tombe également sans subir de modifications.

2° La gale *rouge*, dans laquelle, après la chute du poil, le corps est couvert de papules rouges ; l'épiderme se désquame ;

3° La gale *humide*, qui se distingue des deux variétés précédentes par un liquide visqueux qui suinte la peau, et qui, en se séchant, forme des croûtes. Cette variété n'est qu'un degré plus avancé des deux précédentes ; elle survient à la suite du prurit et par les frottements.

La gale du chien constitue une affection rebelle ; elle a une grande tendance à récidiver. L'observation n'est peut-être pas exacte sous ce rapport ; car, ainsi que nous en avons fait la remarque, on confond ordinairement la gale et les exanthèmes dartreux.

Traitement. Les chiens d'appartement, gras et bien nourris, sont soumis à un régime végétal et au lait ; on leur administre, suivant la taille, quinze à trente grains de calomel, comme purgatif. Le traitement local commence par un bain ou un lavage à l'eau de savon, moyen qui, répété chaque jour, est capable d'amener la guérison d'une gale à son début. Ne réussissant plus, lorsqu'elle date de quelque temps, on le remplace par un mélange de potasse et de nitrate de potasse (de chacun deux onces), d'eau et d'eau-de-vie (de chacun dix onces). On fait avec ce liquide deux frictions journalières. La décoction de tabac, d'ellébore blanc ; une pommade de poudre d'ellébore blanc, de soufre, de nitrate de potasse et d'axonge donne encore un moyen fort actif, ainsi que la pommade oxygénée, l'huile empyreumatique, le goudron, le sulfure de carbone, etc.

Autre traitement. Une pommade composée de :

Fleurs de soufre	8 grammes.
Saindoux	48 »
Essence de térébenthine .	24 »

le tout bien mélangé.

On emploie cette pommade trois jours de suite, et le quatrième on lave de nouveau les endroits galeux avec de l'eau tiède et du savon noir. Les bains froids sont très-bons pendant les chaleurs.

On emploie aussi avec succès une pommade composée de .

Savon noir. . . . . . . 64 grammes.
Fleurs de soufre 16   »

Lorsque la peau est très-enflammée, et que la gale a pour causes le froid et l'humidité, le procédé suivant est encore plus efficace : on lave deux fois par jour les parties galeuses avec une décoction tiède de graine de lin dans laquelle on a fait dissoudre du vitriol blanc (4 à 6 grammes de vitriol blanc, pour un quart de litre de décoction). Quand la gale est passée, on favorise la recrue des poils en frottant une fois par semaine les parties dépilées avec de l'huile de lin.

Mesures de police sanitaire. La gale du chien est contagieuse ; il n'est pas rare que les renards la communiquent aux chiens de chasse.

La gale du chien passe à l'homme, qui contracte un exanthème vésiculeux avec prurit, se dissipant spontanément en deux ou quatre semaines.

Les chiens galeux doivent donc être isolés, les chenils désinfectés, et les personnes qui les soignent éviteront de s'infecter, en se lavant les mains au savon, chaque fois qu'elles ont touché un malade.

FIÈVRE.

Le chien est sujet à quatre espèces de fièvres principales ; ce sont la fièvre catarrhale, la fièvre putride et nerveuse, la fièvre inflammatoire et la fièvre qui est occasionnée par un embarras de l'estomac ou des intestins.

Symptômes de la fièvre en général. Au début de la maladie, frisson, tremblement des membres, claquement des
dents, froid du nez, des oreilles, de la bouche et de la
peau, battements du cœur à peine sensibles. Cette période,
qui dure d'une demi-heure à deux heures, est suivie de
chaleur générale, de sécheresse du nez, de soif; la langue
est pendante, la respiration accélérée, le pouls rapide
(80 à 110 pulsations par minute et même davantage);
l'animal perd l'appétit, est triste, abattu et se courbe sur
lui-même en se couchant. Souvent il survient de la diarrhée.
La durée de la fièvre varie d'un à quatorze jours et même
davantage, suivant son espèce et la cause qui l'a occasionnée.

Traitement. Lorsqu'un animal a de la fièvre et qu'on
ignore quelle est la cause et la nature de cette affection,
on agira de la manière suivante : On fournira une bonne
litière au chien, on lui donnera pour boisson de l'eau
fraîche qu'on renouvellera plusieurs fois par jour, et on le
privera pendant un jonr ou deux de toute espèce d'aliment. Si les symptômes de chaleur sont très-prononcés,
on lui fera boire soit du lait aigre, soit de l'eau vinaigrée
ou nitrée. On prépare cette dernière en faisant fondre :

Salpêtre . . . . . . 4 à 16 grammes.

dans un demi-litre d'eau.

S'il y a constipation, on donnera deux fois par jour un
lavement composé d'un demi-verre à deux verres d'eau à
laquelle on aura ajouté un peu de savon et d'huile de lin.
Si l'animal éprouve des envies de vomir, on lui fera prendre de l'infusion de camomille avec de l'huile de lin,

ou 5 à 25 centigrammes d'émétique dans trois ou quatre cuillerées d'eau.

FIÈVRE CATARRHALE.

Symptômes. Au début de la maladie, frisson, tremblement, lassitude, perte de l'appétit. Au second jour et même quelquefois dès le premier, se déclarent tous les symptômes du catarrhe; le nez devient brûlant, les yeux rouges et larmoyants, l'animal éternue, tousse quelquefois, et il lui sort du nez des mucosités plus ou moins épaisses. Au bout de quelques jours, le chien est complétement rétabli.

Causes. La fièvre catarrhale est toujours la suite d'un refroidissement; les petits chiens d'agrément, d'une constitution délicate, y sont plus sujets que les chiens de grande taille qui prennent beaucoup d'exercice.

Traitement. Garantir l'animal du froid sans cependant le tenir trop chaudement. S'il tousse, lui donner l'électuaire suivant :

Réglisse pulvérisée . . .	30	grammes.
Fleurs de soufre	8	»
Semence d'anis	8	»
Baies de genévrier . . .	15	»

On concasse ces derniers ingrédients, on mélange le tout et l'on y ajoute parties égales de suc de carottes et de suc de sureau pour donner à la composition la consistance convenable. La dose est, pour un gros chien, de 8 grammes le matin et 8 grammes le soir; elle est de moitié moindre pour un petit chien. Le remède suivant, quoique très-simple, est aussi très-efficace : on fait dissoudre 15 grammes de jus de réglisse dans un quart de litre de bière brune, et l'on en donne de trois à six cuillerées à bouche le matin, à midi et le soir.

FIÈVRE PUTRIDE ET NERVEUSE

Symptômes. L'animal est triste et abattu, et reste presque continuellement couché. Il est très-altéré et a perdu l'appétit; il a le pouls rapide et très-faible, les yeux troubles, la tête brûlante, la langue sèche, les yeux demi-fermés; il pousse des hurlements et il est agité de mouvements convulsifs. A ces symptômes se joint souvent la diarrhée dont les matières sont quelquefois sanguinolentes; la sueur et les excréments du chien ont une odeur fétide. Lorsque l'animal est sur le point de succomber, sa respiration devient accélérée, et les battements de son cœur presque insensibles.

Causes. L'échauffement et des fatigues excessives sont les causes les plus ordinaires de la fièvre putride et nerveuse; elle attaque aussi les chiens qui ont mangé une trop grande quantité de viande, ou de la chair provenant d'un animal mort d'une affection maligne, par exemple du charbon.

Traitement. On mettra l'animal dans un endroit frais, et on lui donnera à boire de l'eau mélangée d'une petite quantité de vinaigre. S'il mange encore, on lui présentera du bouillon. On lui administrera en outre l'infusion suivante : Prenez

Valériane . . . . 30 grammes.

```
Calamus  . . . . . .   8 grammes.
Fleurs d'arnica . . . .   2     »
```

Hachez le tout, versez dessus de l'eau bouillante, laissez infuser pendant une demi-heure, passez à travers un linge et ajoutez un peu de sucre. La dose est d'une demi-cuillerée toutes les trois heures pour un petit chien, et de deux cuillerées pour un chien adulte. S'il y a de la diarrhée et qu'elle soit violente, ajoutez à cette boisson 24 gouttes de teinture simple d'opium.

FIÈVRE INFLAMMATOIRE.

La fièvre inflammatoire n'existe jamais seule ; elle est toujours la conséquence de l'inflammation d'un organe intérieur ou d'une plaie. Nous indiquerons donc d'abord les symptômes généraux de cette fièvre, et nous ferons ensuite connaître les signes auxquels on peut distinguer quel est le siège de l'inflammation.

Dans cette sorte de fièvre, l'animal éprouve d'abord du frisson, ensuite de la chaleur ; le pouls est dur et rapide, la respiration accélérée ; le chien bat des flancs, laisse pendre sa langue hors de sa bouche et est très-altéré ; il a la peau brûlante surtout à la tête et aux oreilles, les yeux rouges et enflammés, il reste presque toujours couché, son sommeil est agité et il aboie ou gémit en dormant.

MALADIE DES CHIENS.

La maladie des chiens est une affection nerveuse dont le siége est principalement à la moelle épinière, et dans laquelle les organes de la digestion sont plus ou moins altérés.

Symptômes. Elle se manifeste d'abord par un tressaillement dans les membres; le chien devient triste, recherche la solitude, perd l'appétit et finit par ne plus manger du tout. Ces symptômes sont suivis d'un écoulement par le nez et d'une faiblesse de l'arrière-train qui augmente peu à peu et dégénère en paralysie complète; cette paralysie n'est que partielle chez quelques chiens; ils chancellent et tombent sur leur derrière en marchant. Dans le premier période de la maladie, il y a ordinairement constipation, rougeur des yeux et larmoiement de matière visqueuse.

Causes. Cette maladie n'attaque guère que les jeunes chiens; elle se déclare principalement à la suite d'un refroidissement et chez les animaux qui sont mal soignés et mal nourris, ou qui entrent en chaleur à un âge trop peu avancé. On la prévient facilement en nourrissant le jeune chien de soupe au lait très-salée, et en lui donnant pour boisson une décoction de chicorée, jusqu'à ce que la dentition soit terminée.

Traitement. On ne peut espérer de succès dans le traitement qu'autant que la maladie est prise à son début. On commence par donner au chien 1, 2 ou 3 grammes d'antimoine, suivant qu'il est de petite, de moyenne ou de grande taille; le vomissement doit s'ensuivre. Le lendemain on administre du sel de Glauber dissous dans de l'eau à la dose de 8, 12 ou 16 grammes, suivant la taille du chien; on lui fera prendre cette dose soir et matin; on l'augmentera même si elle ne produit pas d'effet, et l'on continuera ce traitement pendant quatre jours. S'il y a de la constipation, on la fera cesser en donnant au chien, de trois heures en trois heures, un lavement ainsi composé : on fera dissoudre 32 grammes de savon dans 1/2 litre d'eau, on y mêlera 32 grammes de sel commun, et l'on en administrera à l'animal une quantité proportionnée à sa taille, après y avoir ajouté 8 grammes d'huile de lin. Pour prévenir l'affaiblissement de l'arrière-train, on le lavera tous les jours avec la composition suivante :

Alcool camphré	250	grammes.
Ammoniaque liquide. . . .	64	»
Teinture de cantharides. . .	16	»

le tout bien mélangé.

On conseille aussi de mettre des morceaux de soufre concassés dans la boisson du chien, et de lui faire avaler en guise de bols, de petites boulettes de tabac en poudre humectées d'eau, et roulées dans la farine.

RAGE OU HYDROPHOBIE.

Causes. Cette maladie se développe chez le chien, soit spontanément, soit à la suite de la morsure d'un animal qui en était lui-même atteint. Elle s'observe principalement pendant le froid rigoureux de l'hiver et les grandes chaleurs de l'été.

Symptômes. Il serait bien à désirer qu'on pût, dans tous les cas, reconnaître avec certitude quand un chien est enragé ; mais tous les signes que l'on donne comme pouvant conduire à ce résultat sont équivoques. Cependant, on doit soupçonner que cette maladie existe lorsque l'animal devient triste, qu'il recherche la solitude et l'obscurité ; lorsqu'après avoir été assoupi, il s'agite, refuse les aliments et les boissons, porte la tête basse, la queue serrée entre les jambes ; s'il quitte tout à coup la maison de son maître et s'il s'enfuit la gueule pleine d'écume, la langue pendante et flétrie, s'il a les yeux brillants. La marche du chien enragé est tantôt ralentie, tantôt précipitée et comme indécise, il est presque toujours changeant de place ; la soif le brûle, mais il ne peut se désaltérer : il frissonne même à l'aspect de l'eau ; il a de temps en temps des accès de fureur, il se jette sur les animaux qu'il rencontre, sur les gros comme sur les petits. Les autres chiens le fuient, dit-on, avec des cris de frayeur. Il se jette aussi sur les hommes, et son maître, qu'il méconnaît, n'est pas épargné. Le bruit, les menaces, ne font que l'irriter ; la lumière ou les couleurs très-vives produisent le même effet. Il n'aboie point, il murmure seulement, ou, s'il aboie, sa voix est rauque ; enfin, il chancelle et il succombe : c'est ordinairement du quatrième au cinquième jour de la maladie qu'il meurt, et après deux ou trois accès ou augmentations de symptômes. On donne vulgairement le nom de rage mue au premier degré de cette maladie, et celui de rage blanche ou confirmée au deuxième degré.

On ne peut douter de l'existence de la maladie si l'animal qui présente les symptômes que nous venons d'indiquer, a été mordu par le même chien ou le même loup qu'une personne ou un animal qui a succombé à la rage.

Mais il est des causes d'incertitude qu'il est important de connaître. Ainsi on a vu des chiens véritablement enragés perdre toute fureur après l'accès, manger et boire et même traverser des rivières à la nage ; certaines maladies empêchent les chiens de boire et de manger, et leur rendent le naturel féroce en détruisant subitement chez ces animaux le résultat de la domesticité.

Dès qu'un chien a mordu quelqu'un, on s'empresse

presque toujours de le tuer. C'est une source d'erreurs qui contribuent souvent à entretenir des craintes inutiles et même à frapper l'imagination d'une manière funeste. On devrait plutôt enchaîner ce chien pour l'observer et vérifier s'il est véritablement enragé. Dans ce cas, on verra l'animal périr en peu de jours ; s'il guérit, il n'était point attaqué de la rage.

Quelques auteurs conseillent d'imprégner un morceau de pain ou de viande avec le sang qui sort des plaies faites par l'animal suspect, et de le présenter à un chien ; s'il refuse de le manger, il y a, assure-t-on, communication de la rage ; dans le cas contraire, la morsure n'a rien de dangereux. Au lieu de cela, Petit veut, pour faire l'expérience, que la portion d'aliment présentée au chien soit trempée dans la bave de l'animal présumé enragé.

La rage communiquée aux chiens se développe ordinairement vers le quarante-deuxième jour ; néanmoins elle peut ne se manifester que six ou huit mois, et même un an après la blessure.

Traitement. Dès qu'un chien a été mordu par un animal enragé ou suspect, si le propriétaire tient à le conservor, on s'empressera de prévenir le développement de la maladie par les moyens suivants : On commencera par pratiquer des incisions sur la plaie et dans son voisinage, et lorsqu'elles auront bien saigné, on les lavera avec de l'eau chaude et on les cautérisera immédiatement. Cette cautérisation se fait soit avec un fer rouge, soit avec la pierre infernale, l'eau forte, l'huile de vitriol ou le beurre d'antimoine.

Si l'on emploie le fer, il faut en choisir un morceau plus large que la plaie, le faire chauffer jusqu'au rouge et l'appliquer sur toute l'étendue des chairs mordues de manière à ne pas laisser un seul point qui ne soit brûlé. On ne le retire que lorsque toute la surface est devenue noire. On peut aussi brûler la plaie avec de la poudre à canon ; mais seulement lorsque les chairs ne fournissent plus de sang ; on saupoudre toute la surface de la plaie avec de la poudre de chasse et l'on y met le feu.

Les meilleurs caustiques que l'on puisse employer sont de l'eau forte, l'huile de vitriol et le beurre d'antimoine ; car les liquides pénètrent mieux dans la plaie que le fer rouge. Pour les appliquer, on fait une espèce de pinceau avec de la charpie ou des étoupes. On le trempe dans la liqueur et on le porte exactement sur toute la surface de la plaie ; on renouvelle cette application plusieurs fois de suite et l'on appuie plus fortement le pinceau dans les endroits que l'on veut brûler plus profondément.

Lorsqu'on aura terminé la cautérisation, qui ne présente d'ailleurs aucun danger pour celui qui l'opère, puisque la rage ne se déclare et par conséquent ne peut se transmettre qu'au bout de plusieurs semaines, on mettra l'animal dans un endroit fermé, ni trop chaud si c'est en été, ni trop froid si c'est en hiver, et dans lequel on puisse l'observer à l'aise sans crainte d'en être mordu pour le cas où la rage viendrait à se manifester ; on placera à sa portée un large vase rempli d'eau de bonne qualité et qu'on renouvellera fréquemment ; on lui continuera la nourriture à laquelle il était habitué, mais en petite quantité. Si c'est pendant les chaleurs, on fera bien de l'asperger de temps en temps avec de l'eau froide.

Si, malgré ces précautions, la rage vient à se déclarer, il ne faut pas hésiter à tuer l'animal. On l'enterrera dans une fosse profonde et on lavera tous les objets qui pourraient avoir été mouillés par sa bave, de peur que la maladie ne se communique à quelque personne ou à d'autres animaux qui auraient touché ce venin si dangereux.

VERS.

Les chiens sont très-sujets aux vers intestinaux, principalement aux lombrics et au tœnia ou ver solitaire. Les premiers ont beaucoup de ressemblance avec les vers de terre; ils sont cylindriques, lisses, luisants, d'une teinte blanchâtre tirant un peu sur le rouge et d'une longueur qui varie de 3 à 25 centimètres. Le tœnia est au contraire aplati comme un ruban et d'une couleur blanche, quelquefois grisâtre; il acquiert souvent une longueur considérable; on a vu des vers solitaires qui n'avaient pas moins de 15 à 20 mètres de long.

Symptômes. Les signes qui annoncent la présence des vers chez les chiens sont très-obscurs. On remarque seulement que l'animal maigrit tout en conservant de l'appétit et en mangeant beaucoup. Quelquefois il se mord le ventre et il est atteint de coliques.

Causes. Les jeunes chiens sont plus sujets aux vers que les vieux. On a remarqué que l'usage des aliments farineux, par exemple des pommes de terre et du pain mal cuit, les prédispose aux affections vermineuses.

Traitement. Le traitement doit varier suivant que l'animal est tourmenté par des lombrics ou par le ver solitaire.

Dans le premier cas, on prend parties égales de scammonée et de feuilles de tanaisie; on pulvérise ces ingrédients et on y ajoute le double de miel. La dose est par jour de 4 grammes pour un petit chien, de 6 grammes pour un chien de grosseur moyenne et de 8 grammes pour un chien de grande taille.

Dans le second cas, lorsque le chien a le ver solitaire, on emploie avec succès le traitement suivant. On change la nourriture de l'animal, on lui donne beaucoup de viande et des carottes cuites, et on lui administre un mélange de 4 parties d'huile de lin ou d'olive et d'une partie d'essence de térébenthine. La dose est pour un gros chien, de 80 grammes administrés en deux fois à quatre heures d'intervalle ; elle n'est, pour un petit chien, que de 16 grammes donnés par moitié soir et matin. Si le ver n'est pas entièrement expulsé, on répète ce médicament au bout de trois jours et l'on donne ensuite un purgatif, par exemple 8 à 32 grammes de sel de Glauber dans un demi-verre ou un verre d'eau.

CINQUIEME PARTIE.

—

1° **DICTIONNAIRE des termes de médecine et de pharmacie, etc.**

2° **VOCABULAIRE de botanique usuelle des plantes employées en médecine vétérinaire.**

3° **LA LOI sur les vices rédhibitoires.**

4° **FORMULES D'ACTES sous seing privé, etc,**

DICTIONNAIRE

DES

TERMES DE MÉDECINE ET DE PHARMACIE LES PLUS USITÉS DANS LE COURS DE CET OUVRAGE.

A

ADULTE. L'âge adulte est celui qui succède à la jeunesse et précède la vieillesse. On dit qu'un animal est adulte lorsqu'il est parvenu à cet âge.

ANODIN. On donne ce nom aux remèdes qui calment et qui adoucissent des douleurs. Ce mot est aujourd'hui synonyme de narcotique.

Apophyse. Partie éminente qui s'avance hors du corps d'un os. (Bosse.)

Apéritifs. Médicaments propres à rétablir la liberté des voies digestives, biliaires et urinaires ; tels que les sels purgatifs à petites doses, les laxatifs, les substances toniques et amères.

On décore du nom de dépuratif les racines d'ache, de fénouil, de persil, d'asperge, de petits pois, de capillaire, de chiendent, la saponaire, la carotte, la chicorée.

Aqueux. Qui tient de la nature de l'eau, ou contient beaucoup d'eau.

Astringents. On donne le nom d'*astringents* aux remèdes qui ont la vertu de resserrer les parties avec lesquelles on les met en contact et d'arrêter les pertes de sang.

Il faut la plus grande précaution dans l'emploi des astringents. Les principaux astringents sont l'alun, l'acétate de plomb, les écorces de chêne, le quinquina, la noix de galle, les vitriols bleu, vert et blanc, l'extrait de saturne, l'eau froide, etc.

Axonge. Nom que les pharmaciens donnent au saindoux fondu au bain-marie.

B

Bassiner. Bassiner une place c'est la fomenter en la mouillant avec une liqueur tiède ou chaude.

Battre des flancs. On dit d'un cheval qu'il bat des flancs, lorsqu'il agite ses flancs avec violence.

Bêtes bovines. Cette expression comprend les taureaux, les vaches, les bœufs, les veaux, les génisses.

Bêtes porcines. Expression employée pour désigner les cochons ou porcs.

Bêtes ovines. Expression employée pour désigner les animaux de l'espèce du mouton.

Bistouri. Instrument qui a la forme d'un petit couteau, et qui sert à faire des incisions.

Bouchonner. Bouchonner un cheval, c'est le frotter avec un bouchon de paille pour le nettoyer et lui ôter la sueur.

Borborygme. Bruit qui se fait entendre dans les intestins.

C

CALMANTS. On donne ce nom aux remèdes qui calment les douleurs, qui dissipent les sensations fâcheuses causées par des humeurs ou par des remèdes trop âcres.

CARMINATIFS. On appelle *carminatifs* les médicaments qui ont la propriété d'expulser les vents contenus dans les conduits intestinaux. La mélisse, la sauge, les graines d'anis, de fenouil, de coriandre, de carvi, la tanaisie, sont des carminatifs.

CARTILAGE. Substance blanche, dure, polie, recouvrant l'extrémité des os.

CATAPLASMES. Le cataplasme est un remède pour l'extérieur, ayant une consistance de pâte, composé ordinairement de farine ou d'herbes cuites. On l'applique sur les différentes parties, tantôt pour amollir, tantôt pour résoudre, tantôt pour apaiser les douleurs, tantôt pour exciter la suppuration. Les farines de lin, d'orge, de moutarde, les différentes poudres simples et composées, la mie de pain, les feuilles de mauve cuites en sont ordinairement la base. Les cataplasmes sont émollients, toniques, astringents, maturatifs et résolutifs.

CAUSTIQUE. On donne le nom de caustique à toute substance qui détruit ou ronge les chairs ou les autres parties des animaux sur lesquelles on les applique.

Cautériser. Détruire les chairs à l'aide d'un caustique.

Cécité. Privation de la vue, état d'une personne ou d'un animal aveugle.

Chassie. Humeur jaunâtre qui découle de petits ulcères de l'œil, et s'attache souvent aux paupières.

Chronique. Se dit des maladies qui parcourent lentement leurs périodes.

Collyres. Ce sont des médicaments destinés à agir directement sur les yeux et sur les paupières.

Consomption. Diminution lente des forces, accompagnée d'amaigrissement.

Contagieux. Qui se transmet par contagion.

Contagion. Transmission d'une maladie d'un individu à un autre, par l'effet d'un contact médiat ou immédiat.

Corrosif. On appelle substances corrosives celles qui, mises en contact avec les parties vivantes, les altèrent et les désorganisent peu à peu.

Elles ont beaucoup de rapport avec les caustiques ; cependant, ce dernier mot indique un plus haut degré d'énergie et une action plus prompte.

D

Décoction. Opération de pharmacie, qui consiste à faire bouillir dans un liquide des substances, dont on veut extraire les principes médicamenteux.

Dépuratif. Médicament regardé comme propre à enlever à la masse des humeurs les principes qui en altèrent la pureté; tels sont les amers, les diurétiques, les sudorifiques, les purgatifs mêmes, etc.

Déterger. Nettoyer, purifier, déterger une plaie.

Diaphorétique. Qui favorise la transpiration.

Diurétique. Qui a la propriété d'augmenter la sécrétion des urines.

Les diurétiques sont indiqués dans la plupart des hydropisies, la pourriture des moutons, les eaux aux jambes; dans plusieurs maladies de la peau, et dans les inflammations légères des voies urinaires, c'est presque toujours sous forme d'infusions et de décoctions plutôt chaudes que froides, qu'on les conseille.

Le diurétique le plus employé dans la médecine vétérinaire est le sel de nitre, d'abord parce que son action sur
les reins n'est nullement équivoque, ensuite parce qu'il est
beaucoup moins cher et plus facile à se le procurer que
les autres.

DRÈCHE. Marc de l'orge qui s'emploie pour faire la
bière.

E

Éclisses ou attelles. On nomme ainsi des lames de bois, flexibles, mais résistantes, plus ou moins longues, que l'on applique, garnies de linges, le long d'un membre fracturé, pour le maintenir dans l'immobilité et prévenir le déplacement des fragments. On en fait aussi en cuir, en carton, etc.

Électuaires. On comprend sous le nom d'*électuaires* des médicaments d'une consistance de pâte molle, composés de poudres, divisées dans un sirop simple ou composé.

Embrocations. Fomentations qui se font avec des corps gras.

Émollients. On appelle émollients les médicaments qui ont la propriété de ramollir et de relâcher les tissus. Les principaux sont : l'eau chaude et sa vapeur, les feuilles, fleurs et racines de mauve ou de guimauve, un grand nombre de farines, etc.

EMMÉNAGOGUES. Médicaments dont la principale vertu est de provoquer l'écoulement des règles. Les femelles des animaux domestiques n'étant point assujetties à ce flux périodique, le mot *emménagogue* ne peut avoir la même valeur en médecine vétérinaire, qu'en médecine humaine, aussi ne sert-il qu'à désigner les médicaments qui ont une action spéciale sur la matrice, et provoquent les contractions de cet organe, et, par suite, les produits de la génération. Les substances médicamenteuses reconnues pour exercer spécialement leur influence sur la matrice, sont la rue, la sabine, le safran, l'ergot de seigle.

La rue s'administre à l'état frais, en infusion dans l'eau, le vin ou quelques liqueurs fermentées ; on la donne aussi en poudre incorporée dans du miel.

La sabine s'administre en infusion dans l'eau ou dans une liqueur fermentée ; mais à cause de sa grande activité cette plante exige, dans son administration, plus de ménagement que la rue.

Le seigle ergoté a provoqué la délivrance de quelques femelles chez lesquelles la mise-bas ne pouvait avoir lieu pour cause d'une trop grande faiblesse dans la matrice.

ÉMULSIONS. Ce sont des liqueurs d'apparence laiteuse que l'on prépare en divisant les semences dites émulsives au moyen de l'eau.

ENZOOTIQUE. On nomme ainsi les maladies qui sont produites par des causes locales, et qui sont, par conséquent, particulières à certains climats, à certaines contrées, et y règnent constamment ou à des époques fixes.

ÉPIZOOTIQUE. Maladie qui affecte un grand nombre

d'animaux à la fois, et qui dépend d'une cause commune et générale, survenue accidentellement, telle est l'altération de l'air, des aliments, etc. Elle diffère de l'épizootie, en ce que celle-ci dépend d'une cause commune, habituelle, soit constante, soit périodique.

Éruption. Apparition à la peau de boutons, pustules, etc.

Escarre. Croûte noire ou brunâtre qui résulte de la désorganisation d'une partie vivante, affectée de gangrène ou profondément brûlée par l'action du feu ou d'un caustique.

Excitants. Substances propres à stimuler les tissus, à donner aux organes affaiblis une nouvelle activité.

Les excitants sont indiqués dans les maladies caractérisées par une grande faiblesse, par de l'engourdissement, de l'inactivité dans les parties; dans les indigestions accompagnées de météorisation, les diarrhées chroniques, le défaut d'appétit, les coliques venteuses sans inflammation; dans le farcin, la pourriture des moutons; dans les affections vermineuses.

Les excitants les plus ordinairement employés dans la médecine vétérinaire sont: la cannelle, le girofle, le poivre, le raifort sauvage, l'absinthe, l'angélique, la camomille, l'anis, les menthes, la lavande, les baies de genévrier, la valériane, le camphre. Tous ces médicaments sont, le plus souvent, administrés en infusions ou en décoctions qu'on donne en breuvage aux animaux.

Excoriation. Écorchure, plaie qui n'entame que la peau.
Exomphale (hernie). Hernie du nombril.

F

Fébrile. Qui appartient à la fièvre

Fébrifuges. Médicaments qui chassent la fièvre, qui empêchent le retour de ses accès, tels que le quinquina, l'écorce de marronnier d'Inde, d'aune, de saule, la racine de benoîte, les feuilles de houx, le chêne, la petite centaurée, la gentiane, etc.

Fluctuation. Mouvement d'un liquide de côté à d'autre.

Fomentation. Application d'un liquide chaud sur une partie du corps, au moyen d'une éponge, d'un morceau de flanelle ou d'un linge trempé dans ce liquide.

Fondants. Médicaments qui ont la propriété de résoudre les engorgements en ranimant l'énergie vitale dans la partie malade ; tels sont les carbonates alcalins, le savon, les feuilles de chélidoine, le frêne, etc.
Ces médicaments sont indiqués dans les engorgements

chroniques des testicules, des mamelles, des glandes sa-
livaires.

FORTIFIANTS. On donne le nom de fortifiants à tous les
médicaments, propres à augmenter les forces, tels sont les
toniques, etc.

FRICTIONS. Se dit de l'action de frotter le corps ou
quelques parties du corps ; il y a des frictions sèches et
des frictions humides ; les premières se font avec les mains
soit nues, soit recouvertes avec une étoffe de chanvre ou
de laine ; elles sont un puissant moyen d'exciter les fonctions de la peau ; les frictions humides se font avec des
substances liquides et molles, les décoctions des plantes
des corps gras.

Les frictions ont pour principal effet de donner plus
d'énergie, de souplesse à la peau, d'en ouvrir les pores,
d'en faciliter les mouvements d'exaltation et d'absorption,
et, par suite, de dissiper les engorgements, les congestions, etc.

FUMIGATION. Action de faire recevoir au corps la fumée
ou la vapeur d'une plante ou d'un médicament quelconque,
pour y déterminer un effet qui varie suivant la nature du
médicament.

G

GARGARISMES. Médicaments liquides, ordinairement composés, dont on se sert pour humecter ou laver les parties intérieures de la bouche des animaux. On prépare les gargarismes avec des décoctions, des infusions de plantes émollientes, aromatiques, astringentes, suivant les affecsions dans lesquelles ils sont indiqués.

Les gargarismes sont très-utiles dans les angines simples ou gangréneuses, dans les aphthes, les ulcérations et toutes les irritations de la bouche.

Les gargarismes adoucissants se font avec les racines de guimauve, de grande consoude, de feuilles de mauve, les figues grasses, les semences de lin et d'orge.

Les gargarismes calmants se préparent avec des décoctions de têtes de pavot, de coquelicot.

Les gargarismes astringents et toniques se font avec l'écorce de quinquina, de grenade, la rose de Provins, etc.

Les gargarismes détersifs se préparent avec des plantes aromatiques, la sauge, le romarin, la rue que l'on fait bouillir dans du gros vin lorsqu'on veut fortifier et resserrer les parties.

On administre les gargarismes chez les animaux à l'aide d'une seringue à longue canule ou au moyen d'un linge fin et souple, d'un peu d'étoupes ou d'une petite éponge que l'on fixe à un morceau de bois aplati.

GASTRIQUE. Qui a rapport à l'estomac.

II

HÉMORRHAGIE. Perte de sang.

HUMÉRUS. Os du bras, depuis l'épaule jusqu'au coude.

I

Incision. Division des parties molles, à l'aide d'un instrument tranchant.

Indolent. Qui n'est le siége d'aucune douleur.

Induration. Endurcissement du tissu des organes.

Infusions. Opération qui consiste à verser un liquide bouillant sur une substance dont on veut extraire les principes médicamenteux. Quelquefois au lieu de verser le liquide sur la substance médicinale, on fait l'infusion en jetant cette substance dans l'eau bouillante, en ayant soin de retirer aussitôt le vase du feu et de bien le couvrir.

Inguinole (hernie). Hernie de l'aine, qui est la partie du corps qui se trouve entre le haut de la cuisse et le bas-ventre.

Injecter. Introduire, avec une seringue ou tout autre

instrument, un liquide quelconque dans une cavité naturelle ou accidentelle du corps.

Injections. Action d'introduire avec une pompe foulante, une seringue, un liquide dans une cavité du corps. Les injections se font ordinairement dans le canal de l'urètre, la vessie, le canal auditif, les fosses nasales.

Elles conviennent dans les maladies de l'oreille, dans celles des voies urinaires; on les emploie aussi pour resserrer, ramollir les tissus de certaines parties ; elles sont indispensables pour nettoyer une plaie dont la situation n'offrirait pas une pente favorable à l'écoulement du pus.

Les injections sont émollientes, astringentes, adoucissantes, excitantes et détersives, suivant l'affection pour laquelle elles sont utiles.

L

Larynx. Partie supérieure de la trachée-artère, c'est-à-dire du canal destiné à porter l'air dans les poumons.

Lavements. Injections d'un liquide quelconque simple ou composé dans les gros intestins au moyen d'une seringue.

Les lavements sont très-employés dans le traitement des maladies des bestiaux ; ils sont calmants, émollients, narcotiques, adoucissants, stimulants, toniques, astringents, purgatifs, vermifuges.

Les lavements émollients et adoucissants se préparent avec des racines et des feuilles de guimauve, l'orge, la graine de lin, l'huile d'olive. Ces lavements conviennent dans la dyssenterie, la diarrhée par irritation, les inflammations de toute nature ayant leur siége dans le canal intestinal.

Les lavements narcotiques et calmants sont préparés avec les têtes de pavots, l'opium et diverses préparations ; ils sont indiqués dans les coliques violentes, les diarrhées par irritation.

Les lavements toniques, astringents sont faits avec des

roses rouges, les racines de gentiane, de saule, de chêne, l'écorce de quinquina, les fruits de l'églantier; on les emploie dans les diarrhées chroniques ayant pour cause une grande faiblesse des intestins, dans les hémorrhagies de la matrice, etc.

Les lavements purgatifs sont préparés avec les feuilles et les follicules de séné, la racine fraîche de bryone, la magnésie.

LAXATIFS. Médicaments qui purgent doucement, sans produire de secousses ni d'irritation dans le canal intestinal, comme le font la plupart des purgatifs ordinaires. Le miel, la crême de tartre, la casse, le sulfate de magnésie, les huiles grasses, sont des laxatifs.

On les administre en breuvage et en lavement.

LINIMENTS. Topiques onctueux, de consistance moyenne entre celle de l'huile et l'axonge, destinés à être employés en frictions.

LESSIVE. Eau rendue détersive par de la cendre ou de la soude.

LOTIONS. Action de laver une partie quelconque du corps, en promenant sur la surface un linge trempé dans un liquide.

Les lotions émollientes se préparent avec des décoctions de graine de lin et de feuilles de mauve.

Les lotions calmantes, avec des racines de guimauve et du laudanum liquide.

Les lotions astringentes se font avec des décoctions de feuilles de noyer et d'écorce de chêne.

Les lotions excitantes se font avec une infusion de sauge dans l'eau à laquelle on ajoute un litre de vin rouge.

Les lotions narcotiques se préparent avec une décoction de belladone et de tête de pavot.

M

MACÉRATION. Opération qui consiste à laisser séjourner dans un liquide froid, une plante ou un corps quelconque, dont on veut extraire les principes solubles.

MASTIGADOUR. Ce mot indique la manière d'administrer certains médicaments propres à exciter la sécrétion de la salive ou à calmer quelques irritations dans l'intérieur de la bouche.

MATURATIF. Topique excitant qu'on emploie pour hâter la suppuration d'une tumeur ; ils sont sous forme de cataplasmes, d'emplâtres, d'onguents.

MÉDICAMENTS. Substances employées dans un but curatif. On les divise suivant leur mode d'application, en médicaments *externes* ou *internes*, suivant les effets qu'ils doivent produire, en *évacuants, vermifuges, diurétiques fébrifuges, toniques, antiscorbutiques,* etc.

N

Narcotiques. Substances qui ont la propriété d'assoupir, en exerçant particulièrement une influence sur le cerveau. Ils prennent le nom de *sédatifs* ou *calmants*, quand ils servent à modérer une excitation quelconque ; d'*anodins*, quand ils font cesser la douleur et d'*hypnotiques*, quand ils déterminent le sommeil. Les principales substances narcotiques sont : l'opium, la belladone, la jusquiame.

O

OEDÉMATEUX. Qui est de la nature de l'œdème.

OEDÈME. Tumeur molle, sans douleur, cédant à l'impression du doigt et la retenant quelque temps.

OMOPLATE. Os de l'épaule plat et large.

OPHTHALMIE. Inflammation de l'œil.

OPIAT. Mélange de différents ingrédients auxquels on donne une forme molle avec du miel ou du sirop, etc.

P

Pellicule. Petite peau.

Pléthore. Surabondance de sang et d'humeurs.

Plumasseau. Charpie repliée par les extrémités, dont l'usage est de couvrir les plaies, d'arrêter les hémorrhagies légères, etc.

Potions. Ce sont des médicaments liquides qui s'administrent aux chiens par cuillerées, à des époques plus ou moins rapprochées.

Pulsations. Battements du cœur et des artères qui constituent le pouls.

Provendes. On donne le nom de *provendes médicamentum* à des mélanges de matières alimentaires et de substances médicamenteuses qu'on donne aux animaux dans le traitement des maladies.

Purgatifs. Médicaments propres à déterminer les évacuations alvines.

Les purgatifs ont reçu différents noms suivant leurs degrés d'action. Ceux qui n'agissent que faiblement, qui
purgent doucement, sans irritation, sont appelés *laxatifs* ; ceux qui ont une action très-forte sont appelés *dras-
tiques*.

R

Répercussifs. On donne le nom de répercussifs, aux médicaments qui, appliqués sur une partie malade, font refluer à l'intérieur les liquides qui s'y portent, ou arrêtent le développement d'une éruption.

Résolutifs. Médicaments qui déterminent la résolution des engorgements; ils sont pris soit dans la classe des émollients, soit dans celles des excitants et des toniques selon que la tumeur est de nature inflammatoire ou atonique.

Les résolutifs sont particulièrement employés dans les entorses, les contusions, dans les maladies lymphatiques des articulations, etc.

Rétine. Membrane la plus interne de l'œil, principal organe de la vision.

Rubéfiants. Médicaments qui jouissent de la propriété de déterminer, sur la partie où on les applique, une rougeur, une inflammation passagère, sans soulèvement ni rupture de l'épiderme.

Rumination. Fonction particulière à une certaine classe d'animaux, par laquelle ils mâchent une second fois les aliments qu'ils ont déjà avalés, en les faisant revenir dans leur bouche après qu'ils ont séjourné quelque temps dans leur premier estomac.

———

S

SCARIFICATION. Petite incision superficielle.

SÉCRÉTION. On entend par ce mot toutes les humeurs séparées de la masse du sang ; ainsi les urines, la salive, la sueur sont autant de sécrétions.

SÉDATIFS. Les sédatifs sont des médicaments qui modèrent une action organique augmentée.

STERNUM. Partie osseuse qui forme le devant de la poitrine.

STIMULANTS. Médicaments qui augmentent rapidement l'énergie des divers systèmes de l'économie.
La matière médicale en fournit un très-grand nombre parmi lesquels on peut compter : la sauge, le romarin, la mélisse, la menthe, l'hysope, l'anis, le fenouil, etc.

SUDORIFIQUES. On appelle ainsi les médicaments qui provoquent la sueur.

T

Taie. Pellicule blanche qui se forme sur l'œil.

Teinture. Solution d'une ou plusieurs substances médicamenteuses dans un liquide convenable, qui est, tantôt l'eau, tantôt l'acool ou l'éther.

Thorax. C'est le nom que les anatomistes donnent à la poitrine.

Toniques. Aliments ou médicaments qui ont la faculté d'exciter lentement et par degré l'action des organes et d'augmenter leur force d'une manière durable.

Topiques. Médicaments qu'on applique à l'extérieur : les cataplasmes, les emplâtres, les onguents, sont des topiques.

Trachée-artère. Canal qui porte l'air aux poumons.

V

Vénéneux. Qui agit comme poison ; se dit des plantes.

Vermifuges. On appelle vermifuges les médicaments qui ont la propriété de déterminer l'expulsion des vers, tels que la mousse de Corse, la fougère mâle, l'écorce de grenadier ; ces médicaments sont administrés en bols, en breuvages et en lavements. La rue, l'absinthe, la tanaisie, la camomille, l'huile de ricin, l'essence de térébenthine sont encore prescrits comme vermifuges.

Quel que soit le vermifuge qu'on emploie, il est toujours bon de faire prendre aux animaux, une demi-heure avant son administration, un breuvage ou un lavement dans lequel on aura mis une certaine quantité de sucre, de miel ou de mélasse.

Viscères. Organe contenu dans la tête, la poitrine et le ventre.

VOCABULAIRE

DE

BOTANIQUE USUELLE

DES

PLANTES EMPLOYÉES EN MÉDECINE VÉTÉRINAIRE.

A

ABSINTHE. L'absinthe est une plante qui croît dans presque tous les climats. Cette plante est excitante et tonique ; elle excite l'appétit, rend la digestion plus facile, accélère la circulation ; on l'emploie dans les maladies du canal digestif, provenant de faiblesse, dans les diarrhées rebelles. On la donne en infusion (1 poignée par 2 litres d'eau) dans la cachexie des moutons et pour favoriser les digestions.

AIL. L'ail est cultivé dans tous les jardins potagers : c'est un stimulant efficace que la médecine vétérinaire emploie peu et qui cependant est digne d'intérêt. 100 grammes d'ail écrasé mélangé à un litre de vin blanc constitue une boisson stimulante antiputride qu'on peut administrer au cheval et au bœuf. L'ail haché mêlé aux aliments peut être très-utile pour stimuler l'appétit des animaux.

ANGÉLIQUE. Cette plante est cultivée dans les jardins. L'angélique est stimulante ; elle excite les forces de l'estomac. On la réduit en poudre et on la donne dans les maladies cachectiques des bêtes bovines et ovines ; elle est aussi employée contre les coliques des chevaux.

La dose est de 20 à 150 grammes pour les grands animaux, et de 10 à 20 grammes pour les petits.

ANIS. On cultive cette plante dans les jardins. L'anis est un puissant stimulant dont on fait usage dans les coliques venteuses et dans les indigestions d'eau froide.

AUNÉE. L'aunée est excitante, tonique, diurétique et vermifuge ; on l'emploie en décoction dans les indigestions dépendant de la faiblesse des organes ; on l'administre comme vermifuge aux chevaux et aux moutons. A l'extérieur la décoction concentrée d'aunée a été employée avec avantage contre la gale du chien et du mouton ; elle enlève presque immédiatement les démangeaisons.

B

Bardane. Patience. Chicorée. Pissenlis. Saponaire. Ces différentes plantes sont employées comme dépuratifs dans le traitement des maladies de la peau ; elles sont usitées sous forme de breuvage à la dose de 50 grammes de l'une d'elles pour 2 litres de breuvage.

Belladone. La belladone est une des plantes les plus importantes de la matière médicinale quoique vénéneuse ; elle est particulièrement employée en médécine vétérinaire, pour combattre les contractions nerveuses des divers organes ; on l'emploie pour dilater la pupille dans plusieurs maladies des yeux : dans ce cas on pratique sur la paupière et sur le sourcil de l'œil malade des frictions avec l'extrait.

La poudre de belladone s'emploie à l'intérieur à la dose de 5 à 50 centigrammes, pour le chien, dans le cas de convulsions.

Baume tranquille. Prenez : feuilles fraîches de belladone, jusquiame, morelle, pavot, de chacune 125 grammes ; sommités sèches d'absinthe, d'hysope, marjolaine, rue, sauge, thym, fleurs sèches de sureau, romarin, de chaque

32 grammes, huile d'olive 3 kilogrammes ; écrasez les plantes fraîches, mélangez-les à l'huile, et faites cuire sur un feu doux jusqu'à dissipation complète de l'eau de végétation des plantes ; laissez encore digérer pendant deux heures, passez avec une forte expression et versez l'huile chaude sur les plantes sèches, laissez ensuite macérer pendant un mois, passez avec expression, mettez dans des vases bien fermés que vous placerez dans un lieu frais à l'abri de la lumière.

Cette huile est employée pour faire des frictions calmantes.

BOURRACHE. On prescrit quelquefois un breuvage à la bourrache comme adoucissant. On le prépare en faisant infuser 50 grammes de bourrache dans 2 litres d'eau.

BUIS. On a vanté l'écorce de buis dans le traitement des maladies rhumatismales, les maladies chroniques de la peau et contre le farcin. On peut préparer des breuvages pour les grands animaux, avec 10 grammes d'écorce de buis et 2 litres d'eau.

C

CAMOMILLE ROMAINE. La camomille est une plante stimulante et tonique : on l'emploie pour réveiller les forces digestives dans les coliques venteuses et les affections nerveuses; elle est surtout utile contre les indigestions des grands animaux.

Breuvage de camomille. On fait infuser 10 à 30 grammes de fleurs de camomille pour un litre d'eau, c'est le mode d'administration dont on fait usage pour le cheval dès le début des maladies occasionnées par un refroidissement.

On en prépare deux litres pour le bœuf.

Huile de camomille. Fleurs sèches de camomille 50 grammes, huile d'olive 400 grammes; laissez infuser. Cette huile s'emploie en frictions contre le rhumatisme du chien.

CAROTTE. Cette racine a une grande importance dans l'alimentation des animaux domestiques; voici comment M. Delafond apprécie son utilité.

Elle est mangée avec beaucoup de plaisir par les chevaux; elle leur donne un poil lustré et couché, diminue la dureté des excréments, fait cesser et devenir grasses les toux sèches et opiniâtres dont ils sont souvent atteints.

Coupée par morceaux et unie à la farine d'orge elle compose des mâches excellentes pour les chevaux qui ont souffert d'un long travail et dont la poitrine est délabrée ; cette racine est surtout très-précieuse pendant l'hiver ; elle peut très-bien remplacer l'herbe fraîche qu'on donne si avantageusement au printemps pour les chevaux qui sont atteints de quelques maladies cutanées.

On peut faire manger cette racine aux moutons pendant l'hiver. Elle introduit dans le sang de ces animaux un principe séreux qui prévient souvent les contagions sanguines de la rate, les coups de sang, ou *sang de rate*.

La carotte cuite, réduite en pulpe, délayée dans l'eau où elle a cuit, puis unie à la farine d'orge, au petit lait, constitue une provende fort émolliente et un peu nourrissante. Elle convient surtout pour les jeunes porcs qui sont convalescents de la rougeole, de la petite vérole, de l'angine et d'inflammation des intestins.

Les carottes cuites avec une tête de mouton et les pieds des mêmes animaux, composent un bouillon excellent pour les chiens atteints de bronchite et d'inflammation des intestins.

CORIANDRE, CARVI. Les semences de la coriandre cultivée et du carvi sont souvent mélangées avec l'avoine des chevaux auxquels elles donnent beaucoup d'appétit.

Breuvage cordial pour le bœuf. Graines de carvi et d'anis en poudre 30 grammes, gingembre 15 grammes, mêlez dans un demi-litre de vin chaud.

CIGUË. Des cataplasmes faits de ciguë pilée avec quantité suffisante de farine de lin conviennent dans le traitement des phlegmons chroniques des mamelles. La poudre de ciguë peut causer l'empoisonnement d'un cheval à la dose de 150 grammes.

D

Digitale. On prescrit la poudre des feuilles de digitale à la dose de 10 à 40 grammes pour les grands animaux, et de 5 à 30 centigrammes pour les chiens, en pilules ou mêlée à des provendes dans les épanchements séreux simples, et dans les maladies du cœur.

Lotion calmante pour les yeux. Feuilles de digitale pulvérisée 500 grammes ; faites-les infuser dans un demi-litre de vin ; conservez la liqueur pour l'usage.

Douce-amère. Les infusions des tiges de douce-amère sont prescrites avec avantage dans le farcin, la gale et les dartres anciennes ; on les donne aussi dans les dyssenteries accompagnées de douleurs intestinales.

F

Fenouil. Les semences de fenouil à la dose de 50 à 100 grammes pour les grands animaux, sont données avec avantage dans les coliques gazeuses, les indigestions.

Fraisier. La racine de fraisier est amère et astringente ; sa décoction est d'un rouge foncé. On la conseille dans la diarrhée et les hémorrhagies passives ; la dose est de 20 à 50 grammes pour un litre de breuvage. Cette décoction est prescrite pour provoquer la sécrétion des urines.

G

GALANGE. Le galange est très-stimulant; il convient dans les dérangements de l'appareil digestif; on l'emploie pour combattre les coliques et les tranchées du cheval. La poudre se prescrit à la dose de 20 grammes dans un litre de vin. On en prépare un breuvage stimulant en faisant infuser 50 grammes de cette plante dans 2 litres d'eau.

GENTIANE. La gentiane est stimulante et tonique; c'est un des médicaments les plus utiles de la médecine vétérinaire; il est à la fois efficace et très-économique, ce qui fait qu'on le prescrit souvent contre le mal de tête, la contagion, les dérangements dans la nutrition, la pourriture des animaux ruminants.

La dose est de 50 à 200 grammes pour les grands animaux, 5 à 20 grammes pour les petits.

La poudre de gentiane est une bonne préparation dont on fait un fréquent usage pour donner de l'appétit aux moutons et aux chevaux épuisés par de mauvais fourrages. On les mêle utilement aux provendes.

La dose est de 5 à 20 grammes pour les petits animaux; 20 à 200 grammes pour les grands.

Breuvage tonique. Gentiane 50 grammes, petite centaurée 20 grammes, absinthe 20 grammes ; faites infuser dans un litre d'eau et passez.

GINGEMBRE. Le gingembre est un stimulant très-énergique . On l'emploie dans les coliques et les tranchées ; il agit assez promptement sur la muqueuse de l'organe respiratoire, et on le vante dans les bronchites.

La poudre de gingembre s'emploie à la dose de 10 à 50 grammes ; pour le cheval mêlez dans de l'eau ou dans du vin et associez à une provende.

Les marchands de chevaux coupent le gingembre en petits morceaux et l'introduisent dans l'anus des chevaux lorsqu'ils les mettent en vente pour leur faire dresser la queue et simuler une allure qu'ils ne possèdent plus.

GRATIOLE (*herbe à pauvre homme*). On emploie les feuilles de gratiole comme purgatif énergique. On la prescrit pour le cheval à la dose de 100 à 150 grammes pour un litre d'eau.

II

Hièble. L'hièble diffère peu du sureau. Les feuilles fraîches ont été vantées par Bourgelot comme fondantes dans l'anasarque, la pourriture, les eaux aux jambes, le farcin.

L

LAVANDE. Les sommités de lavande sont riches en une essence appelée *essence de lavande* qui est assez fréquemment employée.

LAURIER. Les feuilles et les baies du laurier possèdent des propriétés stimulantes actives ; elles entrent dans plusieurs préparations toniques qu'on administre aux animaux.

Mélange stimulant. Prenez : poudre de baies de laurier 1 kilogramme, poudre de baies de genièvre 1 kilogramme, sel marin 3 kilogrammes ; mêlez quelques poignées à la nourriture des animaux.

Huile de laurier. On l'obtient en soumettant à une forte presse entre des plaques échauffées, les baies de laurier réduites en poudre et exposées à la vapeur d'eau bouillante. C'est un stimulant qui mérite d'être employé en embrocations dans les cas de rhumatisme chronique du chien et des autres animaux domestiques.

Onguent de laurier. Prenez : feuilles récentes de laurier, baies de laurier 500 grammes ; graisse de porc 1,000 grammes. Contusez les feuilles et les baies de laurier et faites-les chauffer avec la graisse sur un feu modéré jusqu'à ce que toute l'humidité soit dissipée; passez avec une forte expression, laissez refroidir lentement, et quand elle sera à moitié refroidie coulez-la dans un pot.

Cet onguent est résolutif; il est utile pour exciter la suppuration des abcès et pour exciter la sortie du bourbillon dans les javarts cutanés, superficiels ou profonds.

M

Marrube. Cette plante est extrêmement commune; on la rencontre partout le long des chemins. Les sommités de marrube ont été vantées par les anciens, dans les bronchites du cheval.

Mélisse. La mélisse est tonique, cordiale, stomachique. Les feuilles de mélisse s'administrent en infusion comme breuvages stimulants.

Eau vulnéraire. Prenez : feuilles de mélisse, d'hysope, de marjolaine, de menthe, d'origan, de romarin, de sauge, de serpolet, de thym, d'absinthe, d'angélique, de fenouil, de rue, de lavande, de chacun une poignée; bonne eau-de-vie, quatre litres; faites macérer les plantes pendant quinze jours dans l'eau-de-vie, passez et filtrez.

On emploie cette eau contre les contusions, les écorchures, les plaies récentes, les luxations et les foulures, soit pure, soit mélangée avec deux fois son volume d'eau.

Menthe poivrée. Cette plante est tonique, stimulante, antispasmodique, carminative et vermifuge. En médecine vétérinaire, on la donne en infusion à la dose de 20 grammes pour un litre d'eau ; à l'extérieur on l'emploie pour lotionner les plaies de mauvaise nature.

MERCURIALE *(Foirole)*. Cette herbe abonde dans les lieux cultivés, les jardins, les décombres, le long des murs et des haies. Elle est émolliente et relâchante. On l'emploie, en décoction, à la dose de deux ou trois poignées pour un litre et demi d'eau, pour faire des lavements purgatifs auxquels on ajoute souvent, soit 50 grammes de savon, soit 200 grammes de sel pour les grands animaux.

Lavement carminatif. On prend : feuilles de mercuriale une poignée, fleurs de camomille une poignée, semences d'anis ou de coriandre une demi-poignée ; on fait bouillir légèrement dans deux litres d'eau, on retire du feu et on donne tiède pour un lavement contre les vents et les flatuosités.

MORELLE NOIRE. La morelle est commune dans les décombres, au bord des chemins, le long des murs ; elle n'est guère employée qu'à l'extérieur en cataplasmes calmants contre les inflammations douloureuses des mamelles et des testicules. On s'en sert encore en lotions dans les dartres vives, les cancers de la matrice, les ulcères douloureux.

Cataplasme calmant. Prenez : baies de morelle écrasées 200 grammes, farine de lin quantité suffisante. Appliquez sur les mamelles ou les testicules dans les cas d'inflammation douloureuse.

Cataplasme de morelle. Hachez menu environ un kilogramme de feuilles de morelle fraîche, et réduisez-les en pulpe à l'aide d'un pilon, puis faites un cataplasme avec quantité suffisante de farine de seigle. Cette préparation est excellente contre les tumeurs douloureuses et suspectes. ·

Moutarde noire. La moutarde noire est un stimulant très-efficace qui peut être utile pour relever l'appétit des animaux, pour modifier la nutrition et combattre les maladies graves du sang. Peut-être, dit M. Moirond, ne serait-elle pas sans efficacité dans quelques cas d'indigestions occasionnées par le fourrage vert, surtout chez les ruminants. Les sinapismes de moutarde peuvent être employés à l'extérieur, non-seulement comme un révulsif efficace, mais comme un puissant résolutif contre les engorgements froids et indolents, contre les infiltrations, les tumeurs dures des extrémités ; dans le cas d'engorgements froids du garrot, la farine de moutarde introduite dans la bouche sous forme de nouet ou de mastigadours provoque la salivaison et peut opérer une utile dérivation.

Breuvage à la moutarde. Prenez : 50 grammes de farine de moutarde, 80 grammes de sel. Délayez dans un litre de bière.

Mastigadours à moutarde. Prenez : semences de moutarde et poivre en graine concassé, de chaque 15 grammes ; mettez dans un linge, enveloppez-en un ballot et arrosez-le de vinaigre. Ce mastigadour ne doit rester dans la bouche du bœuf qu'une demi-heure le matin et autant le soir. Il fait couler la salive et convient dans les maladies épizootiques.

N

NERPRUN. Le nerprun est un arbrisseau qui habite les bois, les taillis humides, les haies. Les baies sont seules employées. Il est doué de propriétés purgatives assez énergiques. On n'emploie plus guère actuellement que le sirop, qui est un purgatif doux. Il purge le chien à la dose de 60 grammes.

P

PHELLANDRE AQUATIQUE (*Fenouil d'eau, persil des fous*). Cette plante habite les lieux humides, les mares, le bord des étangs. On la prescrit contre le catarrhe et les affections chroniques du poumon du cheval.

Breuvage à la phellandre. Prenez : poudre de phellandre 20 grammes, réglisse 100 grammes. Délayez dans deux litres d'eau.

Q

QUINQUINA. On prescrit l'écorce de quinquina au cheval dans le coryza gangréneux, dans la morve aiguë, le mal de tête de contagion, le charbon, contre la pourriture des animaux ruminants. On l'emploie aussi dans les convalescences des chiens, sur le déclin du catarrhe pulmonaire chronique, et contre certains tics périodiques de ces animaux.

Décoction. Quinquina concassé 40 grammes, eau 2 litres, acide sulfurique alcoolisé 4 grammes ; faites bouillir, ajoutez l'acide avant la décoction. Cette décoction est employée dans les affections typhoïdes, le charbon, le mal de tête de contagion.

Vin de quinquina. 50 à 200 grammes comme fébrifuge pour les grands animaux.

Sirop de quinquina. Le sirop de quinquina est utile contre les maladies des jeunes chiens.

Poudre tonique. Prenez : poudre de quinquina 100 grammes, racine d'aunée 50 grammes, baies de genièvre 50 grammes ; mêlez les trois substances pour en former une seule poudre, qui est excitante et fortifiante. Elle ranime les propriétés vitales affaiblies ou diminuées par les fatigues, les travaux forcés, l'abstinence, les maladies, etc. La dose pour le cheval est de 50 grammes, et de 100 grammes pour le bœuf. On l'administre dans le son, dans le miel ou en breuvage dans le vin.

R

Raifort sauvage. Cette plante croît naturellement dans les lieux humides. Sa racine possède des propriétés stimulantes énergiques, qui peuvent la faire employer pour relever les fonctions digestives des animaux.

Breuvage au raifort. Prenez : raifort râpé 100 grammes, vin, bière ou cidre 1 litre ; mêlez, administrez au bœuf ou au cheval contre les coliques et pour relever l'appétit.

Provende stimulante. Prenez : raifort râpé, sel, de chaque 100 grammes, farine d'orge 1 kilogramme ; mêlez, administrez au bœuf comme antiseptique.

Rhubarbe. La racine de rhubarbe, à grandes et à petites doses, agit comme tonique sur les grands animaux et ne les purge pas. La rhubarbe est rarement donnée aux grands animaux. Elle ne sert que d'adjuvant. On l'administre à la dose de 10 grammes comme purgatif pour le chien.

Ricin. La pulpe des semences de ricin possède des propriétés purgatives beaucoup plus actives que l'huile ; aussi est-elle digne d'être employée en médecine vétérinaire. On la prescrit à la dose de 1 à 10 grammes pour purger les porcs, et de 5 à 20 grammes pour les grands animaux.

Breuvage purgatif pour le cheval. Prenez : semences de ricin, 20 graines ; broyez-les, ajoutez un litre d'eau et délayez.

Mélange purgatif pour le cochon. Prenez : semences de ricin 10 graines ; enlevez l'écorce et broyez avec 100 grammes de farine. Mêlez à la nourriture du cochon.

Mélange purgatif pour le chien. Prenez : semences de ricin 5 graines. Broyez la pulpe avec 30 grammes de beurre, et donnez au chien en une seule fois.

Rosier. Les roses rouges ou de Provins sont employées en infusion, comme astringentes, dans les diarrhées du cheval.

Rue. La rue est une plante fort active et qui demande beaucoup de prudence dans son administration. C'est un stimulant très énergique, qui exerce une influence particulière sur l'utérus ; elle jouit de propriétés vermifuges. La poudre de rue est quelquefois usitée pour nettoyer les vieux ulcères.

S

Sabine. La sabine est un excitant énergique qui a une action spéciale sur l'utérus.

Breuvage pour hâter l'expulsion du délivre chez les vaches. Prenez : sabine 20 grammes, poudre de seigle ergoté 10 grammes, poudre de cumin 100 grammes ; délayez dans un litre de vin.

Sauge. La sauge est aromatique, stimulante et tonique. On prépare avec cette plante des breuvages stimulants dans la pourriture du mouton. La dose est de 20 grammes par litre.

Infusion de sauge. Prenez : sauge 60 grammes, eau 1 litre ; faites infuser pour injecter la bouche contre les aphthes épizootiques.

Seigle ergoté. On a vanté le seigle ergoté dans la délivrance tardive, les hémorrhagies utérines, la paralysie de la vessie et du rectum.

La dose est depuis 10 grammes jusqu'à 20 grammes pour les grands animaux, et de 2 à 4 grammes pour les chiennes.

Sureau. Les fleurs de sureau possèdent des propriétés diaphorétiques et stimulantes qui les rendent quelquefois utiles au début des catarrhes. On les emploie à l'extérieur pour faire des fomentations résolutives.

Breuvage aux fleurs de sureau. Fleurs de sureau 50 grammes, eau 2 litres ; faites infuser, administrez au début des catarrhes.

Fomentations résolutives. Prenez : fleurs de sureau, 100 grammes, eau 1 litre ; faites infuser.

T

Tabac. On emploie fréquemment le tabac en médecine vétérinaire. On donne des décoctions de tabac en lavement dans les maladies comateuses, dans le tétanos et les coliques. On emploie principalement les décoctions de tabac pour tuer les poux et les puces de tous les animaux. On les emploie aussi pour combattre la gale et les dartres.

Lotion contre la gale. Prenez : feuilles de tabac 100 grammes, sel marin 200 grammes, savon noir 100 grammes, eau commune 3 litres ; après avoir fait la décoction de tabac, faites dissoudre le sel et le savon, passez, et lotionnez deux fois par jour les parties affectées de gale.

Tanaisie. La tanaisie est une plante vivace indigène, qu'on emploie comme vermifuge et emménagogue.

Thé. Le thé, dit M. Delafond, est un excellent tonique pour les animaux. Il jouit de la vertu d'exciter les forces de l'estomac, des intestins, et ensuite de toute l'économie. On en fait usage, et avec des succès marqués, dans les indigestions intestinales simples, récentes ou chroniques et vertigineuses des chevaux.

Les infusions de thé unies au vin blanc sont aussi fort utiles dans les indigestions du cheval.

Thym. Le thym vulgaire et le thym serpolet sont très riches en huiles essentielles : ils entrent dans les épices aromatiques et dans les médicaments composés.

Tilleul. Les fleurs de tilleul s'emploient en infusion dans l'eau, à la dose de 10 grammes dans un litre d'eau. Cette infusion est rarement employée seule ; le plus souvent elle sert de véhicule à des breuvages antispasmodiques avec l'éther sulfurique. On la donne dans les coliques sanguines, les affections cérébrales, les légères diarrhées. Les fleurs ou les feuilles d'oranger jouissent des mêmes propriétés.

V

Valériane. La racine de valériane s'emploie dans le tétanos, la danse de Saint-Guy, l'épilepsie, les convulsicns chroniques des chiens qui sont atteints de la maladie dite des chiens. On la prescrit dans les affections vermineuses.

La valériane s'administre en électuaire, en bols ou en infusion. La poudre jouit d'une plus grande vertu que l'infusion. Pour le cheval, les bêtes bovines, on la donne en bols à la dose de 30 à 150 grammes, et pour les chiens à celle de 10 à 20 grammes.

VICES RÉDHIBITOIRES.

On appelle vices rédhibitoires les défauts cachés de la chose vendue, qui la rendent impropre à l'usage auquel on la destine, ou qui diminuent tellement cet usage que l'acheteur ne l'aurait pas acquise ou n'en aurait donné qu'un moindre prix, s'il les avait connus.

Quant aux défauts apparents qui se reconnaissent à la seule inspection, ils ne rentrent pas dans la classe des vices rédhibit toires, quelle que soit leur gravité ; il en est de même des défauts qui ne font que diminuer la qualité de la chose, ou qui sont susceptibles de se réparer facilement, soit par le seul effort de la nature, soit par les ressources de l'art.

Quant à l'action rédhibitoire des animaux, l'expérience faisaisentir depuis longtemps la nécessité de modifier l'état actuel de la législation qui régit cette matière. En effet, les usages locaux qui réglaient les contrats étaient presque partout différents ; ils variaient quelquefois dans un même département, d'une commune à l'autre, et sur le nombre de vices qu'ils déclaraient rédhibitoires, et sur les caractères qu'ils lui attribuaient ; pour des cas semblables, ils n'admettaient pas les mêmes délais de garantie, et sans cesse il y avait lieu devant les tribunaux à des contestations sur le maintien, l'étendue ou l'abolition de ces usages. De là l'instabilité et la défiance dans les transactions, des chances favorables à la fraude et à la mauvaise foi, des ventes simulées, des jugements contradictoires, enfin, des difficultés sans nombre à l'application desquelles une latitude presque arbitraire était laissée au tribunal.

Substituer l'uniformité de la loi à la diversité des coutumes, la fixité de la jurisprudence à la contrariété des jugements, les règles certaines et invariables du droit à l'appréciation discrétionnaire des tribunaux, prévenir la fraude et la réprimer, protéger les transactions, diminuer le nombre des procès, tels sont les principaux avantages qui sont offerts par la loi du 20 mai 1838, qui régit la matière dont suit le texte.

Art. 1ᵉʳ. — Sont réputés vices rédhibitoires, et donneront seuls ouverture à l'action résultant de l'article 1641 du Code Napoléon (1), dans les ventes ou échanges des animaux domestiques ci-dessous dénommés, sans distinction des localités où les ventes et échanges auront eu lieu, les maladies ou défauts ci-après, savoir :

POUR LE CHEVAL, L'ANE OU LE MULET.

La fluxion périodique des yeux,
L'épilepsie ou le mal caduc,
La morve,
Le farcin,
Les maladies anciennes de poitrine ou vieilles courbatures,
L'immobilité,
La pousse,
Le cornage chronique,
Le tic sans usure des dents,
Les hernies inguinales intermittentes,
La boiterie intermittente pour cause de vieux mal.

(1) Voici les dispositions de cet article :

« Le vendeur est tenu de la garantie à raison des défauts cachés de la chose vendue qui la rendent impropre à l'usage auquel on la destine, ou qui diminuent tellement cet usage, que l'acheteur ne l'aurait pas acquise ou n'en aurait donné qu'un moindre prix, s'il les avait connus. »

POUR L'ESPÈCE BOVINE.

La phthisie pulmonaire ou pommelière,
L'épilepsie ou mal caduc,
Les suites de la non-délivrance,
Le renversement du vagin ou de l'utérus,

} après le part chez le vendeur.

POUR L'ESPÈCE OVINE.

La clavelée : cette maladie, reconnue chez un seul animal, entraînera la rédhibition de tout le troupeau.

La rédhibition n'aura lieu que si le troupeau porte la marque du vendeur.

Le sang de rate : cette maladie n'entraînera la rédhibition du troupeau qu'autant que dans le délai de la garantie sa perte constatée s'élèvera au quinzième au moins des animaux achetés.

Dans ce dernier cas, la rédhibition n'aura lieu également que si le troupeau porte la marque du vendeur.

Art. 2. — L'action en réduction du prix, autorisée par l'article 1644 du Code Napoléon (1), ne pourra être exercée dans les ventes et échanges d'animaux énoncés dans l'article 1er ci-dessus.

Art. 3. — Le délai pour intenter l'action rédhibitoire sera, non compris le jour fixé pour la livraison :

De trente jours pour le cas de fluxion périodique des yeux et d'épilepsie ou mal caduc ;

De neuf jours pour tous les autres cas.

(1) Voici les dispositions de cet article :

« Dans le cas des articles 1641 et 1643, l'acheteur a le choix de rendre la chose et de se faire restituer le prix, ou de garder la chose et de se faire rendre une partie du prix, telle qu'elle sera arbitrée par experts. »

Art. 4. — Si la livraison de l'animal a été effectuée, ou s'il a été conduit, dans les délais ci-dessus, hors du lieu du domicile du vendeur, les délais seront augmentés d'un jour par cinq myriamètres de distance du domicile du vendeur au lieu où l'animal se trouve.

Art. 5. — Dans tous les cas, l'acheteur, à peine d'être non recevable, sera tenu de provoquer, dans les délais de l'article 3, la nomination d'experts chargés de dresser procès-verbal; la requête sera présentée au juge de paix du lieu où se trouvera l'animal.

Ce juge nommera immédiatement, suivant l'exigence des cas, un ou trois experts qui devront opérer dans le plus bref délai.

Art. 6. — La demande sera dispensée du préliminaire de conciliation, et l'affaire instruite et jugée comme matière sommaire.

Art. 7. — Si pendant la durée des délais fixés par l'article 3, l'animal vient à périr, le vendeur ne sera pas tenu de la garantie, à moins que l'acheteur ne prouve que la perte de l'animal provient de l'une des maladies spécifiées dans l'article 1er.

Art. 8. — Le vendeur sera dispensé de la garantie résultant de la morve et du farcin pour le cheval, l'âne et le mulet, et de la clavelée pour l'espèce ovine, s'il prouve que l'animal, depuis la livraison, a été mis en contact avec des animaux atteints de ces maladies.

Pour que l'action rédhibitoire soit recevable, il ne suffit pas que l'acquéreur ait fait constater le vice rédhibitoire par des gens de l'art avant l'expiration du délai fixé soit par lui, soit par l'usage; il faut que l'action elle-même ait été intentée avant l'expiration de ce délai. (Articles 3 et 5 de la loi. — Cour de cassation, 10 juillet 1839, 23 mars 1840.)

Loi relative aux mauvais traitements

EXERCÉS ENVERS

LES ANIMAUX DOMESTIQUES.

(Des 15 mars, 13 juin et 2 juillet 1850.)

L'Assemblée nationale a adopté la loi dont la teneur suit :

ARTICLE UNIQUE. — Seront punis d'une amende de 5 à 15 fr., et pourront l'être d'un à cinq jours de prison, ceux qui auront exercé publiquement et abusivement de mauvais traitements envers les animaux domestiques.

La peine de la prison sera toujours appliquée en cas de récidive.

L'article 483 du Code pénal sera toujours applicable.

Voici les dispositions de cet article : « Il y a récidive dans tous « les cas prévus par le présent livre, lorsqu'il a été rendu contre « le contrevenant, dans les douze mois précédents, un premier « jugement pour contravention de police commise dans le res- « sort du même tribunal. »

Délibéré en séance publique, à Paris, les 15 mars, 13 juin et 2 juillet 1850.

Le président et les secrétaires,

Signé : DUPIN, etc.

La présente loi sera promulguée et scellée du sceau de l'État.

Le président de la république,

LOUIS-NAPOLÉON BONAPARTE.

FORMULES

D'ACTES SOUS SEING PRIVÉ

A INTERVENIR

ENTRE PARTIES POUR LES ACHATS ET LES TRANSACTIONS
DANS LE COMMERCE DES ANIMAUX.

« Les déclarations écrites qui constatent les conditions
du marché sont toujours bonnes à retirer, dit M. Capilion,
auteur d'une brochure sur les vices rédhibitoires. L'acheteur peut, par leur moyen, augmenter le délai de garantie
pour les vices rédhibitoires, ou se faire garantir d'autres
qualités qu'il désire rencontrer chez l'animal ; de son côté,
le vendeur peut diminuer sa responsabilité et s'en affranchir tout à fait, en faisant déclarer par l'acheteur qu'il
reconnaît que l'animal lui a été vendu sans garantie ; mais
il faut qu'en ce cas le vendeur ignore que l'animal est
atteint de vices rédhibitoires, à moins cependant que
l'acheteur ne déclare qu'il prend à sa charge tous les vices

rédhibitoires qui pourraient survenir. Ce n'est, je crois, que devant une déclaration aussi formelle que le vendeur pourrait échapper à la garantie légale. La clause que l'on vend aux risques et périls de l'acheteur ne suffirait pas pour cela, ainsi que le pense **M. Troplong**, si l'on fait attention à la disposition textuelle de l'art. 1643 du Code civil.

» Ces précautions préviennent souvent pour la suite de fàcheuses difficultés et peuvent éviter de recourir aussi à des preuves difficiles ou impossibles à administrer, car elles ne résultent souvent que des paroles vagues, des banalités qu'un vendeur ne manque jamais de donner au moment du marché, mais qu'il reconnaît rarement après. D'un autre côté la preuve par témoins ne serait pas admise, s'il s'agissait d'un animal dont le prix dépasserait 150 fr. (art. 1341 du Code civil).

» Voici la formule de ces diverses déclarations qui se placent le plus souvent, lorsque c'est le vendeur qui les donne, à la suite de la quittance du prix, sinon séparément.

1° Déclaration à donner par le vendeur dans le cas où l'acheteur désire prolonger le délai de la garantie légale.

Je, soussigné, reconnais avoir reçu du sieur...... la somme de......... pour le prix de (*signalement de l'animal*) que je lui ai vendu le......... déclarant par la présente reculer les délais fixés par la loi sur les vices rédhibitoires, de......... jours pour tous les cas spécifiés par cette loi (*ou seulement pour la maladie ou le vice de............ à la volonté des parties.*)

le... ......

(Signature du vendeur).

2° *Déclaration par le vendeur, lorsque l'acheteur désire rencontrer certaines qualités chez l'animal.*

Je soussigné, reconnais avoir reçu...... etc...... avec garantie que cet animal n'est âgé que de......... ans ou est sain et net......... ou propre au service du trait........ est très-doux........ ou qu'il n'a point telle maladie......... si c'est une vache, qu'elle donne autant de pots de lait, etc., (on transcrira la condition ou clause que l'on voudra); m'engageant à reprendre cet animal, si dans le délai de........ jours, les qualités garanties, indépendamment des vices rédhibitoires, n'existaient pas.

A......... le.........

(Signature du vendeur.)

3° *Déclaration à donner par l'acheteur, lorsque le vendeur est de bonne foi, mais ne veut pas encourir de responsabilité.*

Je, soussigné, ayant acheté le........ du sieur......... pour le prix de......... un cheval (*ou autre animal*) de poil......... (*donner le signalement*), déclare l'accepter à mes risques et périls et sans aucune garantie.

A......... le.........
(Signature de l'acheteur.)

4° *Même déclaration, mais on suppose ici que le vendeur ayant connaissance que l'animal est atteint d'un vice rédhibitoire ou a des motifs de craindre qu'il n'en survienne, veut s'affranchir tout à fait.*

Je, soussigné, ayant acheté le........ du sieur......... etc., (*comme ci-dessus*) déclare avoir accepté cet animal à mes risques et périls et prendre à ma charge tous les vices rédhibitoires reconnus par la loi et autres quelconques qui pourraient survenir, sans pouvoir exercer la moindre réclamation contre le vendeur prénommé.

A......... le.........

(Signature de l'acheteur.)

ARBITRAGE.

Quand les parties conviennent de terminer leur différend par arbitrage, c'est-à-dire sans avoir recours aux tribunaux, elles doivent choisir un ou plusieurs vétérinaires, qu'on appelle en ce cas arbitres, et rédiger l'acte ou compromis suivant, qui leur donne la mission de les arranger. Si elles ne savent pas écrire, elles doivent se rendre chez un notaire.

1° COMPROMIS.

Nous soussignés, 1°.......
vendeur d'une part ; 2°....
acheteur d'autre part.

Convenons que pour éviter toutes discussions judiciaires le cheval (*ou autre animal*), de couleur de..... (*signalement*), qui fait entre nous le sujet d'une contestation pour vices rédhibitoires (*ou pour cause de tel ou tel défaut qui m'a été garanti*), sera visité par M..... médecin-vétérinaire, que nous nommons arbitre, à l'effet de prononcer, s'il y a lieu, la résiliation de la vente ou la diminution du prix après avoir estimé l'animal ; enfin de nous concilier par tous les moyens convenables et comme amiable compositeur, le dispensant d'observer les délais et les formes de la procédure. Déclarant nous en rapporter entièrement à sa décision et renoncer à l'appel de son jugement, qui sera définitif et devra être rendu dans le délai de 8 jours.

Si les parties nomment chacune leur arbitre, on doit ajouter :

Dans le cas où l'opinion des deux arbitres serait contraire, nous nommons pour tiers-arbitre M..... ou les autorisons à désigner un tiers-arbitre dont la décision sera également sans appel et devra être rendue dans les huit jours de sa nomination.

Fait double à....... le...

(Signature des parties.)

2° JUGEMENT ARBITRAL.

Si les parties ne terminent pas après que les arbitres auront donné leur avis, ceux-ci rédigent leur jugement de la manière suivante, que l'un d'eux dépose dans les trois jours au greffe du tribunal civil. Voici la formule de ce jugement :

Par suite de convention intervenue entre le s^r....... acheteur, et........ vendeur, ces derniers m'ayant nommé pour leur arbitre, à l'effet de terminer, par voie d'arbitrage, le différend qui existe entre eux, au sujet de......... (*signalement de l'animal.*)

L'acheteur prétend que la maladie dont est atteint l'animal est........

D'un autre côté, le vendeur déclare qu'au moment de la vente cet animal était exempt de toute maladie et que l'indisposition que l'acheteur a reconnue n'est pas la maladie qu'il pense, que ce n'est que........

Pour me conformer au désir des parties, et après les avoir entendues dans leurs explications, j'ai visité, en leur présence l'animal dont s'agit, et j'ai remarqué, après plusieurs examens, que.......

En conséquence, je déclare que l'animal acheté par .... du s[r] .... est atteint de .... et que ce dernier est tenu à le reprendre et à refournir le prix qui lui a été payé.

Fait à   le

(Signature de ou des arbitres.)

» Dans le cas où chacune des parties a nommé son arbitre et que les opinions des deux arbitres sont divisées entre elles, chaque arbitre expose son avis motivé dans le même procès-verbal ou dans un procès-verbal séparé, et le tiers-arbitre désigné après avoir conféré avec ces derniers, pris connaissance des pièces et visité l'animal, objet de la contestation, prononce souverainement, en adoptant l'avis de l'un deux.

» Voici alors comment ce 3me arbitre rédige son jugement :

Je, soussigné, tiers-arbitre désigné par compromis du ...... intervenu entre .... et par lequel sont nommés arbitres : MM...... à l'effet de prononcer définitivement et sans appel sur (*indiquer l'objet de la contestation*) dont serait atteint .... vendu pour le prix de .. ... ai visité aujourd'hui (*signalement de l'animal*), en présence des parties que j'ai entendues et des arbitres, après avoir conféré avec eux, et pris connaissance de leur rapport.

D'après mon examen, voici ce que j'ai remarqué (*analyser le fait*).

L'avis du premier arbitre est que...... il se fonde sur.......

L'avis du deuxième arbitre est différent du premier, en ce que.......

Son opinion est fondée sur.....

De ce qui précède, je suis d'avis que...... (*énoncer les motifs de son opinion*).

D'où je conclus que...

En conséquence, je déclare adopter l'opinion exprimée par M... (*l'un des deux arbitres*), et suis d'avis qu'il y a lieu à la résiliation de la vente.

Fait à...

(Signature du tiers arbitre.)

DES ACTES JUDICIAIRES.

Requête au juge de paix du canton où l'animal se trouve, pour obtenir la nomination d'un ou trois experts, à l'effet de procéder à son expertise.

A M. le juge de paix du canton de...

Le sieur... a l'honneur de vous exposer que le..., il a acheté du sieur... un cheval (*donner le signalement*), pour le prix de...;

Que cet animal paraissant atteint de vices rédhibitoires, il vous prie, Monsieur le juge de paix, de nommer un médecin-vétérinaire pour, après avoir prêté serment devant vous, procéder à la visite de ce cheval et constater s'il a quelque vice rédhibitoire; ordonner aussi qu'en cas de mort de l'animal, le même expert puisse en faire l'ouverture et en reconnaître les causes.

(Signature de l'acheteur.)

Ordonnance en réponse.

Nous, juge de paix du canton...

Vu la requête qui précède;

Commettons le sieur..., médecin-vétérinaire, demeurant à..., pour, après avoir prêté serment devant nous, procéder à la visite de..... désigné en ladite requête, constater son état, les vices rédhibitoires dont il peut être atteint, et, en cas de mort, en faire l'autopsie et indiquer dans son procès-verbal les causes qui l'ont produite, pour être ensuite par les partie, requis et statué comme de droit.

Fixons ce jour..... heures..... en notre bureau pour la prestation de serment de l'expert-vétérinaire désigné.

Fait à.....

Procès-verbal de l'expert.

Je, soussigné....., expert-vétérinaire commis d'office par l'ordonnance de monsieur le juge de paix du canton de..... en date du..... donnée à la suite d'une requête lui présentée par le sieur....., à l'effet de donner mon avis et faire mon rapport sur l'état et la maladie de..... acheté par ce dernier du sieur..... pour le prix de.....

Déclare qu'après avoir prêté serment devant ce magistrat, au vœu de la loi, j'ai visité aujourd'hui..... heures..... (*signalement de l'animal*) lequel se trouvait (*indiquer le lieu*) et m'a été présenté par le sieur..... comme étant celui qui a été acheté par lui le..... du sieur..... Il a ajouté qu'il croyait cet animal atteint de..... pour tels motifs..... et qu'il ne l'aurait pas acheté s'il avait connu cette circonstance.

Après m'être livré à un examen attentif et minutieux de l'animal dont s'agit, j'ai remarqué..... (*établir les motifs de son opinion, de ses doutes, à quels signes il reconnait l'existence ou la non-existence du vice rédhibitoire*).

Pour ces motifs, j'estime que l'animal prédésigné est (*ou n'est pas*) affecté de.....

TABLE

DES

Matières contenues dans l'ouvrage.

Première Partie.

Maladies des Chevaux.

Symptômes, causes et traitement.

MALADIES DE LA TÊTE.

MALADIES DES YEUX.

MALADIES DES NASEAUX.

MALADIES DE LA BOUCHE, DE LA GORGE ET DU COU.

MALADIES DE LA POITRINE.

MALADIES DU VENTRE.

MALADIES DES ORGANES GÉNITAUX ET URINAIRES.

MALADIES DES MEMBRES.

MALADIES DE LA PEAU.

MALADIES DONT LE SIÉGE N'EST PAS DÉTERMINÉ.

MALADIES PARTICULIÈRES AUX VACHES.

Troisième Partie.

Maladies des Bêtes à laine.

MALADIES DE LA TÊTE.

MALADIES DE LA BOUCHE, DE LA GORGE ET DE LA POITRINE.

MALADIES DES INTESTINS.

MALADIES DU VENTRE ET DES ORGANES URINAIRES.

FIN.

Dijon, Imp. J.-E. Rabutôt.